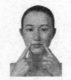

国医绝学系列

手到病自除

杨克新 编著

最适合普通老百姓的中医推拿疗法大全

打针吃药不如自行推拿

寻医问药不如运动手指

天津出版传媒集团

天津科学技术出版社

图书在版编目（CIP）数据

手到病自除 / 杨克新编著 . —天津：天津科学技术出版社，2014.4
（2022.3 重印）

ISBN 978-7-5308-8877-3

Ⅰ．①手… Ⅱ．①杨… Ⅲ．①反射疗法 – 基本知识 Ⅳ．① R244.1

中国版本图书馆 CIP 数据核字（2014）第 085816 号

手到病自除
SHOUDAO BING ZICHU
策划编辑：刘丽燕　张　萍
责任编辑：张　跃
责任印制：兰　毅
出　　版：天津出版传媒集团
　　　　　天津科学技术出版社
地　　址：天津市西康路 35 号
邮　　编：300051
电　　话：（022）23332490
网　　址：www.tjkjcbs.com.cn
发　　行：新华书店经销
印　　刷：北京德富泰印务有限公司

开本 720×1 020　1/16　印张 15　字数 210 000
2022 年 3 月第 1 版第 2 次印刷
定价：58.00 元

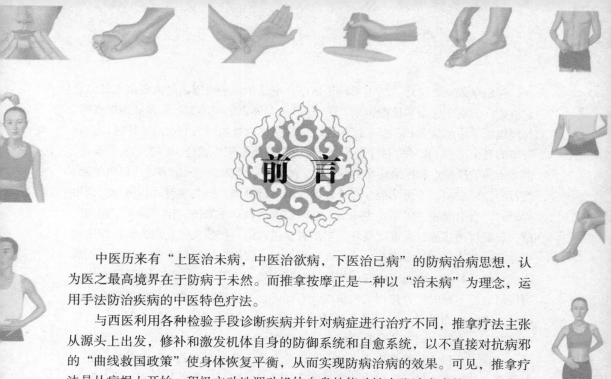

前　言

　　中医历来有"上医治未病，中医治欲病，下医治已病"的防病治病思想，认为医之最高境界在于防病于未然。而推拿按摩正是一种以"治未病"为理念，运用手法防治疾病的中医特色疗法。

　　与西医利用各种检验手段诊断疾病并针对病症进行治疗不同，推拿疗法主张从源头上出发，修补和激发机体自身的防御系统和自愈系统，以不直接对抗病邪的"曲线救国政策"使身体恢复平衡，从而实现防病治病的效果。可见，推拿疗法是从病根上开始，积极主动地调动机体自身的能动性来防治疾病的。"生病就吃药，有病找医生"俨然已经成为现代人的思维定式，事实上，吃药打针、做手术确实在治疗急性病、传染病和外伤疾病等方面有明显优势。既然如此，我们可以将两者结合起来，以"急病上医院，未病自己防"为原则，取长补短，共同成就我们的健康"大业"。与此同时，掌握了这门绝妙手法，我们就可以随时为自己、为家人的健康保驾护航。长生不老是妄谈，但健康到老、无疾而终则是可以通过努力达成的。可以说，推拿疗法为我们在防病治病和养生保健上提供了另外一种思路和途径。

　　推拿，又称"按摩""案杌"等，属于中医外治法范畴，是采用不同的手法，在人体的经络穴位或特殊部位进行有规范、有节律的做功，从而达到阴阳平衡、扶正祛邪，进而预防和治疗疾病的一门中国传统医学。

　　推拿疗法作为中国传统医学中一种独特的物理疗法，具有诸多优点。首先，它简单易行，不受时间、地点和条件的限制，不需要专业的培训，不需要昂贵的医疗器械，只要花点儿时间，仅凭自己或家人的双手就可以施行一些简单有效的推拿按摩。其次，它应用范围广，适用于内科、外科、儿科、妇科、皮肤科、五官科等的各种疾病以及美容养颜、减肥瘦身和强身健体等诸多领域，在治疗颈椎病、慢性腰肌劳损、椎间盘突出、感冒、神经衰弱等常见病或慢性病上，具有其他治疗手段不可比拟的优势。最后，它安全有效，两千年的医疗实践已经证明了它的有效性和科学性。然而一提到推拿按摩，很多人很快想到的是令人眼花缭乱的经络穴位，枯燥乏味的中医理论，唯恐避之而不及。事实上推拿按摩可以是一件有趣的事，只要你稍微用心学习，就可以收到意想不到的效果。

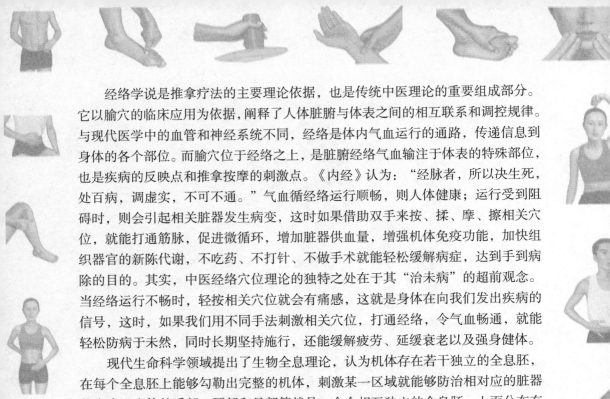

经络学说是推拿疗法的主要理论依据，也是传统中医理论的重要组成部分。它以腧穴的临床应用为依据，阐释了人体脏腑与体表之间的相互联系和调控规律。与现代医学中的血管和神经系统不同，经络是体内气血运行的通路，传递信息到身体的各个部位。而腧穴位于经络之上，是脏腑经络气血输注于体表的特殊部位，也是疾病的反映点和推拿按摩的刺激点。《内经》认为："经脉者，所以决生死，处百病，调虚实，不可不通。"气血循经络运行顺畅，则人体健康；运行受到阻碍时，则会引起相关脏器发生病变，这时如果借助双手来按、揉、摩、擦相关穴位，就能打通筋脉，促进微循环，增加脏器供血量，增强机体免疫功能，加快组织器官的新陈代谢，不吃药、不打针、不做手术就能轻松缓解病症，达到手到病除的目的。其实，中医经络穴位理论的独特之处在于其"治未病"的超前观念。当经络运行不畅时，轻按相关穴位就会有痛感，这就是身体在向我们发出疾病的信号，这时，如果我们用不同手法刺激相关穴位，打通经络，令气血畅通，就能轻松防病于未然，同时长期坚持施行，还能缓解疲劳、延缓衰老以及强身健体。

现代生命科学领域提出了生物全息理论，认为机体存在若干独立的全息胚，在每个全息胚上能够勾勒出完整的机体，刺激某一区域就能够防治相对应的脏器的疾病。人体的手部、耳部和足部等就是一个个相互独立的全息胚，上面分布有脏器对应的反射区。这些反射区不同于腧穴，是一个区域，推拿按摩这些区域就能够达到防病治病和养生保健的目的，而足部推拿按摩作为一个行业也已初具规模。

生命就像行驶在大海之中的一叶扁舟，无论是晴空万里下的恣意掌控，还是风雨飘摇中的坚定执着，抑或是乘风破浪时的笑傲苍穹，我们每个人都在岁月的轨道上忙碌着、追逐着、前行着。但生活从来都应该是平凡而快乐的，也能够变得平凡而快乐，只要你肯用双手去演绎，肯用心去经营。

本书荟萃了全息反射区、经络、穴位等理论学说，对人体足部、耳部、手部等重点反射区、经络、穴位及按摩防病治病分章详细讲解，并针对人体各类常见疾病以及妇女、儿童、老人等各类人群常见疾病的调治做了详细讲述，让读者做到手到病自除。书中还对时下流行的美容按摩、美体按摩和减肥按摩做了详细而全面的讲述，满足广大女性的美丽愿望。本书还将教会读者倾听身体的声音——通过足部测健康，了解藏在手中的健康秘密，通过"相面"来体察身体的疾病等，让你真正成为自己的医生。

本书系统全面，科学实用，讲解深入浅出，适合各类人群阅读，没有任何医学基础的读者也可以迅速读懂。

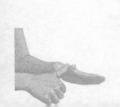
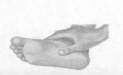
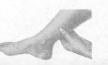

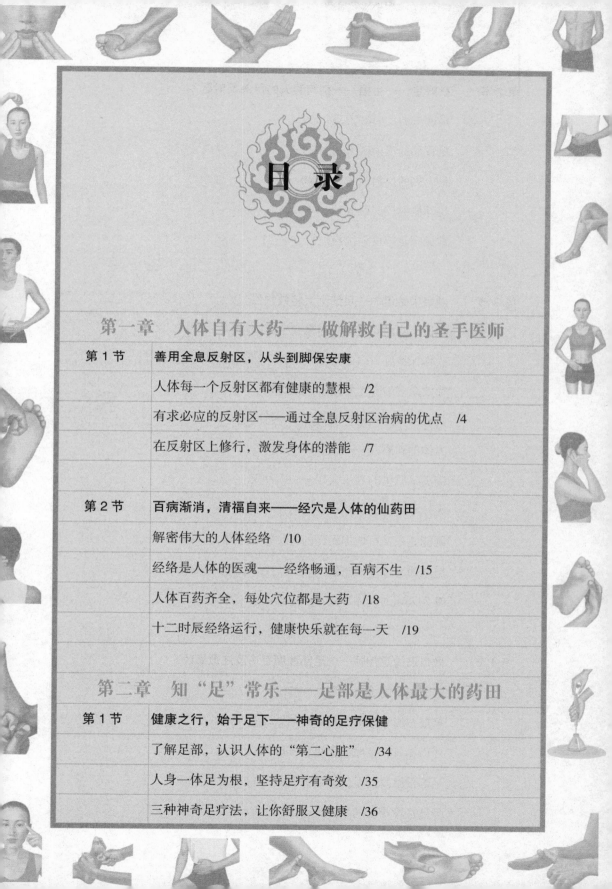

目 录

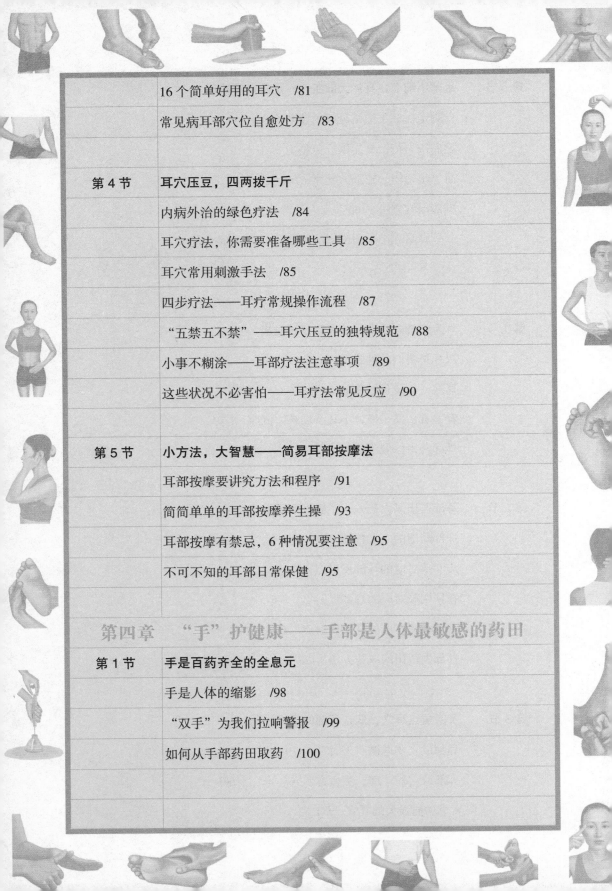

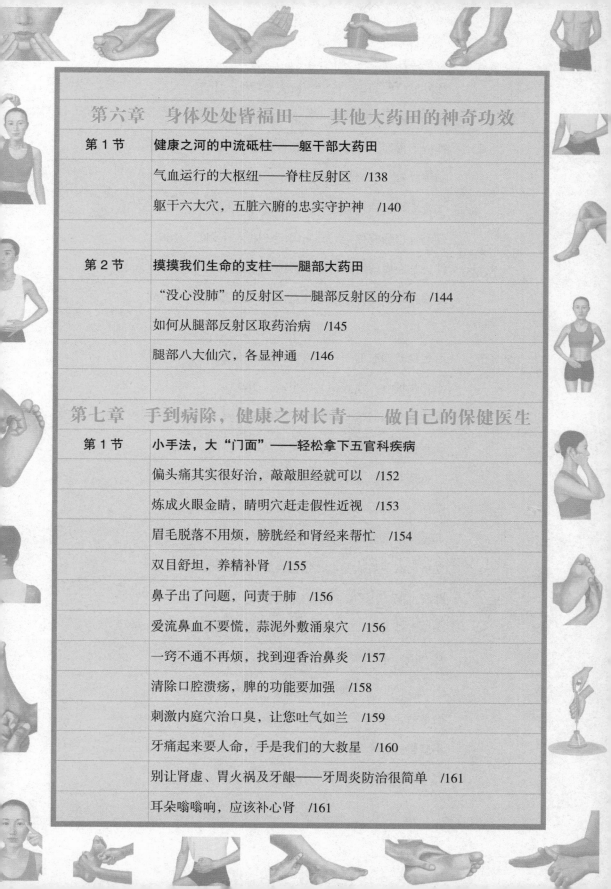

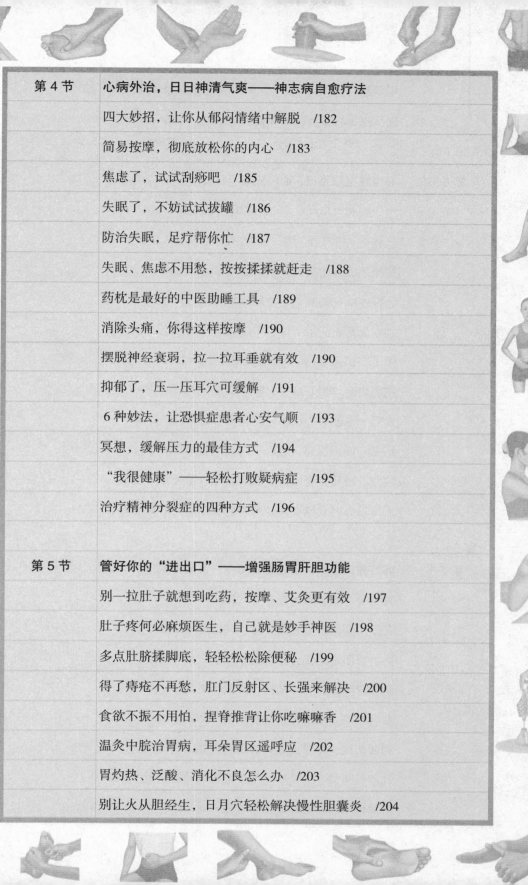

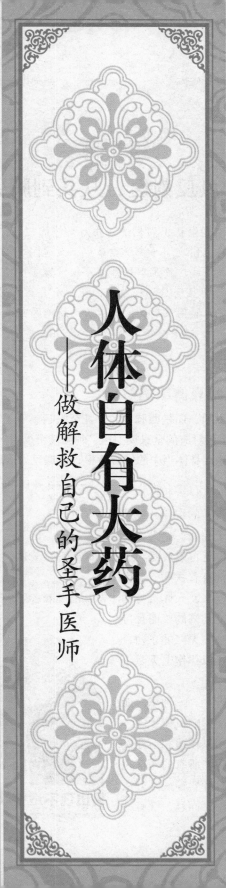

第一章

人体自有大药

——做解救自己的圣手医师

第 1 节

善用全息反射区，从头到脚保安康

近些年来，人们逐渐认识到化学药物对人体的伤害，再加上环境污染、生活压力等，人们身上出现了不少疑难杂症，而这些往往用现代医学都无法解释，治疗更是无从下手。而反射区疗法不仅像镜子一样可以告诉我们身体什么地方出了问题，而且还是一种没有创伤、没有副作用的物理治疗方法。只要能对此加以研究，善用反射区，就能从头到脚保安康。

人体每一个反射区都有健康的慧根

不管是身体的五脏六腑，还是四肢百骸，甚至眼睛、鼻子、嘴巴等组织器官，在人体的脚、手、耳等都有相对应的全息反射区，刺激某个反射区就能调理好相应部位。所以说，反射区就像隐藏在身体当中的健康慧根，掌握反射区就等于在远离疾病。

求药不如求己，反射区是我们健康的慧根

传统医学认为，大自然的中草药以及现代化学药物制剂都属于药物，而人体自身的反射区、经络、穴位就可以说是与生俱来的天赋。虽然药物都有着祛病、养生保健之功效。但是相比起来，人体自身的养生更是取之不尽，用之不竭的，而且可以称为最适合自己而又独一无二的东西，其神奇的功效更是使其可以称作上天赋予每个人的赏赐。

俗话说"是药三分毒"。一种东西能被叫作药，就是因为它能影响机体生理、生化和病理过程，含有用以预防和治疗疾病的化学物质。归根结底，所有的药都是化学物质！通过服药、打针、输液等方法治疗疾病，都是以毒攻毒。而且，没有一

举一个大家都熟知的阿司匹林，很多老年人都在服用，因为它可以预防心脑血管疾病的发作。主要是因为它有抗血小板聚集的作用，从而阻止血栓形成

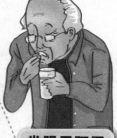

常服用阿司匹林的老人

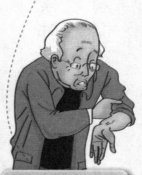

易出现不适症状

血小板受到抑制，就不容易聚集，很可能引起皮肤出现血点，或者出现吐血、便血等症状。如长期服用阿司匹林，还可能引起恶心、呕吐、胃疼等症状

种药物是单纯的只作用一个方面，任何药物的作用都是可以影响身体的多个部位。换句话说，在治疗某一种疾病的同时，药物必然产生治疗之外的副作用，对机体产生一定的影响。简单明了的概括就是，治好了这个病症，却埋下了另一种隐患，甚至可能直接引发另一种病症。

这些副作用都是在治疗的过程中不可避免地产生的。有些药物甚至会留下后遗症。如果让这些药物留下隐患甚至是后遗症，那么日积月累肯定会爆发，身体就会陷入另一种疾病中。此时再通过常规的服药、打针、输液等来治疗，就形成了恶性循环。

但是，身体先天形成的就完全不一样了，从没有听说过压按哪个足、手、耳反射区会有副作用。人体就是这么神奇，方寸之间，必有福田，每一个反射区都是我们自身的保健医生。这种祛病养生法如果能为众人所知，那肯定会令每个人都惊叹，让我们耳目一新。所以，想要治疗疾病，又何必偏要舍近求远呢？

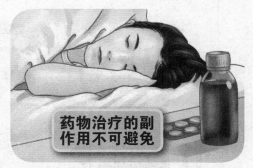

药物治疗的副作用不可避免

由药物引起的疾病要用药物来治疗，如此的恶性循环，让人体根本就没有清静的一天，病症也就永远不会真的被治愈

------ 药物疗法与自然疗法的对比 ------

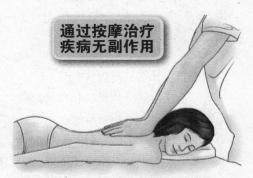

通过按摩治疗疾病无副作用

这种纯自然的物理疗法通过刺激人体的反射区，消除病症，与众多的药物有天壤之别，能够发挥出无可比拟的效果，还没有任何副作用

好好浇灌我们身体的全息反射区

很多人都有一个误区，认为养生都是上了年纪的人要做的事情。实际上这是最大的错误，年轻的时候整日拼命工作，忙碌劳累，生活没有规律，那个时候身体强壮，即使有一些小病小灾，都能扛得住，可是到了四五十岁，大毛病、小毛病就接连不断地找上门来了。

要想身体没毛病，就不能等到身体有病的时候再去吃药、打针、输液，不仅费钱费时，心情也会很压抑，搞得家人也不得安宁。身体的全息反射区往往能反映出

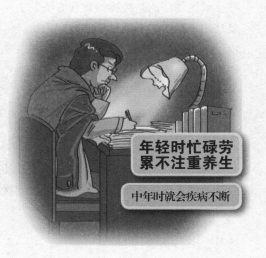

年轻时忙碌劳累不注重养生

中年时就会疾病不断

人体有哪些器官出现了疾病。反过来，通过刺激反射区也可以对人体的疾病进行施治，达到一定的治疗效果。

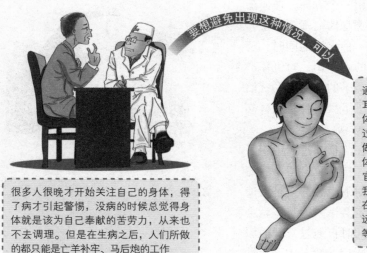

要想避免出现这种情况，可以

通过刺激我们的脚、手、耳等全息反射区，改善身体的种种不适症状，并通过反射区疗法定期给身体做一个阶段保养，调理身体的五脏六腑以及相关器官，就可以好好浇灌呵护我们的健康，激发身体潜在的自然活力，疾病也就远离了身体，当然就不用等到出毛病后再大修大补了

很多人很晚才开始关注自己的身体，得了病才引起警惕，没病的时候总觉得身体就是该为自己奉献的苦劳力，从来也不去调理。但是在生病之后，人们所做的都只能是亡羊补牢、马后炮的工作

反射区到底是什么

那么到底什么是反射区呢？

实际上反射区分狭义的和广义的两种：狭义的反射区只是指脚底、手部、耳部等反射区；广义的反射区则是指身体上所有可以产生反射效应的区域。

需要注意的是，反射区是一个区域的概念，或者说是一个由很多穴位组成的穴位群，而不仅仅是一个点。刺激这些反射区使用的是纯粹的物理方法，主要是用手指施加不同压力的按摩手法，也包括使用按摩棒、按摩板等器材和一些植物。操作时不用任何的油膏、液剂等，这是为了避免化学药物的参与而产生副作用。

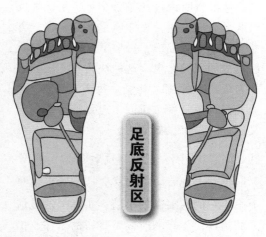

足底反射区

人体足底上有胃的反射区，胃不舒服了，可以刺激足底的胃反射区，调理胃部的病症。而在耳朵上也有胃的反射区，同样地，用各种手法刺激它，胃也会有感应

有求必应的反射区——通过全息反射区治病的优点

身体的反射区就是我们有求必应的仙药田，是我们健康生长的福地。这样说并不为过，如果说疾病是火苗，那么反射区就像灭火器，只要按下去，按对了，就能消除火源，真正地手到病除。

反射区遥控治病的准确性

反射区之所以可以治病，就是因为它可以非常准确地告诉你，身体到底是什么地方存在着疾病。如果是自我的判断，觉得是什么部位不舒服，什么位置有疼痛的感觉，通常会出现一些误差。即使是医生在诊断，也会很大程度上依赖患者的描述，会出现偏差。然而，反射区不会出现误差，你按在什么部位的反射区出现疼痛或酸胀，就代表着你身体的那些部位出了问题，非常直接迅速。

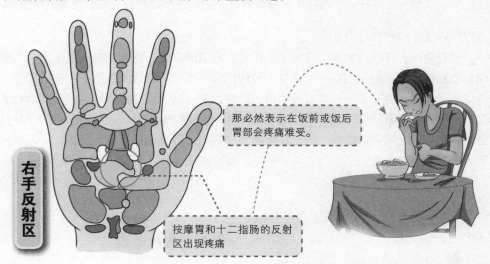

右手反射区

那必然表示在饭前或饭后胃部会疼痛难受。

按摩胃和十二指肠的反射区出现疼痛

不要怀疑反射区为什么会这么的准确，因为我们身体的反射区就好像每个人随身携带的听诊器，只要你的身体出现了毛病，听诊器必然会出现不一样的声音，告诉你准确的位置。即使是再先进的医学仪器也超不过反射区的准确，因为它就是你身体上与生俱来的遥控器。

疼处就是反射区，揉得不疼了病就好了——最傻瓜的测病治病方法

"不通则痛"，这是最简单的道理，反射区的疼痛就代表着身体的相应部位出了毛病，气血的运行瘀滞不通了。怎样才能让这些地方通顺起来呢？其实方法很简单，就是每天在疼痛或酸胀的地方反复地揉按，什么时候不疼痛了，就说明这些地方没有不通畅的现象了。这是任何人都学得会的治病方法，也是在任何情况都可以用的灵丹妙药。

可是有些人会问，这样真的管用吗？为什么会管用呢？其实，最简单的地方往往都是具有很多的科学道理的。疼痛的地方就是身体出现问题的地方，这在医学中早已经不是新鲜说法了。在针灸当中，众所周知的"阿是穴"就是根据疼痛酸胀的地方定位的；再结合足部反

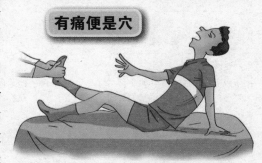

有痛便是穴

阿是穴一般都随病而定，多位于病变处的附近，没有固定的位置和名称。它的取穴方法就是以痛为腧，即人们常说的"有痛便是穴"

射的原理，在反射区进行按揉，就是治疗疾病的最直接方法，只要自己去摸一摸，按一按就能让健康跟随自己的身体。

反射的方法是集找病、治病、防病于一身的综合方法，但是它又异常的简单，不需要像经络穴位那样必须掌握位置、深度、方法，也不同于推拿按摩的繁杂多样的手法技巧。了解一下这样一种既简单又有效的好办法，岂不是我们人人都要做的事情？

大药在已身，百病可自医

现在各种各样的因素都会导致人们得病，环境的恶化、饮食的破坏以及人们无规律和不良的生活习惯，搞得每天都晕头转向，病痛不断。身体不舒服了，亚健康了，得了病了，怎么办？是吃一堆五颜六色的药物，隔三岔五地打针输液，在身上动动手术，还是平常没事儿的时候揉揉、捏捏、按按，把身体的反射区都揉搓到，天天坚持，把肠胃疾病、心脑血管疾病、泌尿系统疾病、肝胆病等统统揉压掉、搓按掉，不用再天天用药养病呢？我们当然会更青睐于纯自然的物理疗法。

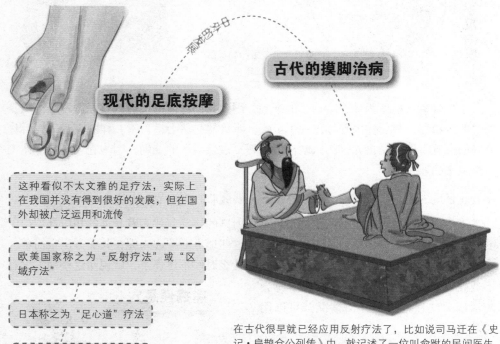

现代的足底按摩

古代的摸脚治病

这种看似不太文雅的足疗法，实际上在我国并没有得到很好的发展，但在国外却被广泛运用和流传

欧美国家称之为"反射疗法"或"区域疗法"

日本称之为"足心道"疗法

所以有"源生中国，派生海外"的说法，可以说反射疗法是墙内开花墙外香

在古代很早就已经应用反射疗法了，比如说司马迁在《史记·扁鹊仓公列传》中，就记述了一位叫俞跗的民间医生，他治病不需要用汤液醴酒，而是用"针石挢引、案杌毒熨"双脚的方法，被称作"摸脚治病"

医学的临床实践已经证明，全息疗法完全符合现代推崇的"无创伤医学"和"自然疗法"的要求，能够明显地预防和治疗各种疾病。对于慢性疑难杂症，尤其是中老年人的常见疾病，例如高血压、糖尿病、失眠、前列腺增生等，只要有恒心坚持，完全可以手到病除。

当身体某些地方不舒服的时候，这些福地也一定会发出某种信号，告诉你是缺水了、缺肥了还是该锄草了。了解清楚后，运用全息疗法把病痛一一化解掉，体内的脏腑调顺了，风调雨顺没杂草，土好、水好、肥足了，自然是只生健康不生病。

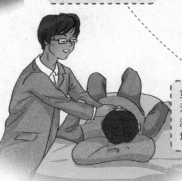

病来如山倒

其实，完全没有必要这样，身体天然已经携带了治病的大药处方。上面已经略微介绍了全息理论，在身体上的反射区就是一个个的全息胚，在这里能生长出很多健康的胚芽，只要用心去浇灌，一定会开出健康的花、结出福报的果

做好以下两点防患于未然

第一点，一些突发的急性病症往往只需按摩治疗一次，立即就可以收到疗效

很多人得病之后，确实是"病来如山倒"，在承受难以忍受的疼痛的同时，还忧心忡忡，甚至极度痛苦。

第二点，身体健康时，也要做到防患于未然。没事儿的时候，经常在反射区上做做保健，激活它们的兴奋度，也就等于是在给这些福地松土、浇水、施肥了

在反射区上修行，激发身体的潜能

人在生病的时候，肯定会觉得病能否治好，完全取决于医生，而自己是无能为力的。其实，医生只是在暂时缓解出现的症状，却无法保证长久健康。虽然道理浅显，但在生活中，还是有很多人想借助名医的神力，他们终日奔波于各大医院，遍访名医专家，希望得到他们的灵药后就能周身通泰，百病俱消。

实际上，每个人都具备很大的潜能，越到危急的时候潜能越能更大地发挥。所以身体出

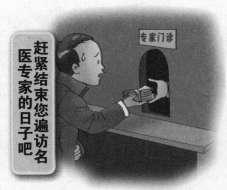

赶紧结束您遍访名医专家的日子吧

"三分治七分养"，出现疾病才开始进行调理，只能算是亡羊补牢

现了疾病，最终也是经过自己痊愈的，医生只不过起一个辅助的作用。最佳的方式是最大限度地激发身体的潜能，防病于未来。

究竟应该如何激发身体的潜能，又怎样让这些潜能对疾病起作用呢？

首先，想要激发潜能，就必须找到潜能，否则还怎么能谈得上是激发潜能呢？如果要试一件新衣服，就肯定要到镜子前去看看是否合身。也就是说，要看身体的潜能能否治病或者防病，就要看它对身体是否合适，另外还要先找到能看到它的镜子。

在最早的医学著作《黄帝内经》中说："诸病于内，必形于外。"这就是说，如果人体的内部脏腑有病，必然会在外表显现出来。如果没有医学知识，或者是不知道变化都代表着什么意思，那么，把身体的镜子——反射区找出来。

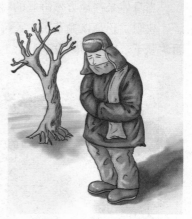

要想激发潜能，简单地讲，就像天气冷了身体打冷战，热了身体大汗淋漓。有了大大小小的毛病，身体一样会出现各种各样的表现。这时就需要能及时地感受到不一样的变化，还要明白这些变化说的是什么内容

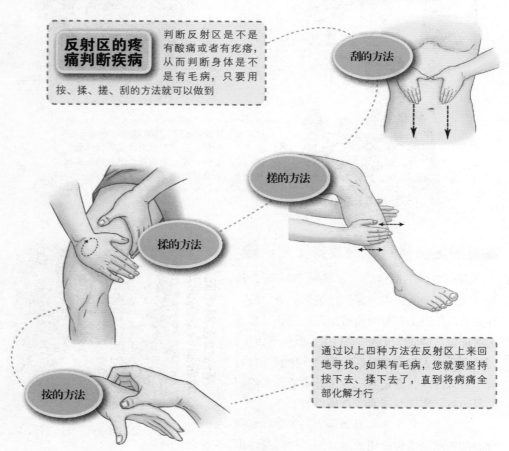

反射区的疼痛判断疾病

判断反射区是不是有酸痛或者有疙瘩，从而判断身体是不是有毛病，只要用按、揉、搓、刮的方法就可以做到

刮的方法

搓的方法

揉的方法

按的方法

通过以上四种方法在反射区上来回地寻找。如果有毛病，您就要坚持按下去、揉下去了，直到将病痛全部化解才行

反射区一般都是有一定的面积的。脑干反射区只是大脚趾内侧的一个点，子宫的反射区在内脚踝里侧一片梨形的区域，而大多数都是像子宫的反射区一样，仅有极个别的类似脑干的反射区。所以，做手法的时候，区域比较大的，比如小腿反射区，就用大拇指去按揉或者用手掌来推刮。如果区域比较小的，就直接用手指肚来点按。

一般的，平时的保健或者对比较轻的病，都可以用按、揉、搓、刮的方法来做，不必太死板，怎么方便怎么来。这个方法非常有效，也比较容易坚持下来。当然也可以借助一些辅助器具，只要能方便按揉，就可以拿来使用。

身体的健康，交给自己来调理。用按、揉、搓、刮的方法作用在全息反射区，平时注意好好捋顺反射区，激活身体各个器官的潜能，让它们风调雨顺地运行，这样身体自然就会越来越好。

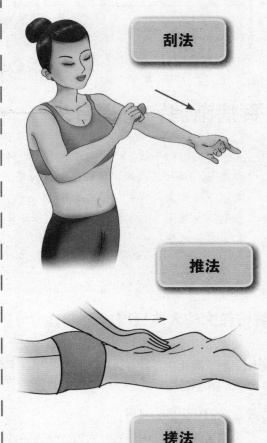

刮法

推法

搓法

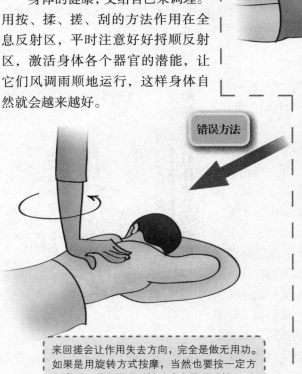

错误方法

来回搓会让作用失去方向，完全是做无用功。如果是用旋转方式按摩，当然也要按一定方向进行，或者是顺时针，或者是逆时针

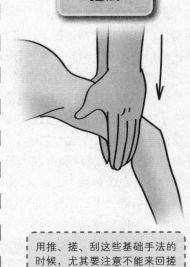

用推、搓、刮这些基础手法的时候，尤其要注意不能来回搓刮，必须单线进行

百病渐消，清福自来——经穴是人体的仙药田

在我们的身体上，存在着数不清的秘密，经络和穴位就是这些秘密中的一部分。要知道，祖国传统医学中的经络、穴位理论已经流传了几千年了，可以说是人类最神奇最伟大的理论之一。中国的传统医学理论在人体经穴的仙药田上撒下了无数健康的种子，等待着人们去挖掘，去耕耘，从而收获健康，收获幸福。

解密伟大的人体经络

《黄帝内经》中说：人体有一个看不见、摸不着的经络系统，具有"行血气、营阴阳"和"决死生、处百病"的重大作用。下面就让我们一步一步地揭秘，认识神奇而伟大的人体经络。

经络是我们身体里的河川

经络实际上是"内连五脏六腑，外连筋骨皮毛"，纵横交错，把人体形成了一个有机的整体，而身体的气血精微都运行于经络当中。它就像人体内的河流，从大河到小溪，分布于身体不同的位置，所有的脏腑和器官都通过它相互联系。

经络系统中，经脉系统包括十二经脉，也就是十二正经，还有奇经八脉，以及附属于十二经脉的十二经别、十二经筋、十二皮部，其中最主要的就是十二经脉和奇经八脉中的任脉和督脉了。络脉系统包括十五络脉，以及难以计数的浮络、孙络等。十二经脉里的气血就好像是江河里的水，不停地流动，而奇经八脉就好像是湖泊和水库，有着调节十二经脉气血的作用。十二经脉的气血量多的时候，就会渗灌到奇经八脉中。要是十二经脉的气血不足的话，奇经八脉中的气血又会流到十二经脉中。

经络是我们身体里的河川

按照中医的解释，实际上经络分别指两种系统，其中大的为经，就像人体内的主路，宽广连接重要的部位；小的叫络，仿佛主路旁的辅路，既是对主路的补充，又可以增加细微之处的联系

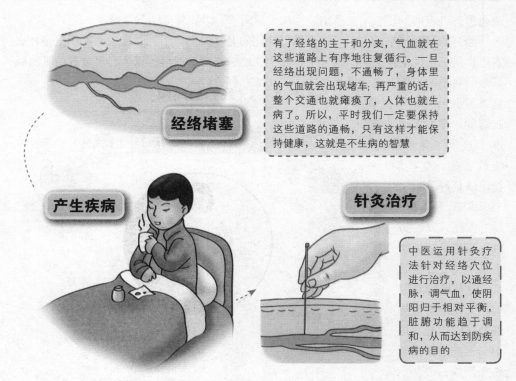

经络堵塞

有了经络的主干和分支，气血就在这些道路上有序地往复循行。一旦经络出现问题，不通畅了，身体里的气血就会出现堵车；再严重的话，整个交通也就瘫痪了，人体也就生病了。所以，平时我们一定要保持这些道路的通畅，只有这样才能保持健康，这就是不生病的智慧

产生疾病

针灸治疗

中医运用针灸疗法针对经络穴位进行治疗，以通经脉，调气血，使阴阳归于相对平衡，脏腑功能趋于调和，从而达到防疾病的目的

下面就逐一地来了解一下十二经脉、奇经八脉、十五络脉、十二经别等这些主要的道路、河川。

十二经脉——人体经络的主干要道

人体的十二经脉可以说是经络的主干线，所以又叫"十二正经"。这十二条经脉或者从体内脏腑发出，或者是上行至头部，或者是从头走向双脚，还有从双脚进入体内脏腑的，总之是连接内外表里。

人体的十二经脉分别是：

手三阴经：手太阴肺经、手少阴心经、手厥阴心包经。

手三阳经：手太阳小肠经、手少阳三焦经、手阳明大肠经。

足三阴经：足太阴脾经、足少阴肾经、足厥阴肝经。

足三阳经：足太阳膀胱经、足少阳胆经、足阳明胃经。

其中，手上的三条阴经从胸部沿手臂内侧走到手指；手上的三条阳经从手指处沿手臂外侧一直到达头部；足上的三条阴经从双足向上走，沿

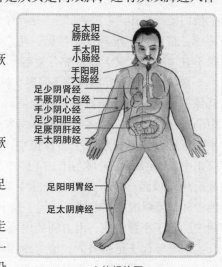

足太阳膀胱经
手太阳小肠经
手阳明大肠经
足少阴肾经
手厥阴心包经
手少阴心经
足少阳胆经
足厥阴肝经
手太阴肺经

足阳明胃经

足太阴脾经

人体经络图

腿内侧进入腹部；足上的三条阳经：从头部向下，沿腿外侧达到足趾。

　　刚开始接触经络的人，可能会觉得经脉的名称太拗口了，而且根本不明白是什么意思，更不用说记住它们的名字了。其实，经脉非常好理解，每个名字带有的脏器就是他们联系的脏器，也就是说，这条经脉就是负责调节这个脏器的。掌握了名字就知道了这十二条经脉内连的脏腑，这些脏腑也就是肝、胆、心、小肠、脾、胃、肺、大肠、肾、膀胱、心包、三焦这十二个主要脏腑器官。这样既容易理解，又便于掌握各条经脉的功能。其中，三焦泛指人的整个胸腹，心包则是指保护心脏的一块区域。

经脉的阴阳

阳　阴

外侧　太阳　少阳　阳明　后侧

内侧　少阴　厥阴　太阴　前侧

在中医理论中，阴阳是必须进行区分的。十二条经脉也因此一分为二：手上的六条经脉，分别称为手三阴经、手三阳经；腿上的六条经脉，分别叫足三阴经、足三阳经。按照阴气、阳气程度的深浅就又分成了阴经的少阴、厥阴、太阴，阳经的太阳、少阳、阳明

奇经八脉——人体经络的"湖泽"

　　认识奇经八脉首先要从名字开始。在人体上分别有这样的八条经脉：他们的走行与正经完全不同，甚至有些离经叛道，但是又起着非常重要的作用，所以我们干脆就把他们统一叫作"奇经八脉"。这八条经脉分别是督脉、任脉、冲脉、带脉、阴维脉、阳维脉、阴跷脉、阳跷脉。这八条经既不直属脏腑，又无表里配合关系，真是"别道奇行"。

　　督脉、任脉、冲脉这三条经脉，同是起源于人体的胞中，就像三胞胎一样，所以叫"一源三岐"。但是，这个三胞胎中的每一"胞"，都各自延伸，每条经脉走行的方向都完全不一样。其中，督脉行于腰背正中，上抵头面；任脉行于胸腹正中，上至颏部；冲脉与十二正经中的足少阴肾经一同上行，最后环绕口唇。带脉是所有经脉中最特殊的一个，人体的其他经脉都是纵向的，唯独带脉起于胁下，横向环行腰间一周。阴维脉起于小腿内侧，沿着腿股内侧上行，到咽喉与任脉会合。阳维脉起于足跗外侧，沿着腿膝外侧上行，至颈部后面与督脉会合。阴跷脉起于足跟内侧，随着足少阴等经上行，

冲脉能调节十二经气血，有"十二经脉之海"之称，与生殖功能关系密切

到目内眦与阳跷脉会合。阳跷脉起于足跟外侧，随着足太阳等经上行，到目内眦与阴跷脉会合，沿着足太阳经上行，到颈后与足少阳经会合。

奇经八脉互相交错地循行，对于十二经脉就好像一个大的蓄水池，分别统摄有关经脉气血、协调阴阳的作用。当十二经脉及脏腑气血旺盛时，奇经八脉就能够蓄积多余的气血；人体功能活动需要时，奇经八脉可以渗灌供应气血。但是，如果只把奇经八脉的作用局限在这个方面，就远远低估了他们的功效。

冲脉、带脉、阴维脉、阳维脉、阴跷脉、阳跷脉六脉腧穴，都寄附于十二经与任脉、督脉之中，其中只有任、督二脉各有其所属腧穴，因此又与十二经相提并论，合称为"十四经"。督脉被称为"阳脉之海"，是因为所有的阳经都汇通于督脉。同样，任脉被称为"阴脉之海"，所有的阴脉都交通于任脉。而冲脉作用就更大了，被称为"十二经脉之海"，对十二条经脉都有统摄的作用。

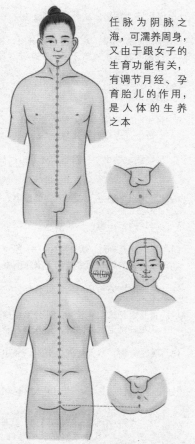

任脉为阴脉之海，可濡养周身，又由于跟女子的生育功能有关，有调节月经、孕育胎儿的作用，是人体的生养之本

督脉总管人体一身的阳气，人体的六条阳经都交会于此，而督脉又有调节全身阳经气血的作用。疏通督脉可以增强我们的抵抗力，使我们不容易生病

"支而横者为络"——了解十五络脉

经络并不是一个简单的名词，实际上是经脉和络脉的合称，只是一般不进行区分，久而久之就使人误以为经络是一个名词。谈完了经脉，当然也要说说络脉了。

人体的正经是十二条，对应有十二条别络，再加上任脉和督脉的别络，最后还有一条脾之大络。所以，最主要的络脉一共有十五条。通常被叫作"十五络脉"。

四肢部的十二经的别络，加强了十二经中表里两经的联系，沟通了表里两经的经气，补充了十二经脉循行的不足。躯干部的任脉别络、督脉别络以及脾之大络，分别沟通了腹、背和全身的经气，从而使气血能分布于全身，身体各部分的组织也就能得到气血的营养。

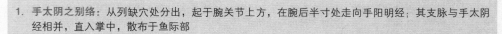

1. **手太阴之别络**：从列缺穴处分出，起于腕关节上方，在腕后半寸处走向手阳明经；其支脉与手太阴经相并，直入掌中，散布于鱼际部

2. **手少阴之别络**：从通里穴处分出，在腕后一寸处走向手太阳经；支脉在腕后一寸半处别而上行，沿着本经进入心中

3. **手厥阴之别络**：从内关穴处分出，在腕后二寸处浅出于两筋之间，沿着本经上行

4. **手太阳之别络**：从支脉正穴处分出，在腕后五寸处向内注入手少阴经；支脉上行经肘部，网络肩部

5. **手少阳之别络**：从外关穴处分出，在腕后二寸处，绕行于臂膊外侧，进入胸中，与手厥阴经会合

6. **手阳明之别络**：从偏历穴处分出，在腕后三寸处走向手太阴经；其支脉向上沿着臂膊，经过肩，上行至下颌角，遍布牙齿，支脉进入耳中，与宗脉会合

7. **足太阴之别络**：从公孙穴处分出，在第一趾跖关节后一寸处，走向足阳明经；其支脉进入腹腔，联络肠胃

8. **足少阴之别络**：从大钟穴处分出，在内踝后绕过足跟，走向足太阳经；支脉与本经相并上行，走到心包下，外行通贯腰脊

9. **足厥阴之别络**：从蠡沟穴处分出，在内踝上五寸处，走向足少阳经；支脉经过胫骨，上行到睾丸部，结聚在阴茎处

10. **足太阳之别络**：从飞阳穴处分出，在外踝上七寸处，走向足少阴经

11. **足少阳之别络**：从光明穴处分出，在内踝上五寸处，走向足厥阴经，向下联络足背

12. **足阳明之别络**：从丰隆穴处分出，在外踝上八寸处，走向足太阴经；支脉沿胫骨外缘，向上联络头项，与各经的脉气相合，向下联络咽喉部

13. **任脉之别络**：从鸠尾穴处分出，自胸骨剑下行，散布于腹部

14. **督脉之别络**：从长强穴处分出，挟脊柱两旁上行到项部，散布在头上；下行的络脉从肩胛部开始，从左右别走足太阳经，进入脊柱两旁的肌肉

15. **脾之大络**：从大包穴处分出，浅出于渊腋穴下三寸处，散布于胸胁部

经别、经筋、皮部——庞大的经络家族

庞大的经络家族

十二经别：经别，就是别行的正经。十二经别是十二经脉在胸腹及头部走行的支脉，从十二经脉的四肢部分开始，多从肘、膝以上的部位别出（称为"离"），走入体腔脏腑深部（称为"入"），然后到达浅部体表（称为"出"）而上头面，阴经的经别合入阳经的经别而分别注入六阳经脉（称为"合"）。所以，十二经别的循行特点，可以用"离、合、出、入"四个字来概括。每一对相为表里的经别组成一"合"，十二经别共组成"六合"。十二经别的功能主要是加强和协调经脉与经脉之间、经脉与脏腑之间，以及人体各器官组织之间的联系。十二经别通过表里相合的"六合"作用，使十二经脉中的阴经与头部发生了联系，从而扩大了手足三阴经的主治范围

十二经筋：十二经脉所联系的筋肉系统，是经脉之气结聚于筋肉关节的外周连属部分。经筋分布于外周，不入脏腑，有"起"有"结"，数筋结于一处为"聚"，散布成片称"布"。十二经筋各起于四肢末端，结聚于关节和骨骼，分布部位与十二经脉的外行部分相类。阳经之筋分布在肢体的外侧，分为手足三阳；阴经之筋分布在肢体的内侧，并进入胸腹腔，但是不联络脏腑，不像经脉有脏腑络属关系，因此，经筋的命名只分手足阴阳而不连缀脏腑名称。其中，手三阳之筋结于头脚，手三阴之筋结于胸膈，足三阳之筋结于目周围，足三阴之筋结聚于阴器。经筋具有约束骨骼，屈伸关节，维持人体正常的运动功能

十二皮部：是十二经脉功能活动反映于体表的部位，也是络脉之气散布之所在。十二皮部的分布区域，是以十二经脉在体表的分布范围即十二经脉在皮肤上的分属部分为依据来划分的。十二皮部居于人体最外层，又与经络气血相通，因此是机体的卫外屏障，起着反映病症、抗御外邪和保卫机体的作用

经络是人体的医魂——经络畅通，百病不生

经络是人体的医魂，是人体内神奇的交通线路。人体的经络有机组合在一起，每一条经脉都有它独特的功能和治病作用，有的擅长内科，有的主司儿科，有的能治疗呼吸系统疾病，有的对胃病有神奇的疗效……它们彼此分工，各司其职，就像一个医院，构成了人体内部的医疗体系。只要经络畅通，则百病不生。

经络就是我们的随身御医

谁都希望能有一个私人的医生，能够随时对自己身体出现的不适做出准确的判断，对疾病迅速有效地进行治疗。这并非什么无法实现的梦想。每个人都有一个随身携带的御医，那就是经络。《黄帝内经》说经络可以"决生死，处百病"。

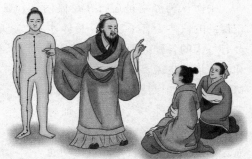

人体经络自古以来都被认为是关系人体健康的重要一环，有着"决生死，处百病"的作用

对于经络没有很好地利用，根本的原因是传统中医理论的深奥难懂，其实经络向内归属于五脏六腑，向外四通八达于四肢百骸，把人体各部分联系形成奥妙无穷的整体。当经络不通时，身体的某些部位就一定会出现不适的症状，而通过按摩等刺激可以疏通经络中淤阻的气血，不舒服的感觉当然也就消失了。

每个人都希望能健康长寿，而灵丹妙药其实就在我们的体内。经络就是随身携带的保健医生，通过经络可以在疾病刚刚出现征兆的时候就进行调整。无论体质好坏，经络都能使之常保健康，而最有效的药方当然非按摩莫属了。并且，经络最大的好处就是，虽然研究起来非常深奥，但是使用起来却异常的简单。

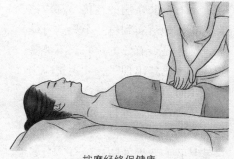

按摩经络保健康

自身先天赋予的养生治疗方法不加以利用，反而舍近求远去吃各种化学药物，是不正常的表现。作为一种调养身体、治疗疾病最有效的工具，经络和穴位必然成为无法代替的随身御医。掌握了最基本的按摩推拿手法，就完全可以远离疾病。

古代很多著名医家对经络穴位的刺激推崇备至，认为治疗疾病需要针药结合。当然，预防疾病更需要针灸的辅助。结合现实中的情况，完全可以遵循针灸的原则，以一种更加简便灵活的方式来操作，同样可以达到健身防病的目的。

多年来，经络的理论已经越来越被接受，但是如何使经络变成一种大众养生的方法，始终没有得到很好的解答。实际上，只要抛弃高深的医学理念，通过敲敲打打的最基本方法，就可以使经络的作用完全发挥出来，让这个御医真正地成为神医。

经络畅通，健康自来

不通则痛，身体的各种不适实际上都源于不通不畅。那么，打通经络当然就成为获得健康的必经之路。只要经络畅通，气血往复循环，自然就百病不生。既然经络有这么大的作用，那为什么从来没有听到，即便是中医也没有推荐给大家呢？实际上，经络预防保健的作用在医疗的时候当然会被掩盖，同时一些穴位的敲打和按摩是最基本的技巧，在医治的时候专业的医生一定会选择效果更加显著的方式来进行。

中医认为经络是运行在身体内气和血的通路。而气和血则是一对互相依赖，互相帮助的伙伴。有了它们，身体才会有每天的各种活动，体内的组织和器官当然也需要气和血的营养支持，是他们能保持健康的最重要因素。"气为血帅，气行血行，血为气母，血至气至，气若顺得意轻松，血若通远离病痛"就是对气血功能的最好概括。作为气血走行的通路，经络畅通了，气血才能正常运行到身体的各个部分，身体才能正常发挥功能，疾病也就无从侵入了。

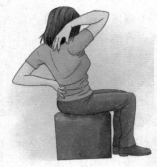

平时坐久了，腰背会酸痛；走路时间长，可能感到双腿发软发沉。身体的本能就让我们发出捶腰、拍肩、捶腿、揉腿等动作，很快身体就会觉得舒服了，但是这种简单的捶打带来的舒服，非常的短暂，而且效果会越来越不明显。结合经络的理论，既能让效果持久，还能准确定位，有的放矢

所有预防疾病的宣传，都应该真真正正地落实到每一个人的身体上，这才是最有效的预防。不能等到疾病都已经出现了，才去想应当怎么预防。找到一条行之有效的准则，从现在开始进行，保持每条经络的畅通，疾病就没法侵入身体，

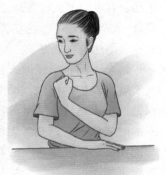

例如经络里的肺经走行到肩部，脾经走行在腿部，肩背酸痛的时候按按肺经的脉络和穴位，腿酸腿软的时候推一推脾经的走向，敲打一下穴位，都是非常容易的，效果又极其的明显，可以立即缓解疲劳的感觉，让身体倍感轻松

这就是我们要做的防病健身。只要能抓住空闲的时间，坐在椅子上，躺在床上，敲敲打打就可以维护健康，达到有病调病、无病强身的目的。总之，保证经络的畅通就是保证身体的健康。预防疾病，现在就要从疏通人体的经络开始。

手足温暖，经络才能畅通

一到冬天，很多人都会有手脚冰凉的毛病，需要带很厚的手套、穿最厚的棉鞋才能稍稍缓解寒冷，这其实就是经络运行不畅造成的。

我们知道，经络的根在脏腑，而末梢在指趾，这样天地的寒气就会从我们的手足进入我们的身体。但是，经络气血在体内的正常流通是需要恒定的温度的，中医认为寒则凝，寒气会让经络气血流通不畅。经络轻度堵塞，会让人感冒、头痛；如果手足长期接触寒气，经络严重堵塞，人就会得腱鞘炎、关节炎等疼痛难忍又很难痊愈的病。

所以，你要注意手足的保暖，炎热的夏天不要长时间待在空调屋里，冬天要注意戴手套，杜绝寒凉的食物，平时要用热水泡脚。"严防死守"住寒气入侵的门户，我们的经络就会始终畅通无阻，永远生机勃勃。

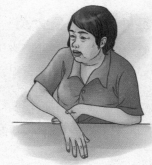

在医院骨科，很多得了腱鞘炎、手足关节肿痛的中老年妇女来看病，她们中很多人就是由于不注意手的保暖，寒气长时间郁闭经络而患病的。寒气一般都是从手、足、口进入人体的。经常吃生冷的东西，冬天用冷水洗东西，平时爱打赤脚，都会让寒气有机可乘，使人生病

最简单的经络保养法——步行

按照中医的理论，"走为百炼之祖"，人的五脏六腑在脚上都能找到相应的穴位。脚踝以下有 51 个穴位，其中脚掌有 15 个，是人体的第二个心脏。步行锻炼也就是全身的经络和穴位锻炼。走路时，脚掌不断与地面接触，刺激脚底反射区，使对应的器官加快了新陈代谢，从而也就达到了健身目的。世界卫生组织也有"最好的运动是步行"之说。可是要想达到理想的锻炼效果，走路的技巧不可忽视。

正确的走路方法

1. 走路时姿势要正确，如头要正，目要平，躯干自然伸直（沉肩，胸腰微挺，腹微收）。这种姿势有利于经络畅通和气血运行顺畅，能使人体活动处于良性状态

2. 步行时身体重心前移，臂、腿配合协调，步伐有力、自然，步幅适中，两脚落地要有节奏感

3. 步行过程中呼吸要自然，应尽量注意腹式呼吸的技巧，即尽量做到呼气时稍用力，吸气时自然，呼吸节奏与步伐节奏要配合协调，这样才能在步行较长距离时减少疲劳感

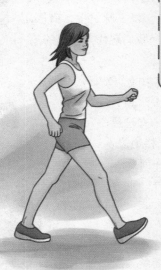

4. 步行时要注意紧张与放松、用力与借力之间相互转换的技巧，也就是说，可以用力走几步，然后再借力顺势走几步。这种转换可大大提高步行的速度，并且会使人感到轻松，节省体力

5. 步行时，与地面相接触的一只脚要有一个"抓地"动作（脚趾内收），这样对脚和腿有促进微循环的作用

6. 步行快慢要根据个人具体情况而定。研究发现，以每分钟走 80 ~ 85 米的速度连续走 30 分钟以上时，防病健身作用最明显

另外，值得注意的是，所谓的"饭后百步走"，只适合那些平时活动较少、长时间伏案工作、形体较胖、胃酸过多的人，这类人饭后散步 20 分钟，有助于减少脂肪堆积和胃酸分泌，有利于身体健康。而对那些体质较差、体弱多病的人来说，最好还是"饭后不要走"，这些人不但饭后不能散步，就连一般的走动也应减少，最好平卧 10 分钟。因为胃内食物增加，胃动力不足，此时如果活动，就会增加胃的震动，更加重其负担，严重时还会导致胃下垂。

人体百药齐全，每处穴位都是大药

穴位，学名叫腧穴，代表着人体脏腑经络气血输注出入的特殊部位。"腧"就是传输的意思，"穴"说明这个部位存在着空隙。穴位对经络的重要性就如同经络对于人体的重要性。穴位位于经脉之上，而经脉又和脏腑相连，穴位、经脉和脏腑之间就形成了立体的联系，穴位就成了这个相互联系的体系中最直接的因素，通过穴位，可发现身体存在的问题，更可以治疗疾病，保持健康。

我们的身体有多少穴位

在远古时代，我们的祖先发现，在病痛的局部按按揉揉，或者用小石头刺刺，小木棍扎扎，就能减轻或者消除病痛。这种"以痛为腧"的取穴方式，就是腧穴的原型。随着对穴位主治功能认识的不断积累，古代医家发现这些穴位不是孤立的，而是位于"经络"——能量的通路上，通过经络与脏腑相通的。历代医家不断整理，到了清代，有名的穴位一共有了 361 个，包括 52 个单穴，309 个双穴。这361 个穴位位于十二经和任、督二脉之上，有固定的名称和固定的位置。这就是我们现代人常说的"经穴"或者"十四经穴"。

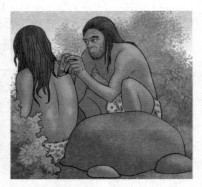

通过实践活动，古人对腧穴有了进一步的认识，知道了按压哪个位置能起到什么样的治疗作用，为了便于记忆和交流，还给它们起了名字。在公元前 1 世纪的时候，有名字的穴位大概有 160 个

在这 361 处经穴中，有 108 个要害穴。要害穴中有 72 个穴一般采用按摩手法点、按、揉等不至于伤害人体，其余 36 个穴是致命穴，就是我们俗称的"死穴"。严格地说，这 36 个致命穴，平常按摩不会有任何不良影响。所谓致命必须是超乎正常的意外重力，造成了极大的打击。死穴又分为软麻、昏眩、轻和重四类，每类都有 9 个穴。

还有一些穴位，也有自己的名字，有固定的位置，但是却不属于十四经，而属于另外一个系统，那就是"经外奇穴"，简称"奇穴"，其中也包括许多近代发现并获得认可的新穴，比如说四缝、八风、十宣、定喘等。常用的奇穴有 40 个左右。

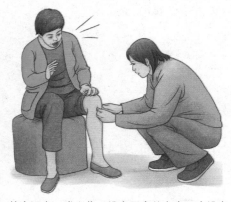

其实还有一类穴位，没有固定的名字，也没有固定的位置，就是"阿是穴"。相传在古时有中医为病人治病，但一直不得其法。有一次无意中按到病者某处，病者的痛症便得到了舒缓。医者于是在该处周围摸索，病者呼喊："啊……是这里，是这里了。"医者加以针灸，果然使疾病好转了，于是把这一个特别的穴位命名为"阿是穴"，其实就是病痛局部的压痛点或者敏感点，这种称谓最早见于唐代

可以看出，人们对腧穴的认识是不断发展的，关于究竟有多少穴位这个问题，也是在不同时代有着不同的答案。

开发我们的穴位大药

按照中医基础理论，人体穴位主要有四大作用。首先，它是经络之气输注于体表的部位；其次，它还是疾病反映于体表的部位，当人体生理功能失调的时候，穴位局部可能会发生一些变化，比如说颜色的变红或者变暗，或者局部摸起来有硬结或者条索状的东西等；再者，我们可以借助这些变化来推断身体到底是什么部位出了问题，从而协助诊断；最后，当人体出现疾病的时候，这些穴位还是针灸、推拿、气功等疗法的刺激部位，当然我们也可以用这些穴位来预防疾病的发生。

穴位有那么多，我们怎么能记住每一个穴位都有什么作用呢？其实方法很简单，我们只要掌握住其中的规律就可以了。

> 第一条，穴位在什么部位，就可以治什么部位的病。比如说膝关节附近的膝眼、梁丘、阳陵泉等都能治疗膝关节的疼痛

> 第二条，穴位在哪条经脉上，就可以治疗这条经脉经过部位的疾病。比如说手阳明大肠经的合谷穴不仅可以治疗手部局部的病症，还可以治疗大肠经经过的脖子和头面部的疾病，如牙疼等

> 第三条，穴位除了可以治疗所在经脉的疾病以外，还可以治疗相表里的经脉的疾病。比如说手太阴肺经的列缺穴，不仅可以治疗与肺相关的咳嗽、胸闷，还能治疗和肺经相表里的手阳明大肠经的头疼、脖子僵硬等

> 第四条，就是有些特殊穴位的特殊作用，比如说大椎穴可以退热，至阴穴可以矫正胎位等，这些可能就需要稍微记忆一下了

穴位的治疗作用和用药不太一样，每一个穴位对身体都有双向良性调节作用。这就是说，在按摩或者针灸穴位的时候，我们的身体会根据自身或虚或实的情况，来采取或补或泻的调节方法。比如说，内关穴调节心率，不管心率是快还是慢，我们都可以取这个穴位。每一处穴位都是一处大药，能够放松肌肉，解除疲劳，激发人的经络之气，通经活络，从而达到调整人体功能，平衡阴阳，调节脏腑，防病祛病，强身健体的目的。

现代生命科学预测人类的寿命是 125 ~ 175 岁，而目前我们的平均寿命才 78 岁左右，这说明我们的身体还存在着巨大的潜能，许多大药都还没有被我们好好利用。我们周身有数百个穴位，每个穴位都是人体一处大药，可谓百药齐全。我们只要能认识并好好开发利用我们身体的每一处大药，一定能够达到防治疾病、强身健体、延年益寿的目的。

十二时辰经络运行，健康快乐就在每一天

人体有十二条正经，每一条正经都有它所主的时辰，我们只要了解了人体经络一日之中循行运转规律，把握生命中的每时每刻，按摩不同的经、穴，就可以健康快乐每一天！

胆经当令在子时，人体阳气始生发

足少阳胆经是身体上最长的一条经络，起于眼睛的外角，从头走脚，主要分布在头部侧面、躯干侧面、下肢外侧中间，下至四肢外末端，与足厥阴肝经相接。这条经属于胆，而又联络着肝，肝和胆的问题都可以解决。现代工作和生活压力过大所带来的种种不适，都要通过调节肝胆来解决，所以胆经就要多做锻炼。

子时是胆经当令，也就是值班负责的时候。理论上说，在胆经最旺的子时敲胆经效果最好，然而对于身体最重要的是阴阳的平衡，所以子时前一定要睡觉，而对于胆经的调养，可以退而求其次，在三焦经经气旺的亥时，即 21：00 到 23：00 采用理三焦的方法来补充胆经的气血。另外，有空闲的时候可以多多敲打胆经，这样就形成了比较合理的养生方法，胆经也就不会出现问题了。

胆经出了问题会怎么样呢？口苦，喜欢唉声叹气，胁肋疼痛，脸像蒙了一层灰尘，皮肤没有光泽，脚面外侧发热，还会头痛，头晕，眼睛不舒服，两颊疼痛，锁骨窝肿痛，腋窝肿，胸、胁、肋、大腿外侧、膝和小腿外侧以及各关节都痛，足小趾和次趾不能活动。胆经循行路线长，能解决的问题自然也就比较多，因此是比较有名的一条经。

一天十二个时辰就有十二条经对应，为什么唯独胆经比较有名呢？这就需要从胆经所处的位置谈起了。首先，十二个时辰中，子时是第一个时辰，正是阴阳交汇的时候，身体的各个脏器的气血也在更替交换，所以子时所对应的胆经的意义也就不同了。另外，由于现代生活的快节奏和夜生活的丰富，大家早就不再是日出而作、日落而息了，睡眠时间的紊乱也就司空见惯了，当然胆经就会经常受到影响了。结合其他的一些原因，胆经首当其冲，成了非

足少阳胆经

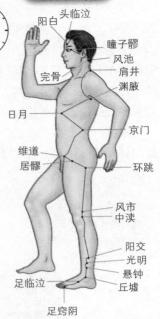

头临泣
阳白
瞳子髎
风池
肩井
渊腋
完骨
日月
京门
维道
居髎
环跳
风市
中渎
阳交
光明
悬钟
丘墟
足临泣
足窍阴

子时是 23：00 至次日凌晨 1：00，此时胆经值班，是胆汁运作和骨髓造血的时间。子时是身体休养及修复的开始，一定要保证在睡眠中。如果子时还没有进入睡眠的状态，到了白天就会面色苍白。吃夜宵也影响子时的睡眠，晚饭吃得太多，吃得太晚都会对胆经造成不利影响

胆经保健方法

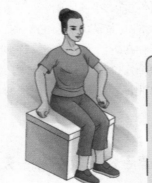

日常要经常锻炼胆经，这样不仅可增强人体的体质，也能预防和治疗疾病

方法：从两大腿外侧根部开始，向下敲打至膝盖处，再反向敲打回大腿根部，如此反复，可以用拳头敲，要稍用些力，但是速度要比较慢，每天 1～2 次，每次 2～3 分钟。通过敲打可以刺激胆经，促进胆汁分泌，提升人体的消化能力，为人体造血系统提供充足的养料，这样人就能气血旺盛，面色自然就会红润有光泽

肝经当令在丑时，养肝如同养树木

足厥阴肝经起于足大趾上的毫毛部位，从足走行通过腹胸，主要分布在大腿内侧中间，并经过会阴部、小腹部、胁肋部，属肝，又络胆。另外，它还经过鼻咽部、眼部、前额，与督脉交会于头顶。

中医认为肝属木，对应春季，日常养肝如同养护树木，要保持柔和、舒畅、升发、条达。古人称肝为"将军之官"，养肝就要及时梳理它的性情，性情暴躁只能助长它的暴脾气。要想养好肝，要保持情绪的平和、舒畅，避免暴怒、狂躁、抑郁等不良情绪，以维持其疏泄功能的正常。

如果肝经出了问题，就会出现胸闷、口苦、咽干、打嗝、恶心呕吐、便秘或者腹泻、腹痛、腰痛、疝气、外阴病等。肝脏是人体最大的消化器官，肝经不好，必然影响消化的功能。肝经跟人的情绪是极为相关的，所以，它不通畅，一些不适也就会随之出现。

中医认为肝关系着人体气机的条畅，肝气疏泄失常、气血不和，可引起情志的异常变化。此外，肝主藏血，肝有储藏血液和调节血量的功能。肝属木，应自然界春生之气，性喜条达而恶抑郁，所以暴怒及郁郁寡欢、多疑善虑等情志刺激，最易影响肝的疏泄。

再说说十二时辰中的丑时。这段时间对身体是最重要的，因为身体所有的器官和组织都需要在这段时间进行休息，来保证第二天的充沛精力。尤其是大脑的调整，一天的紧张和压力都是在这段时间被释放掉的。经常的夜生活，使得睡眠在丑时之后，即便是当时感到很愉快，过后也会无比地疲劳。归根结底来说，没有使肝经在丑时得到修整，身体就无法消除不良的状况，久而久之疾病也就会随之而来。许多熬夜很晚的人都会脾气很大，就是肝经没有得到很好的调理造成的。

足厥阴肝经

期门
章门
急脉
阴廉
曲泉
中都
蠡沟
太冲

丑时是1：00至3：00，此时肝经值班，是肝脏修复的时间。肝经可调节全身血液并疏导全身，使气血调和，解毒和排出毒素，人体一天产生的垃圾毒素都在这个时间代谢。如果子时的睡眠没有调整好，甚至心情压抑地入睡，都会出现气血不畅，睡眠的质量也会很受影响。中医认为："人卧则血归于肝。"丑时前未入睡的人，面色会显得青灰，情志倦怠而易烦躁

当人休息或情绪稳定时，身体里的循环的血量就会减少，大量血液储藏于肝中；当劳动或情绪激动时，循环的血量增加，肝释放储藏的血液，供应各种活动的需要。"人动血运于诸经，人静血归于肝"，说的就是这个道理。丑时是养肝血的最佳时刻。如果在半夜1点到3点还不休息，血液就要继续不停地"运于诸经"，无法回归到肝中，当然肝经的调养也就无从说起了。

所以，一定要尽量在子时前就寝，到丑时的时候必须是已经睡着了。如果前一天晚上睡眠不好，一定要在第二天找时间适当休息一会儿，这样才有助于强化肝脏。

养肝其实很简单，对于肝最好的养生方式，就是每天找时间"卧"着。因为"卧则血归于肝"，人只有休息时，肝脏血流才充分，才能养好肝，熬夜加班不仅血不养肝，还会消耗营养，影响健康。

人体的肝脏就是人体的血液银行，需要随时存入。肝脏另外一个重要的功能就是排毒，身体里的污染物首先要通过肝脏来分解代谢。如果天天透支肝脏，再产生一大堆的污染垃圾，那么肝脏储藏和调节血液的功能就会严重受损，肝阴血耗损，分布到全身的血液也就不能满足生理需要，人就会经常感到乏力，且目无血养则会变得干涩，血不养筋则筋肉屈伸无力。

因为肝主藏血，睡眠的时候血可养肝，而如果长期加班，肝就会失其所养，以致肝气不舒、肝郁气滞，人就会好发脾气。在丑时保证睡眠，在平时按摩肝经，身体才能健康。

肝经保健方法

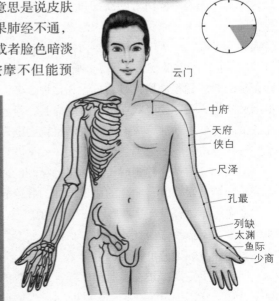

方法：将一条腿放在地上，另一条腿放在椅子上，弯曲大腿，让腿内侧朝上，从大腿根部开始，沿中部一点儿一点儿按压过去，也可以进行敲打，双腿交换轮流进行。开始可以用力轻一些，反复按压后，如果一些地方有疼痛，就停留在痛处进行揉按。那些痛点一般都是围绕穴位产生的，或者是身体的不良物质堆积所成的，按揉这些地方就是把淤积不适的地方清除掉

肺经当令为寅时，呵护娇脏当此时

手太阴肺经是从身体的内部发起的，联络肺脏后到达体表，沿锁骨下行于手臂内侧，一直到拇指端。肺经与肺、大肠、喉咙等器官关系密切，肺经出现异常时，这些器官就会出现一些毛病，比如感冒咳嗽、嗓子疼、胸闷气喘、胳膊麻木疼痛，甚至便秘。

另外，中医认为"肺合皮毛"，意思是说皮肤和毛发的问题都是属于肺的，所以如果肺经不通，人体就会出现皮肤过敏、脸上长斑，或者脸色暗淡无光。所以，不要小看肺经，经常按摩不但能预

寅时是3:00至5:00，此时肺经值班，是呼吸运作时间。肝在丑时把血液推陈出新之后，将新鲜血液提供给肺，经过这一时段通过肺输送到全身。所以人在清晨时面色红润，精力充沛。寅时人体体温最低，血压也最低，脉搏和呼吸都处于最弱状态，脑部供血最少，此时值夜班的工作人员易出差错，重病人员也更易出现死亡，必须引起足够的重视。如果在寅时经常醒来，则为气血不足的表现，应加以注意。老人要慢起床，少早练。老年人肾气不足，如果寅时醒来，无法入睡，可以参考肺经的导引方法进行调理

手太阴肺经

云门
中府
天府
侠白
尺泽
孔最
列缺
太渊
鱼际
少商

防疾病，还能起到很好的美容作用。

寅时是早上 3：00 ～ 5：00，在时辰养生中，寅时由肺值班。此时大地阴阳开始发生转化，由阴转阳，人们需要保持熟睡。人体经脉的气血循行流注都汇至肺经，并开始重新分配，心需要多少，肝需要多少，都要在这个时间分配完成。寅时睡得好的人，第二天清晨会显得面色红润，精神也充沛。如果此时醒来，多是肺气不足的表现。因此，咳嗽、过敏气喘等疾病，通常会在这个时辰发作，这也就是中医里肺气不利的表现。

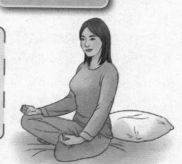

肺经保健方法

寅时已经醒来而又睡不着，可以适当地静坐，但要注意保温。坐姿以自己能接受的动作，只要能稳坐不动即可，可以将双腿盘起

中医讲肺为娇脏，主要是由于肺脏很容易受到外邪的侵袭而生病。因此，在平时就要很好地呵护它，从而保证身体的健康。

人在清晨寅时血压低，脉搏、呼吸次数也少，尤其是在清晨 4 点左右，血压最低，脑部供血量最少，生命力是最弱的，尤其肺系病、心肌梗死、脑血管栓塞、婴儿猝死症等都易发病，特别是在冬季，常有意外发生。

所以对于寅时的调节，一方面要注意对肺部疾病的调理，一方面要对身体的情况有所掌握。就像中医认为"肺为娇脏"一样，在寅时需要谨慎的对待，遵循一定的规律来调节肺脏的功能，使一天的气血足够充足，让身体逐渐地强壮起来。

卯时当属大肠经，肠道通畅一身轻

手阳明大肠经大致循行路线是从手走头，主要分布在上肢外侧前缘和头面部，可以帮助人体消化吸收并排出废物。因为大肠经多气多血，所以这条经络的阳气盛极，能够治疗各种阳证实证，以及由阳气过盛引起的各种发热病。

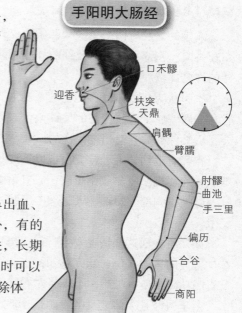

手阳明大肠经

口禾髎
迎香
扶突
天鼎
肩髃
臂臑
肘髎
曲池
手三里
偏历
合谷
商阳

手阳明大肠经气血不通畅，会导致示指、手背、上肢、后肩等经络路线上的疼痛和酸、胀、麻等不舒服的感觉。如果气血有热、上火时，会有口发干、眼睛干涩、鼻出血、牙龈肿痛或者咽喉肿痛等一系列症状。另外，有的人脸上长青春痘，就很有可能和大肠经相关，长期的便秘，导致毒素堆积，就会出现问题。这时可以取大肠经上的穴位加以按摩，疏通经络，去除体内毒素，就能让皮肤重新变光滑。

《黄帝内经》上说："阳明经多气多血"，而气血是维持生命活动的最基本物质。手阳明大肠经与足阳明胃经络属的肠胃是人消化、吸收以及排出废物的器官，所以阳明经是人体重要的经络。当大肠经发生病变时，主要表现为：示指、手背、上肢、后肩等经络路线上的疼痛和酸、胀、麻等不舒服的感觉，以及眼睛发黄、口唇发干、眼睛干涩、流涕或者鼻出血、牙龈肿痛或者咽喉肿痛等一系列症状。因为大肠经并不是大家非常熟悉的，所以要先了解一些相关的内容。

养生小秘密：卯时宜喝温开水排便

卯时是5:00至7:00，此时大肠经值班，有利于排泄。卯时血气流注于大肠，此时最适宜喝杯温开水，然后去排便。早餐可吃香蕉等一些富含维生素微量元素的水果。但是，卯时不能做过多的活动，也不可以饱食或饮酒，这都必然对身体产生伤害

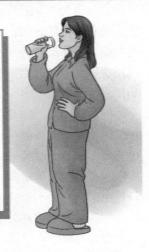

大肠经上的很多穴位都具有多种功用，例如合谷穴常被用来治疗头面部的疾病，治疗秋天常见的面瘫，合谷也是必取之穴。经常按揉合谷穴可以止痛、防治感冒，增强身体的抵抗能力。另外，曲池穴可以使人心情安逸，缓解关节的酸痛以及辅助控制血压和血糖。手三里穴对缓解上肢疲劳、酸痛特别有效。迎香穴是治疗鼻炎、鼻塞、流涕的特效穴。

每天在卯时对大肠经做一下按摩刺激，既不麻烦，又可以让你身体的不适消失，还会使你一天都有轻松而愉快的好状态。

胃经当令在辰时，补充能量气血足

人体的胃经有两条主线和四条分支，是人体经络中分支最多的一条经络。主要分布在头面、胸部和腹部以及腿的外侧靠前的部分。它从头部一直走向足部，循行了身体的许多部位。

中医认为，人体气血化生的来源主要是来自外界的饮食，那人体最重要的消化器官——胃就成了无法代替的关键角色。胃负责的就是消化和吸收营养，供应全身的需要，后勤保障师它是当之无愧的。

胃经有毛病，人经常会出现以下症状：发高热、出汗、头痛、脖子肿、牙齿痛、咽喉肿痛、流浊鼻涕或流鼻血，或口角歪斜；狂躁、受惊；多食易饿、胃胀、腹胀；膝盖肿痛，胸部、腹部、大腿部、下肢外侧、足背、足中趾等多处疼痛，足中趾活动受限。

如果有上面这些情况发生，就要想到是胃经出问题了，当然就该及时敲胃经或者按揉胃经的重点穴位。那究竟如何来刺激胃经最好呢？因为按摩胃经的目的主要是调节胃肠功能，所以饭后一个小时左右就可以开始按揉胃经了。

由于胃经是人体能量的发源地，调理胃经和营养胃经非常重要。胃经与身体息

息相关，因此，小心呵护，时时敲打，保证经络畅通，才是
供给身体营养、维持身体健康的必需条件。

　　中医常说一句话——"宁失其穴，勿失其经"。
揉胃经的原则就是这句话，不是说要把胃经的每一
个穴位都揉到，而是要刺激整条经络。所以，胃经
的经络循行一定要清楚，可以一边看着经络循行图
一边来进行按揉，熟练后就可以随心所欲了。在脸上的
穴位要用手指的指肚揉，用示指或者拇指揉上 1 分钟左
右，使局部产生酸胀的感觉。然后就沿着经络的方向往
下走，一直到脖子和胸部，当到达肚子上时就用示指和
中指一块儿揉，整个的过程尽量流畅，不用追求穴位
的酸胀感，只要按揉的有力度就可以。到了下腹部天
枢的时候，力量要稍微大一点儿，可以用拇指来做，
到腿上两只手同时按揉，拇指和其他四指分开，大拇
指用力，其他九个指头不动，这样一直往下揉，也可
以双手交换来揉。

足阳明胃经

头维
四白　下关
巨髎　颊车
　　大迎
人迎
大椎　缺盆
　　乳中
　　乳根
　　不容

伏兔
梁丘
外膝眼
阑尾穴
上巨虚
丰隆
下巨虚
解溪
冲阳
厉兑

养生小秘密：辰时该吃早餐了

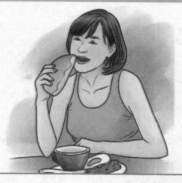

辰时是 7：00 至 9：00，此时胃经值班，
一定别让它闲着。所以，每天一定要早
起吃早餐，而且要吃好一些，因为这个
时间最容易消化，所以也不会发胖，并
且要适当地补充水分。每天此时调理胃
经最好，可以调整一天的状态

胃经保健方法

在早餐后 1 个小时按摩
胃经是最佳的养胃方法，
早上的 7：00 ~ 9：00
按揉或敲打胃经，可以调
节人体的胃肠功能。揉完
了整个胃经后可以选取重
要的穴位进行按压，这里
推荐几个穴位：天枢、梁
丘、足三里和丰隆。这几
个穴位里，足三里、天枢
这几个重点穴位一定要按
到。因为这四个穴都是非
常重要的穴位，也可用艾
灸等方法来加强作用效果

脾经当令为巳时，生化气血身体棒

　　足太阴脾经主要分布于人体胸腹部和下肢内侧前缘，从足部开始一直上行到身体
的腹部。进入腹部后，属于脾，络于胃，通过膈部，到食管旁，连接舌根，散布舌下。
其分支又从胃部分出，上过膈肌，流注心中，连接了手少阴心经。从走行的路线可以

看出来，与足太阴脾经关系密切的内脏就是脾脏。中医理论中的脾脏范围要比西医中的脾脏大。中医对脾的定义内容包括了储存血液和提高人体免疫力的作用，还认为脾对食物中的精华物质有很大作用，可以将食物转化为气血津液，并提供给心肺，输送至全身各个脏腑器官。

中医讲脾"其华在面"，意思是说从脸上就可以看出一个人的脾到底是什么情况，脸就好像是一面镜子，能够真实地反映体质的状况。脾气虚弱的人，会食欲不振、胃胀腹满、大便稀、面色萎黄、形体消瘦、软弱无力。如果脾经的经气出现了异常，人体会出现舌根强直、食则呕吐、胃脘疼痛、腹内发胀、时时嗳气等症状，还会有全身上下均感沉重等病象。所以，脾经可以治疗全身乏力或者全身疼痛、胃痛、腹胀、大便稀、心胸烦闷等。

对于脾脏伤害最大的就是思虑过多，"思则气结，思伤脾"。思虑过度，会使脾功能失调，消化液分泌减少，这时身体就会出现食欲不振、容颜憔悴、气短、神疲力乏、郁闷不舒等现象，除了注意调整情绪外，还要每天花几分钟按摩脾经才会恢复。

现实生活中有很多人采用节食的办法来减肥。爱美之心人皆有之，但是这种减肥是消耗身体内的气血的方法，对脾脏的伤害最大。所以，这样做不仅伤害了身体，还容易反弹。实际上，若想持久保持身材和健康，就必须保持脾的健康。增强脾自身的功能，排出体内酸毒、脂肪和垃圾，能起到意想不到的效果。

当然，对脾脏最有好处的还是在脾经旺的巳时，即上午9～11点，人体的阳气正处于上升期时，按摩和刺激穴位。疏通脾经就能起到很好的平衡阴阳的作用。

足太阴脾经

大包

周荣
食窦
大横
冲门
血海
阴陵泉
地机
三阴交
商丘
公孙
隐白

巳时是9：00至11：00，此时脾经值班，是脾经最活跃的时间。工作一上午之后应该起身走动一下，给自己倒杯水慢慢饮用，或者活动活动四肢。让脾经处于最活跃的状态。坐着时两腿并拢，用力挤压腿内侧脾经，活动大脚趾，如果已经有饥饿感，可以按压公孙穴，以减少胃酸分泌，但是不要立即进餐。脾的功能好，消化吸收就好，血的质量就好，所以在这个时间一定要活跃脾经

脾经保健方法

工作繁忙的白领，长时间久坐不动，周身气血运行缓慢，对脾经做一下按摩，就避免了"久坐伤肉"。对脾经周围静脉的轻柔挤压有助于血液的回流，足部的按压或脚趾抓地动作可以促进下肢静脉血回流，良好的气血循环会使人精神百倍。所以，多踩踩、多按按，尤其是在巳时做这样的运动会事半功倍

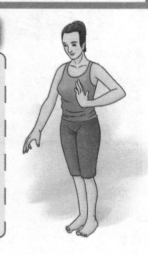

心经当令在午时，养心安神全靠它

手少阴心经起于心中，分出三支：一个联络小肠；一个向上走，经过咽喉，到达眼睛；还有一个从心经出发后，先到肺，后从腋窝出来，沿胳膊内侧后缘下行至手掌，一直到小指末端和手太阳小肠经相接。

中医认为"心藏神"，"神"有"神智、精神"的意思。《黄帝内经》上说："心者，五脏六腑之大主也，精神之所舍也。"这说明心是人的精神思维活动的主宰，同时还是其他脏腑的"领导"，起着主宰的作用。只有心的功能正常，人才会神志清楚、思维敏捷、精力充沛，五脏六腑各司其职。反之，人就会出现烦躁、迟钝、抑郁、健忘、昏迷、失语等精神异常状况，其他脏腑的功能也会相应地受到影响。"心主血脉"，它能够推动血液输送全身，使全身的组织器官得到充足的营养。所以，保养好心脏及其所属的手少阴心经，是保证身体健康的基础。

人的心经出了问题，主要表现出来的有心前区疼痛、心烦、心慌、咽干、口渴、眼睛发黄、胁痛、手臂内侧外缘那条线疼痛或者麻木、手心发热、失眠、多梦、健忘、情绪低落等症状。如果疏忽大意，就可能会引发心血管疾病或者精神类疾病。

通常讲，子午时刻是人体气血阴阳交替转换的一个临界点。以人体气的变化来说，阳气从半夜子时开始生，午时最盛，午时过后则阴气渐盛，子时阴气最盛，所以人体阴阳气血的交换是在子、午两个时辰。以午时为例，如果心经不畅，午时就会有明显的感觉，或为难以言喻的煎熬感，或为耳鸣、声哑、胸闷、呼吸不畅，到了夜晚就难以入睡，或者多梦、盗汗。因此，要调理好心经，午时最好安静平稳，使心火下降。

心经的养生之道就是减轻心脏负担，避免其过度兴奋。茶、咖啡、酒等刺激性的饮料要少喝，肥胖、高血压或已有水肿者，更要少摄取高糖、肉类、点心、油脂太多以及含盐量太大的食物。

手少阴心经

极泉
少海
通里
神门
少府
少冲

午时是 11：00 至 13：00，此时心经值班，是养心的时间。午时心气推动血液运行，宜养神、养气、养经。此时要保持心情舒畅，午餐后适当休息或午睡，但午睡不能超过 1 个小时，否则会导致其他经气的不利，影响下午的状态。起来后要适量运动，来疏通周身气血，增强心脏的给养

心经保健方法

在心经最旺的午时，即中午11～13点敲心经，不仅有利于心脏健康，还有安神的作用。在敲的时候，小臂会有酸痛感，大臂会有电麻感，感觉越明显，效果就越好。敲心经的时候，循着心经的方向按揉，既可以疏通本经的经气，还使手臂得到了放松。如果想要预防冠心病、肺心病，就应当选取心经上的重点穴位进行反复推按

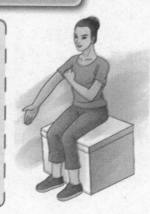

未时当属小肠经，宁心安神兼活络

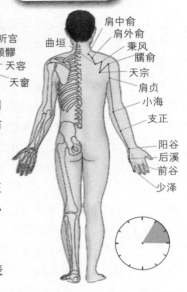

手太阳小肠经

肩中俞
肩外俞
秉风
曲垣
臑俞
天宗
肩贞
小海
支正
阳谷
后溪
前谷
少泽

听宫
颧髎
天容
天窗

小肠经起于小指外侧的少泽穴，沿手背经过手腕和肘臂背侧到达肩颈，向下进入锁骨，沿食管通过心脏、横膈到达胃部，属于小肠；其支脉从缺盆上行，经过颈部到达面颊，至外眼角，向后进入耳中；另一支脉则从面颊部分出，经过颧骨到达内眼角，与足太阳膀胱经相接。手太阳小肠经主要分布于上肢外侧后缘，循行时跨过腕、肘、肩三个关节，按摩两侧穴位，有疏通筋络、活络关节的作用。

中医讲小肠是六腑之一，能将剩余的水分经肾脏气化作用渗入膀胱，形成尿液，经尿道排出体外。小肠功能失调，可引起浊气在上的腹胀、腹痛、呕吐、便秘等症，又可引起清气在下的便溏、泄泻等症。

手太阳小肠经属小肠，络心，与手少阴心经相表里。小肠经属于阳经，而阳经不治相关的脏腑病症，只能治疗本经循行的外经病症，故本经多用于治疗上肢和头面部的筋络肿痛、挛急、麻木等症。

按摩小肠经最重要的一个原因是，现代人在办公室待时间久了，不常活动，最容易感到肩酸背痛、颈肩麻木，进而引发颈椎疼痛等不适。而小肠经上的穴位可以说是十二条经络中最好的按摩师。如果感觉肢体活动不利，可以循着小肠经按揉，不仅放松上肢肌肉，疏通经气，还能用来缓解疲劳。

> 未时是 13：00 至 15：00，此时小肠经值班。小肠可分清浊，将水液归入膀胱，糟粕送入大肠，精华上输至脾。故午餐应在下午1 点前吃完，这样小肠才可以在其精力最旺盛的时候吸收营养物质。太晚进午餐会使小肠经紊乱，从而出现消化不适

小肠经保健方法

如果身体感到非常的疲劳，全身都有压迫沉闷的感觉。那么就一定要优先选取小肠经的穴位。因为很多人都比较重视五脏调理，反而忽视了这个最佳的按摩

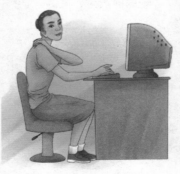

> 小肠经是人体的按摩师一点儿也不夸张，同时，在做治疗时，按摩小肠经也可作为刚开始的放松手法来应用。后溪是治急性腰扭伤的特效穴；拨小海穴就能治疗小指发麻；肩周炎的必用穴是肩贞；天宗穴能治"白领电脑病"。一定要抓住每天下午未时的时间对小肠经的穴位做揉按点压的刺激。在做的时候可以先放松身体，以缓和的手法对经络和身体做一个释放，再选取穴位进行按压

师的作用。而如果在未时小肠当令的时候做，还会对下边的经络起到别样的作用。

申时当属膀胱经，调理全身保安康

足太阳膀胱经起于内眼角的睛明穴，上前额交会于头顶，头顶部的支脉从头顶到达耳上角，入里与大脑联络，出来分开下行颈后，沿肩胛骨内侧，挟脊柱到达腰部，从脊柱两旁进入体腔，络肾，属于膀胱；腰部的支脉向下通过臀部，进入窝中；后项的支脉通过肩胛骨内缘直下，过臀，沿大腿后外侧，与腰部下来的支脉会合于窝中，再向下经小腿后侧，出外踝后面，与足少阴肾经相连。

膀胱经因为分布广，所以有效范围也很广，不仅仅局限于膀胱，而且可以调节全身从头到脚、从内到外的气血，几乎可以治疗全身各个部分的疾病，尤其是在临床上经常用来治疗五脏六腑的各种病症。因为它的循行路线非常广，穴位又异常的多，所以疏通膀胱经对身体健康十分重要。足太阳膀胱经的气血申时即 15 ~ 17 点最旺，这时如果能按摩一下，把气血给疏通了，身体也就调顺了。

膀胱经大部在背后，一般很难进行自我按摩。所以建议找一个适合的硬物，在背部上下移动来刺激相关穴位，同时对背部的肌肉进行放松。对膀胱经的背部穴位多进行拔罐艾灸，对感冒、失眠、背部酸痛有很好的疗效。日常保健中，完全可以随机选用一些器具来进行膀胱经的按摩刺激。

膀胱经在头部的穴位，对缓解头部的疲劳，解决头疼、头晕等症状都有明显的效果。循经进行轻揉或者用手像梳头似的进行刺激，就是一个养生的佳法。而且做这样的一个循环按摩，也是一套"养眼护眼操"。所以，对于膀胱经头部的穴位，无论什么年纪的人群都应该多多去按摩。

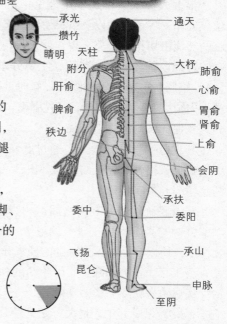

足太阳膀胱经

曲差　承光　通天　攒竹　天柱　大杼　睛明　附分　肺俞　肝俞　心俞　脾俞　胃俞　肾俞　秩边　上俞　会阴　承扶　委中　委阳　飞扬　承山　昆仑　申脉　至阴

申时是 15：00 至 17：00，此时膀胱经值班。膀胱储藏水液和津液，并将多余水液排出体外，津液在体内循环。此时最宜多喝水，是一天最主要的喝水时间。及时排尿，这样就能使身体的水液代谢循环起来，有害的物质也就能排泄出体外。此时辰头脑最清醒，记忆力最好，适合工作和学习

膀胱经保健方法

一般来讲，每天下午的申时，是人体新陈代谢率最高的时候，肺部呼吸运动最活跃，人体的运动能力也达到了最高峰。此时锻炼身体不易受伤，可谓锻炼的最佳时间段。针对申时的膀胱经按摩，可以适当地增加一些活动，而且膀胱经跟人体的汗液有一定的关系，所以每天的申时，做一下微微出汗的运动也是很好的调节膀胱经之法

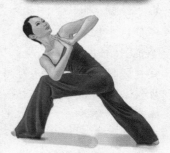

肾经当令在酉时，封藏之本很重要

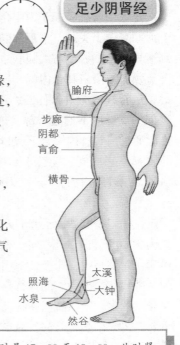

足少阴肾经

很多人都知道肾在中医理论中占有很重要的地位。人体的各种活动以及生长发育衰老患病，都和肾脏的功能密切相关。那么现在就来看一看和肾联系最大的肾经。肾经从足走胸腹，主要分布在下肢内侧后缘，属肾，络膀胱。起于足小趾之下，斜向足心，从足骨隆起处，进入内踝，上行小腿内侧，经过腘窝，上行大腿内后缘，到达脊柱，属肾脏，络膀胱。

其支脉一，从肾向上，通过肝和横膈，进入肺中，沿喉咙上舌根旁。支脉二，从肺部出，联络心脏，流注胸中，与手厥阴心包经相接。

肾与膀胱的经脉互为络属，相为表里。膀胱的气化功能强健与否，取决于肾气的盛衰，肾气有助于膀胱气化津液。所以，经常保持肾经的经气旺盛、气血畅通，就有利于工作精力的旺盛、性生活的和谐等，而对于治疗疾病也有立竿见影的功效。

无疑，想要养生，最关键之处就是人体的肾脏。它是人体精气藏纳之所，所以对于肾脏最关键之处就是"封藏"。

肾为先天之本，主藏精，关系到健康的根本所在。而肾的精气盛衰，关系到生殖和发育的能力。肾的精气包含肾阴和肾阳两部分。肾阴是人体阴液的根本，对脏腑组织起着滋养的作用；肾阳是人体阳气的根本，对脏腑组织起着生化的作用。肾阴和肾阳若功能失调、阴阳失衡，则会出现性功能减退、形体消瘦、掉发、心悸气短、胆怯、体虚乏力、失眠多梦、小便不利、肾衰等症。人体的动力之源，就是肾精所化之气称为肾气。肾气的气化，对体内水液的潴留、分布与排泄等起着极为重要的作用，若肾的气化异常，则会出现水肿、小便不利等症。

酉时是17：00至19：00，此时肾经值班。肾藏生殖之精和五脏六腑之精。肾为先天之本，肾在酉时进入储藏精华的阶段。这时不宜做过于激烈的运动，如果工作完毕了，可以稍事休息，不宜过劳使肾经受损。阳痿患者在此时按摩肾经穴位，效果最为明显。下班路上多做十趾抓地动作锻炼足三阴、足三阳，以刺激涌泉穴。这是一举两得的补肾方法

肾经保健方法

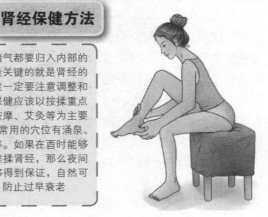

酉时人体的精气都要归入内部的脏器，其中最关键的就是肾经的精气。这时候一定要注意调整和休息。肾经保健应该以按揉重点穴位、循经按摩、艾灸等为主的刺激方法，常用的穴位有涌泉、太溪、照海等。如果在酉时能够有效地按压推揉肾经，那么夜间的睡眠也能够得到保证，自然可以益寿延年、防止过早衰老

戌时当属心包经，保护心脏不受邪

手厥阴心包经是十二经脉上穴位最少的经脉，也是人体上最为重要的一条经脉，因为心包经是心脏最好的护卫。心包是指包在心脏外面的一层组织，有阻止邪气入侵、保护心脏的作用。手厥阴心包经是基于心包而形成的一个独立的经络，位于手臂阴面中间的一条线上，具体循行路线是从乳头外侧经过胸，行至上肢内侧中间，到达中指末端，其上分布着9个穴位，左右共计18穴，是十二经脉中穴位最少的经脉。

心为神之主，脉之宗，是人体最重要的内脏器官，主宰人体的一切生命活动，所以《黄帝内经》中将心脏称为"君主之官"。心包经与心脏联系非常紧密。当心包感受到病邪，出现的病变与心脏出现的是一致的。心包经主要可以用来治疗心脑血管疾病，如心动过速、心动过缓、心绞痛以及神经官能症等；还能治疗精神、神经疾病，如精神分裂症、神经衰弱、癔症等；也可以治疗胸闷、胃痛、呕吐、肘臂痛、掌心热等疾病。根据中医五行理论，"心属火，脾主土"，火能生土，因此通过心包经使心脏功能加强，也有助于提升脾脏的能力。脾脏是人体最重要的免疫器官，因此按摩心包经可以提高免疫能力。对于多数疾病，按摩心包经都有很大的帮助。

现代人饮食不规律、无节制导致了血液中的胆固醇与脂肪异常增高。血液中的胆固醇到了一定量时，就会阻塞血管，诱发心肌梗死和脑中风等并发症。而敲击心包经就能加速血液流动，延缓血管老化，减少血管壁上的胆固醇，让身体达到一个比较健康的水平。

那些经常进行夜生活的人，或者是饮食习惯不好的人，经常很晚才吃饭，还要饮酒，就容易使心包经受到损伤，这就为心脏的疾病埋下了隐患。现代心血管疾病越来越高发的原因也正在于此。所以，一定要重视对心包经的养生和调理，才能很好地预防疾病。

手厥阴心包经

天池
天泉
曲泽
郄门
间使
内关
大陵
劳宫
中冲

戌时是19：00至21：00，此时心包经值班，再一次增强心的力量。心包是心的保护组织，可清除心脏周围不良物质，使心脏处于完好状态。此时要保持心情愉快，晚餐不宜进食过多，也不要进食太油腻的食物，餐后要休息；运动以散步方式最好，不要剧烈运动，否则容易失眠。此时是心包经与脑神经活跃的时间，是看书的最佳时间。戌时也是全天体重最重的时候

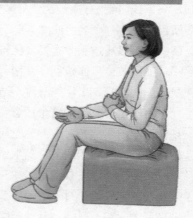

看电视按摩心包经

亥时当属三焦经，气血运行大通道

三焦是五脏六腑中的六腑之一，和其他脏腑最大的不同是，三焦不是一个具体的器官，它像是身体里的容器，将其他脏腑器官包裹起来，形成一个大体腔。这个体腔即三焦，分为上焦、中焦、下焦：膈以上的部位是上焦，包括心、肺；膈到脐之间的部位是中焦，包括脾、胃；脐以下的部位是下焦，包括肾、膀胱、大肠和小肠。

手少阳三焦经

丝竹空
耳门
肩髎
天井
支沟
外关
阳池
中渚
关冲

角孙
翳风
天牖
天髎
肩髎

三焦是人体元气升降出入的通道，又是气化的场所。元气，是肾中精气所化生的，故根于肾，通过三焦而充沛于全身，布散于五脏六腑，起着激发与推动作用。三焦还是水液运行的道路，具有疏通水道、运行水液的作用。人体的水液运行和代谢的正常与否，就在于三焦经的调节。

手少阳三焦经是辅助三焦，总管人体能量和气血运行的通道。本经少血多气，很多因为气大而得的疾病，如气机抑郁、心胁不舒、心痛、肩肘、前臂疼痛、小指和示指活动障碍，都是此经经脉不通、经气不利所引起的。

> 亥时是21：00至23：00，此时三焦经值班。三焦经掌管人体诸气，是人体气血运行的要道，也是六腑中最大的脏腑。人如果在亥时睡眠，百脉可休养生息，对身体十分有益。容易水肿的人睡前不宜多喝水。尽量保持平稳的状态进入睡眠，这样接下来的经气也会很好地循行往复

三焦经大体来说就是手臂外侧靠无名指那一条线。因为这条经绕着耳朵转了大半圈，所以它还有一个名字叫"耳脉"，可以通治耳朵上的疾病。像耳聋、耳鸣、耳痛等耳病，都可以通过刺激本经穴位得到缓解。敲三焦经的时候要以有酸痛感为度，这样，不仅能调节全身体液循环，增强免疫力，还能刺激大脑皮层，放松神经，改善头痛、目痛、咽喉痛、出汗等身体不适症状。

实际上，三焦的这个概念让人非常难理解，它并不是一个实际的脏器，又不存在现代医学的名称相对应。究竟应该如何来把握三焦经呢？答案是非常简单的。三焦经的调节方法就在于两条，养生原则方面也是抓住这两条就足够了。

第一，循经按揉或敲击。三焦经所治疗的疾病基本上都是经络循行所过的地方的一些病，"经络所过，主治所及"，这是非常好理解的；然后，三焦是人身体气血阴阳循行的通路，只要在其他经络的按摩推压过程中适当增加三焦经的穴位即可。

第二，重点穴位的按揉。虽然三焦经在治疗方面所涉广泛，但在养生保健中只需要记住常用的几个重点穴位即可，例如支沟、肩、翳风、耳门等。每次推按这些穴位就完全可以保证身体健康了。

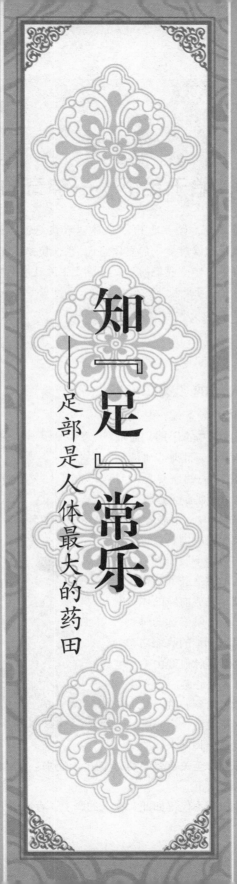

第二章

知『足』常乐

——足部是人体最大的药田

第 1 节

健康之行，始于足下——神奇的足疗保健

俗话说"千里之行，始于足下"，在这里我们想说"健康之行，始于足下"。这是因为，我们的双脚对我们人体来说，不仅仅起着支撑和行走的作用，还蕴藏着健康的密码。脚是我们的第二心脏，上面还有我们身体的缩影。按摩脚上的反射区，不仅可以预防和治疗疾病，还可以帮助我们及早发现疾病，因此有人认为，足部是人体最大的药田。

了解足部，认识人体的"第二心脏"

人的双脚处于身体的最下端，是离心脏最远的位置，再加上重力的作用，血液从心脏流向双脚较为容易，而脚部血液回流心脏则相对较难。流下去的血要是没有足够的压力，就很难顺畅地流回心脏。当大量血液积聚于下肢静脉时，下肢组织压力增加，必须依靠下肢肌肉的力量，也就是通过肌肉的收缩，挤压下肢血管，协助心脏的泵血作用，迫使下肢静脉血液通过静脉瓣流向心脏，完成血液的体循环过程。也就是说，离心脏最远的脚部血液必须凭借脚部肌肉正常的收缩功能，才能使积存废弃物的静脉血经由毛细血管、小静脉、静脉流回心脏。

为了让血液从末梢流回到心脏，肌肉必须发挥其作用。这就说明，离心脏最远的脚部肌肉特别重要。脚同人体的心脏一样，对血液循环起着至关重要的动力作用。说到这，大家就已经知道把脚叫作"人体的第二心脏"的原因了。

脚对人体的重要性，还不仅仅如此。在人的脚上，存在着几乎所有体内脏器的反

人的每只脚上具有 26 块骨头，33 个关节，20 条大小不同的肌肉，并有 114 条坚强的韧带，以及无数灵敏的神经与丰富的血管。这些零件不论哪个出问题，都对人体的健康有影响

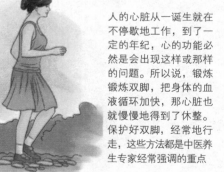

人的心脏从一诞生就在不停歇地工作，到了一定的年纪，心的功能必然是会出现这样或那样的问题。所以说，锻炼锻炼双脚，把身体的血液循环加快，那心脏也就慢慢地得到了休整。保护好双脚，经常地行走，这些方法都是中医养生专家经常强调的重点

射区。有人说"足底是反映全身的镜子"，这种说法一点儿也不为过。

人身一体足为根，坚持足疗有奇效

　　足疗就是足部反射疗法，简称足反射法或足疗，通过对脚上的反射区的刺激来达到防病治病的作用。脚上的一个个反射区是人体各部位器官的反应点。当人体组织器官发生病变时，在脚上相应的反射区就会出现变化。如果反射区有压痛或其他不适，就说明与其相对应的脏器和组织有不同程度的异常。人脚的反射区就好像是反映全身状况的一面镜子，它用无声的语言告诉我们身体的健康状况。

　　说了这么多，足疗到底有什么功效呢？让我们一起来了解一下吧。

1. 促进血液循环

脚在人体的最下端，脚趾又在脚的最末端，所以脚趾就是人体上离心脏最远的部位了。这里位置低，距离心脏远，所以很容易出现血液循环障碍的问题。这时不仅是脚部很难得到各种新鲜的营养物质，代谢产生的各种废物也很难带走。日积月累，这些废物就会产生各种毒素，侵犯身体的组织和器官。通过对足部的按摩刺激，就能促进足部的血液循环，使气血流通，把代谢产生的废物带走，最终通过肾脏排出体外

2. 调节各脏腑器官的功能

脚上的反射区是身体各部分在脚上的投影，对足部反射区施加的刺激，通过神经反射作用，能调整其所对应的脏腑器官的功能，使处于紊乱失衡状态的脏器功能转向正常，对于没有病变的脏器，可以延缓它们的衰老过程。例如，对足部的心脏反射区施加适当的刺激，能改善心脏的功能，对心动过速、心动过缓或心律不齐的患者的心律有一定的调节作用

3. 调整免疫功能

由于免疫系统的存在，人体本来就有一定的对外防御能力。如果免疫系统的功能存在着缺陷，或者由于衰老而降低了自身的抗病能力，人就容易生病。相反，如果免疫系统功能太强了，把身体里的正常组织也当成外来的侵入者，人也会生病。对脚上的脾、淋巴等反射区进行按摩，可以调整我们的免疫功能，使免疫功能不会太强，也不会太弱，从而使身体不容易生病，远离感冒、鼻炎、过敏等问题的困扰

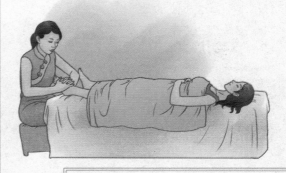

4. 美容养颜更年轻

越来越多的女性加入到了美容的队伍中，每天都会对自己的容貌加一些修饰、打扮。"爱美之心人皆有之"，任何一个人都希望自己容貌姣好，但是什么方法才是最有效的呢？好的方法并不需要花费很多的钱，其实通过足底的按摩就能轻松做到美容。有很多长时间按摩足底反射区的人皮肤都很好。而且，通过反射区的按摩，可使身体各个地方都更有效率地运行。做一个永葆青春的魅力佳人，秘密就在足部的按摩

5. 消除亚健康状态

现代人生活节奏快，工作压力大，经常没有时间来照顾自己的身体，很多人都处于亚健康状态，直到身体这个机器再也运转不下去，才发现问题的严重性。其实解决办法很简单，只要经常进行几十分钟的足疗，就可以使我们轻松地从紧张的生活节奏或疾病的痛苦煎熬中解脱出来，让身体得到充分的休息和放松。接受足反射法治疗后，人们一般能有良好的睡眠和食欲，大小便通畅，心情愉悦，精神焕发，使身体摆脱亚健康状态，从而预防疾病的发生

6. 修复内分泌功能

人体的内分泌系统和神经系统一起调节人体的代谢，维持正常的生理功能。人体的内分泌腺有很多，它们分泌的激素通过血液循环而到达人体各个部位，可对全身状况产生广泛而持久的影响。对足部各腺体反射区施加的刺激，能有效调节各内分泌腺的功能。比如说刺激甲状腺的反射区，不但可以治疗甲状腺功能亢进，也能够治疗甲状腺功能低下。还有，女性面部色斑、月经失调，儿童生长缓慢等，都可以通过对相应反射区的刺激来治疗

三种神奇足疗法，让你舒服又健康

足部的疗法发展到今天已经非常成熟了，对于人体各个部位出现的不适，或者产生的疼痛都可以很好地治疗，经常地进行足部的按摩保健还能提高对疾病的抵抗能力。那么在这里就为大家介绍三种非常神奇的足疗法。说到神奇，实际上这三种方法非常简单，每个人都能很容易地操作；但是它们虽然简单，却能治好很多连先进的医疗技术难以治愈的疾病。如果想通过足部的方法来祛病健身，那么应该仔细地学习这几种方法。

1. 足浴法 足浴并不简单地等同于泡脚，掌握好足浴的方法，可以预防和治疗疾病

方法：根据不同的疾病，或者是个人的身体情况不同，首先要确定不同的足浴方。药液稀释后浸泡双脚，这样就可以通过经络、穴位以及反射区受到药物的刺激，产生治疗疾病的效果。一般如果你在内服中药，就可以多配备一些进行足浴

3. 点按法 点按的方法是对足部反射区的一种刺激方法，点按反射区和穴位产生的治疗作用，可以作为治疗疾病的一种主要手段。当然这种点按一般需要借助器具，例如牛角棒、玉棍等。因为只用手指按压的刺激作用不会集中在一点，所以效果也没有那么强烈

2. 踮脚法 在人的双脚部位，脚趾和脚掌相连接的地方，是很重要的足部反射区。而且，在脚趾的根部有很重要的穴位，这些都决定了应当适度地活动脚趾

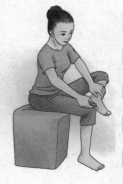

方法：选好一个点按的器具，每次在足部的反射区按照一定的次序进行点压，遇见疼痛明显，或者已经出现肿块的地方，就可以在局部增加按压，以可以忍受的程度进行刺激治疗。经过一段时间，身体不好的地方得到纠正，脚上的疼痛也就慢慢消失了

方法：踮脚的时候不要去注意高了多少，应该尽量让脚趾分开，均匀地承受压力，这样就使每个反射区都受到了作用。对于活动的时间和次数，应该尽量地保持一定的频率，可以在上班的时候，或者是在家中休息的时候，做一下踮脚的动作

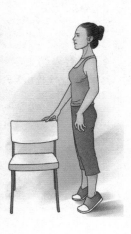

第 2 节

护好足，一生福——别有洞天的足部反射区

人体的双脚就像是魔镜，身体里的每一点变化，都会在双脚上如实地反映出来。如果把人的两脚并拢，这就是一个人体的缩影，我们的躯干四肢以及五脏六腑等，都在上面有着具体的位置，这就是足反射疗法的神奇之处。如果能准确地找到反射区，并仔细地用眼睛来观察双脚，用双手来触摸双脚，就一定能洞悉这些反射区里隐藏的秘密，会发现这里别有洞天。

足底部的反射区大药

当把双脚并拢，在这里就会出现整个人体的缩影，从上到下，从内到外，都可以在双脚上找到相对应的位置。比如说脚趾就代表人体的头部，而脚掌就代表身体的躯干部分。下面就一起来了解一下，这些反射区的具体位置、主要作用，以及操作手法吧，相信一定会对您有所帮助。

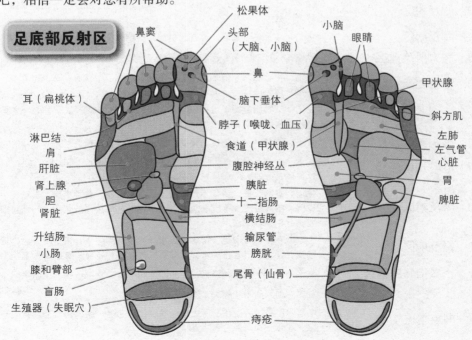

足底部反射区

松果体
鼻窦
头部（大脑、小脑）
小脑
眼睛
鼻
甲状腺
耳（扁桃体）
脑下垂体
脖子（喉咙、血压）
斜方肌
淋巴结
食道（甲状腺）
左肺
肩
左气管
肝脏
腹腔神经丛
心脏
肾上腺
胰脏
胃
胆
十二指肠
脾脏
肾脏
横结肠
升结肠
输尿管
小肠
膀胱
膝和臀部
尾骨（仙骨）
盲肠
生殖器（失眠穴）
痔疮

足底部反射区主治的疾病

1. **肾上腺反射区**　主治：心律不齐、晕厥、过敏性疾病、关节炎、肾上腺皮质功能不全、高血压、低血压、阳痿、下肢无力、哮喘等

2. **腹腔神经丛反射区**　主治：腹泻、腹胀、呃逆、胃肠痉挛、胸闷、焦虑、失眠等

3. **肾反射区**　主治：肾炎、肾结石、肾功能不全、泌尿系统感染、高血压、头痛、阳痿、不孕不育、水肿等

4. **输尿管反射区**　主治：输尿管结石、前列腺炎、前列腺增生、排尿困难、输尿管狭窄等泌尿系统疾病

5. **膀胱反射区**　主治：泌尿系统结石、膀胱炎、前列腺增生、前列腺炎、尿潴留、醉酒等

6. **额窦反射区**　主治：头痛、头晕、失眠、发热、中风、脑外伤综合征、脑震荡等脑部疾病，以及鼻、眼、耳、口腔等五官的疾病

7. **垂体反射区**　主治：各种内分泌疾病（甲状腺、甲状旁腺、肾上腺、生殖腺、胰腺等功能失调）、儿童生长迟缓、发育不良、遗尿、更年期综合征、肥胖症、儿童智力低下等

8. **小脑、脑干反射区**　主治：小脑疾病、脑震荡、高血压、头痛、失眠、眩晕、共济失调、孩子多动症、脑干损伤等

9. **三叉神经反射区**　主治：三叉神经痛，面神经麻痹，腮腺炎，牙龈炎，牙痛，偏头痛，失眠，眼、耳、鼻疾病

10. **大脑（头）反射区**　主治：中风后遗症、高血压、低血压、眩晕、头痛、神经衰弱、失眠、脑外伤后遗症、脑瘫、听觉与视觉受损等

11. **颈项反射区**　主治：颈项僵硬、颈椎病、落枕、颈部软组织损伤及高血压、头痛、头晕等

12. **鼻反射区**　主治：鼻塞、流涕、各种鼻炎、鼻窦炎、上呼吸道感染等

13. **眼反射区**　主治：近视、远视、青光眼、白内障、角膜炎、结膜炎、眼底出血等眼部疾病

14. **耳反射区**　主治：中耳炎、耳鸣、耳聋、美尼尔氏综合征、眩晕、平衡失调等

15. **斜方肌反射区**　主治：颈项部及肩背部酸痛、落枕、上肢无力、麻痹等

16. **甲状腺反射区**　主治：甲状腺功能低下或亢进、甲状腺肿大、甲状腺结节、肥胖症、神经衰弱、心悸等

17. **甲状旁腺反射区**　主治：缺钙引起的手足抽搐、麻痹或痉挛、肌肉抽搐、痉挛、筋骨酸痛等，骨质疏松，白内障，过敏性疾病等

18. **肺、支气管反射区**　主治：肺气肿、气管炎、哮喘、胸闷等呼吸系统疾病

19. **心脏反射区**　主治：心律不齐、心前区疼痛、冠心病、动脉硬化、高血脂、高血压、低血压、心肌炎等循环系统疾病

20. **脾反射区**　主治：食欲不振、消化不良、孩子厌食、贫血、各种炎症、发热、牛皮癣、神经性皮炎等皮肤病、月经不调等。对接受放化疗者，还可增强食欲，减轻副作用

21. **胃反射区**　主治：急、慢性胃炎，胃、十二指肠溃疡，胃痉挛，胃下垂，急性胃肠炎，恶心、呕吐、厌食，反酸胃灼热，消化不良、食欲不振等

22. **十二指肠反射区**　主治：胃及十二指肠溃疡、腹胀、消化不良、食欲不振、糖尿病

23. **胰反射区**　主治：糖尿病、胰腺炎、消化不良等

24. **肝反射区**　主治：肝炎、肝硬化、肝大、脂肪肝、胆石症、胁痛、口苦、食欲不振、消化不良、视力下降等

25. 胆囊反射区	主治：消化不良、胆结石、胆囊炎、肝炎、胃肠功能紊乱
26. 小肠反射区	主治：胃肠胀气、腹痛腹泻、便秘、急慢性结肠炎、消化不良、溃疡性结肠炎等
27. 盲肠、阑尾反射区	主治：腹胀、消化不良、慢性阑尾炎、盲肠及阑尾手术后的疼痛等
28. 回盲瓣反射区	主治：腹胀、腹痛、消化不良、各种手术后促进恢复肠蠕动等
29. 升结肠反射区	主治：腹胀、腹痛、腹泻、便秘等消化系统疾病
30. 横结肠反射区	主治：腹痛、腹泻、肠炎等消化系统疾病
31. 降结肠反射区	主治：腹胀、腹痛、腹泻、急慢性肠炎等消化系统疾病
32. 乙状结肠、直肠反射区	主治：腹泻、便秘、便血、痔疮、直肠脱垂、乙状结肠及直肠炎症、息肉等消化系统疾病
33. 肛门反射区	主治：便秘、痔疮、肛瘘、肛裂、直肠脱垂等，还能促进痔疮术后的恢复
34. 生殖腺（性腺）反射区	主治：阳痿、早泄、睾丸炎、月经不调、痛经、卵巢囊肿、子宫肌瘤、不孕不育、更年期综合征等

足背部的反射区大药

足背部的反射区和足底部的有所不同，足底部的反映部位以身体内部的器官为主，比如说心、肺、肾等，在足背部则主要分布胸（乳房）、肩胛骨、肋骨等身体相对比较靠外的组织器官的反射区。当然这也不是绝对的，比如说膈也在身体里边，但是它的反射区也在足背部。下面介绍一下，足背部各组织器官的反射区。

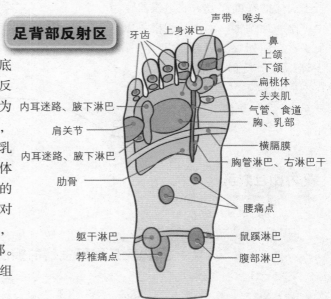

足背部反射区

声带、喉头
牙齿
上身淋巴
鼻
上颌
下颌
扁桃体
头夹肌
气管、食道
胸、乳部
横膈膜
胸管淋巴、右淋巴干
内耳迷路、腋下淋巴
肩关节
内耳迷路、腋下淋巴
肋骨
腰痛点
躯干淋巴
荐椎痛点
鼠蹊淋巴
腹部淋巴

足背部反射区主治的疾病

1. 胸部淋巴结（胸腺）反射区	主治：各种炎症、发热、再生障碍性贫血、免疫功能低下、胸部肿瘤、乳房肿瘤、子宫肌瘤等
2. 内耳迷路反射区	主治：头晕、眼花、美尼尔氏综合征、晕车、晕船、平衡障碍、耳鸣、耳聋、高血压、低血压等
3. 胸（乳房）反射区	主治：乳腺炎、乳腺小叶增生、乳腺癌、乳腺术后康复、产后少乳、胸部软组织损伤、胸闷气急、胸膜炎等
4. 膈反射区	主治：多种消化系统疾病、循环系统疾病、呼吸系统疾病，以及腹胀、呕吐、膈肌痉挛、哮喘等
5. 扁桃体反射区	主治：扁桃体炎、口腔疾病、上呼吸道感染、咽炎等

6. 下颌反射区	主治：牙龈炎、牙痛、口腔溃疡、腮腺病变、味觉障碍、打鼾、颞下颌关节紊乱综合征等
7. 上颌反射区	主治：牙痛、牙龈炎、味觉障碍、口腔溃疡、打鼾等
8. 喉、支气管反射区	主治：咽喉部及气管的各种炎症，各种原因引起的咳嗽、气喘、声音嘶哑、声带损伤，中风引起的失语，食管炎、食管静脉曲张等
9. 肩胛骨反射区	主治：肩背酸痛、肩周炎、肩关节活动受限、肩背软组织损伤、颈肩综合征、颈椎病等
10. 肋骨反射区	主治：肋软骨炎、肋骨骨折、胸闷、岔气、胸膜炎、肩周炎等

足内侧的反射区大药

足内侧反射区的反映部位主要以身体正中线（两足内侧，从足趾至足跟方向，相当于人体的脊椎部分）的组织器官为主，比如说颈椎、胸椎、腰椎，以及子宫、前列腺、阴道、阴茎等。每个反射区都有不同的位置，以及主治功用，具体如下。

足内侧反射区

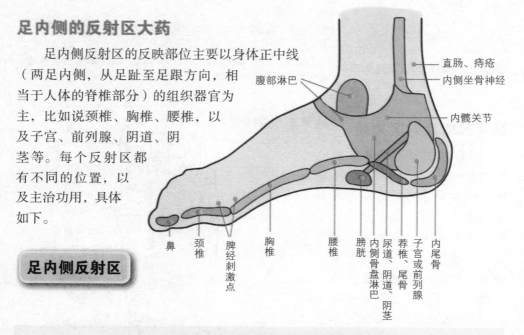

足内侧反射区主治的疾病	
1. 前列腺、子宫反射区	主治：男性：前列腺肥大、急慢性前列腺炎、尿频、排尿困难、尿道疼痛、阳痿、早泄等。女性：痛经、闭经、月经失调、子宫肌瘤、子宫下垂、宫颈炎、子宫内膜炎、不孕、更年期综合征等
2. 阴道、阴茎、尿道反射区	主治：阴道炎、排尿困难、尿路感染、生殖系统疾病等
3. 颈椎反射区	主治：颈项酸痛、僵硬、落枕及颈椎病引起的头痛头晕、恶心呕吐、手麻等
4. 胸椎反射区	主治：胸椎疾病、肩背酸痛、颈肩综合征、心脏病、胃病、肺部疾病等
5. 腰椎反射区	主治：急性腰扭伤、腰背酸痛、腰椎间盘突出、腰椎骨质增生、坐骨神经痛、腰腿痛、腰肌劳损等
6. 骶骨反射区	主治：骶骨骨质增生、骶骨损伤、骶尾骨软组织损伤、坐骨神经痛、颈椎病、失眠等
7. 内尾骨反射区	主治：坐骨神经痛、骶尾骨软组织损伤、骶尾骨损伤后遗症、痔疮、生殖系统疾病等

足外侧的反射区大药

足底、足背和足内侧的反射区，都已经介绍过了，在脚的外侧都有些什么反射区呢？下面一起来了解一下吧。

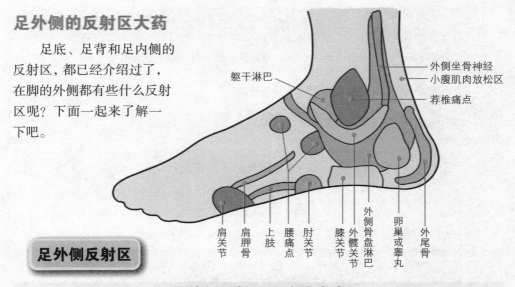

外侧坐骨神经
小腹肌肉放松区
荐椎痛点
躯干淋巴

肩关节　肩胛骨　上肢　腰痛点　肘关节　膝关节　外侧骨盆淋巴　外侧髋关节　卵巢或睾丸　外尾骨

足外侧反射区

足外侧反射区主治的疾病

1. 肩反射区	主治：肩周炎、手臂无力、肩背痛、颈椎病、上肢瘫痪，以及髋、膝、肘、踝、腕等关节的疾病
2. 肘关节反射区	主治：肘关节炎、网球肘、肘关节外伤、肘关节酸痛，以及髋、膝、肩、踝、腕等关节的疾病
3. 膝关节反射区	主治：膝关节炎、膝关节骨质增生、膝关节软组织损伤、风湿性关节炎、类风湿性关节炎、骨性关节炎以及髋、肘、肩、踝、腕等关节的疾病
4. 生殖腺（性腺）反射区	主治：阳痿、早泄、睾丸炎、月经不调、痛经、闭经、卵巢囊肿、子宫肌瘤、白带异常、不孕不育、更年期综合征等
5. 髋关节反射区	主治：髋关节痛、股骨颈骨折引起的疼痛、坐骨神经痛、腰背痛、股骨头坏死、下肢瘫痪，以及膝、肘、肩、踝、腕等关节的疾病
6. 腹部淋巴结反射区	主治：各种炎症、发热、癌症、免疫力低下等
7. 外尾骨反射区	主治：坐骨神经痛、骶尾骨软组织损伤、骶尾骨损伤后遗症、痔疮、生殖系统疾病

常见病足部反射区自愈处方

上面几节，我们为大家介绍了进行足部反射区治疗的一般常识，下面在这一节，我们再为大家介绍几种常见病的足部反射区的按摩方法。其实，足疗非常简单，相信大家都能很快掌握，并通过这种方法给自己和家人带来健康。

1. 感冒的足部反射区自愈处方

（1）用示指关节刮压基本反射区（指肾、输尿管、膀胱三个反射区，下同）各 1～2 分钟

（2）用拇指推压或按揉前额、大脑、鼻、三叉神经等反射区各 30 次

2. 失眠的足部反射区自愈处方

（1）用示指关节刮压基本反射区3～5分钟。重点刮压肾、腹腔神经丛等反射区

（2）用拇指腹按揉前额、大脑反射区各2～3分钟

（3）用示指关节按揉失眠点2～3分钟

3. 头痛的足部反射区自愈处方

（1）用示指关节刮压基本反射区各1～2分钟

（2）用拇指按揉前额、大脑、垂体、小脑、脑干、三叉神经、头颈淋巴结各1分钟

4. 疲劳的足部反射区自愈处方

（1）用示指关节刮压基本反射区各1～2分钟

（2）用拇指按揉大脑、前额、小脑、脑干、垂体、眼、耳、颈项、甲状腺、甲状旁腺反射区各30次

5. 心脏病的足部反射区自愈处方

（1）用示指关节刮压基本反射区各1分钟

（2）用示指关节按揉或推压大脑、小脑、脑干、垂体、血压点、甲状腺、肺、胃、胰、十二指肠、小肠、肝、胆等反射区各30次

（3）重点用拇指按揉心反射区3～5分钟、胸部淋巴结反射区2～3分钟。心律过缓者加按肾上腺反射区1～2分钟

6. 糖尿病的足部反射区自愈处方

（1）用示指关节刮压5个基本反射区各1～2分钟

（2）用拇指按揉或刮压前额、大脑、小脑、脑干、三叉神经、眼、耳、颈项、血压点、甲状腺、甲状旁腺等反射区各30～50次

（3）用拇指按揉胰腺、血糖代谢等反射区各5～7分钟

利用足部反射区治疗一些常见疾病，操作简单，效果确切，且没有副作用，的确是我们治病保健的一大良方。

第3节

健康求之足——足部十大特效穴位

人体的经络中有十条都经过脚，双足是人体穴位最多的部位。所以，经常按摩双脚，尤其是脚上的穴位，对人体的保健有很好的作用。脚上的穴位有那么多，您只要能找到，并且能准确找到其中最重要的几个就行了，因为这些穴位对机体有着重要的调节作用，能使您恢复健康，远离疾病。这正是：健康求之足，何必求他人？

把握生命的泉眼——涌泉穴

涌泉穴不仅是肾经的起始穴位，同时也是心、肾两条经相交接的地方，因此涌泉穴可以治疗和肾、心有关的多种疾病。肾为先天之本，是人体生命的原动力，五脏六腑要想正常工作，都离不开肾，所以肾经和肾的功能联系非常广泛，作用非常强大。涌泉穴功能自然也就很强大，可以补肾填精、益髓壮骨，可以治疗肾及其经脉循行部位的病症，以及与肾有关的肝、脾、胃、心、肺等脏腑及骨、髓、脑的病症，具体来讲，有失眠健忘、头晕眼花、烦躁不安、精力减退、倦怠乏力、腰膝酸软、耳鸣耳聋，以及妇科病、男科病、神经衰弱、高血压、低血压、便秘、腹泻、咽喉肿痛等几十种病，很多很多。看到了吧，这比任何一种药物的功能都强大吧，而且绝对安全，没有副作用。

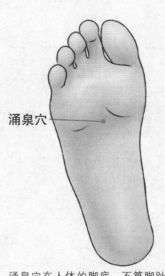

涌泉穴

涌泉穴在人体的脚底，不算脚趾的部分，脚掌前 1/3 的凹陷处。脚掌前 1/3 处，有个像"人"字一样的纹路，在这个"人"字的交叉位置的凹陷处就是涌泉穴

按摩涌泉穴之所以能防治各种疾病，尤其对老年性的哮喘、腰膝酸软、头痛头晕、便秘等病效果较明显，是因为：第一，人体的经络系统内连脏腑，外络肢体，沟通了人体的内外上下，涌泉穴是肾经的第一个穴，也是心经和肾经交接的地方，按摩涌泉穴就可以达到对肾、肾经及全身进行整体性调节的目的；第二，人体的双脚有着丰富的末梢神经，以及毛细血管、毛细淋巴管等，通过按摩，可以促进局部血液、淋巴液的循环，从而对全身的新陈代谢起到促进作用；第三，按摩时摩擦产生的热感

对身体也是一种良性刺激。俗话说："若要老人安，涌泉常温暖。"这说明了对涌泉的热刺激可以改善身体状态，对老年人尤其有益。

利用涌泉穴养生治病的方法很多，下面介绍一些常用的方法。

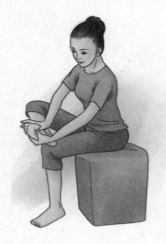

1. 点按法 用拇指的指腹垂直按压足心涌泉穴，也可以用示指操作，把示指屈曲，用指间关节点按涌泉穴，按下片刻后再提起，一按一放，反复进行。以局部有酸胀感为宜，每次3分钟，每天1次

2. 指揉法 用拇指揉按涌泉穴，顺时针揉60次，再逆时针揉60次，速度保持在每分钟60次左右，每天1～2次

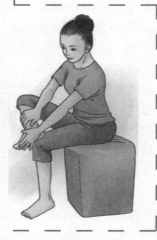

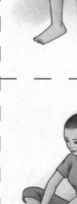

3. 掌擦法 这个方法就是我们常说的"搓脚心"，操作时，先将两手对搓，直至掌心发热。先以右手心的劳宫穴对准左脚心的涌泉穴，顺时针揉60次，再逆时针揉60次，速度保持在每分钟60次左右。按摩后换左手揉右脚，方法同前。每天1～2次

4. 拍打法 用双手掌自然轻缓地拍打涌泉穴，最好以足底部有热感为适宜。需要注意的是要手掌保持空心状态来拍打足底

涌泉穴在人体养生、防病、治病、保健等各个方面都显示出它的重要作用。经脉就像是一条大河，每条河流都有自己的发源地，涌泉穴就是肾经的源头。别小看这涓涓细流，这里涌出的可是生命的力量，滋养着身体，这里就是生命的泉眼。

让你保持好胃口的特效穴位——然谷穴

食物对我们的生存来讲有着极其重要的意义，可要是由于各种原因没有胃口，根本不想吃饭怎么办呢？别着急，让然谷穴来帮您解决这个问题。

推拿然谷穴后，我们会很快感觉到嘴里唾液腺兴奋，唾液分泌得多了，很快就会产生饥饿感。这时候，就可以吃东西了。不过千万不要暴饮暴食，吃到八分饱就可以了。平常体弱多病的人、素来胃口不好的人，以及小孩子尤其要注意，以免损伤脾胃功能。

其实，然谷穴的作用不仅仅如此，它还可以治疗阴虚火旺的各种症状，比如说心烦失眠、口渴喜饮、咽喉肿痛等。这是因为然谷穴是肾经的荥穴，荥穴有很好的清火作用。

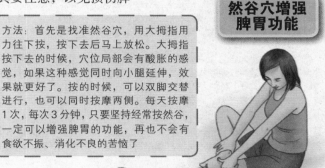

然谷穴

然谷穴在脚的内侧。足弓弓背中部的位置，可以摸到一个突起的骨头，这就是舟骨粗隆。在它的下边有个凹陷，这就是然谷穴

然谷穴增强脾胃功能

> 方法：首先是找准然谷穴，用大拇指用力往下按，按下去后马上放松。大拇指按下去的时候，穴位局部会有酸胀的感觉，如果这种感觉同时向小腿延伸，效果就更好了。按的时候，可以双脚交替进行，也可以同时按摩两侧。每天按摩1次，每次3分钟，只要坚持经常按然谷，一定可以增强脾胃的功能，再也不会有食欲不振、消化不良的苦恼了

然谷穴是肾经上的穴位，众所周知，肾主生殖，因此然谷穴也可以用来治疗泌尿生殖系统疾病。值得一提的是，然谷穴还可以用来治疗糖尿病。中医把糖尿病称作消渴病，认为是体内阴虚，并由此引起燥热造成的，所以表现出来多饮、多食、多尿以及消瘦的症状。然谷穴是肾经上的穴位，对于以多尿为主要症状的下消病症，尤为适合。

疗效众多的养生妙穴——大敦穴

老百姓常说："人吃五谷杂粮，哪有不生病的啊！"的确是这样，得病以后给自己、给家人都会带来很多痛苦。为了不生病，或者少生病，我们在平时就应该注意预防，学会养生保健，防患于未然。其实在我们的身上就有很多的仙药田，随处可得，随手可得，帮我们防治百病，大敦穴就是其中之一。

大敦穴的适治疾病

> 疝气：疝气是指人体组织或器官一部分离开了原来的部位，通过人体间隙、缺损或薄弱部位进入另一部位。以大敦穴配合太冲穴、气海穴、地机穴治疗疝气，疗效很好

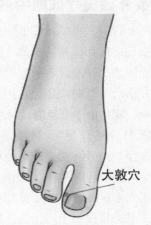

大敦穴

大敦穴是足厥阴肝经的第一个穴位，在脚踇趾指甲根的外侧，是肝经的井穴，可以治疗疝气、遗尿、经闭、崩漏、阴挺、癫痫等疾病

生殖系统疾病：包括女性的月经失调、闭经、功能性子宫出血、子宫脱垂，男性的阳痿、遗精、睾丸炎、附睾炎、阴茎疼痛等。配太冲、气海、归来、曲泉等穴。肝经循行时经过泌尿生殖系统，所以可以用来治疗这里的疾病。中医讲，肝主藏血，所以肝经上的大敦穴能治疗出血症，如崩漏、月经过多等。若能采取艾灸的方式，效果更好。比如说，功能性子宫出血的患者，经常会出现月经量多、时间长，由此可能引起头晕眼花、乏力等一系列症状，这时用大敦配隐白，直接艾灸，有补益肝脾，调理冲任的作用

泌尿系统疾病：包括泌尿系统感染、肾炎、肾结石、排尿困难、尿不尽等。泌尿系统感染其实是很常见的一种病，尤其是女性朋友容易得，这是由女性的生理结构所决定的。女性的尿道口与阴道距离很近，而且尿道长度短，细菌很容易上行，从而引起泌尿系统感染。最主要的症状就是小便次数多，而且憋不住，小便的时候还有疼痛灼热的感觉。如果您得了泌尿系统感染，不必惊慌，可以用按压大敦穴来治疗，同时注意多喝白开水，多排尿，很快就会痊愈

癫痫：癫痫俗称"羊癫疯"。发作时，患者经常突然昏倒，口吐白沫。这个病有两大特点，一是突然发作，二是反复发作。大敦穴是足厥阴肝经的井穴，具有开窍醒神的作用。对于有癫痫病史的患者，平时可每天早晚按压大敦穴，预防发病。如果遇到癫痫发作的患者，也可以帮他刺激大敦穴，促进他苏醒，不过这时需要给予强刺激，可以用钥匙等来辅助

焦虑急躁：大敦穴自古以来就被视为镇静的要穴。现代人生活压力大，经常加班，早晨起来头昏脑涨，非常影响身体健康。用手指按压大敦就可以缓解这种症状，按压时要用力按压7～8秒钟再慢慢吐气，每晚睡觉前重复10次左右。中医认为肝主疏泄，平时工作压力大，会影响肝的疏泄功能，导致气血运行不畅，造成头晕乏力、眼睛干涩。按压大敦穴可以促使肝的功能恢复正常，也就起到了治疗的作用

其他：大敦配合神门穴有一定的降压作用。大敦穴还有调节大肠运动功能的作用，可以用指甲掐按大敦穴来治疗便秘。同时此穴还是治疗脂肪肝、肝炎、酒精性肝病、肝硬化等肝脏慢性病必不可少的治疗和保健要穴

　　总之，大敦穴是肝经的起始穴，可以用来治疗肝经经过部位的疾病，也可以治疗由肝引起的各种疾病。只要掌握住这两点，您就可以用大敦来轻松应对上述各种问题了。最后提醒您一点：这个穴位在孕妇生孩子前后都不宜艾灸。

具有独特疗效的特效穴位——行间穴

　　行间穴可以治疗的疾病有很多。先说头面五官的疾病，比如头痛、头晕、眼睛红肿疼痛、鼻子流血、周围性面神经麻痹引起的口眼歪斜等，都可以用行间穴来治。行间穴还经常用来治疗泌尿和生殖系统的疾病，这是由于肝经的循行经过这些器官，比如说尿频、尿急、尿痛、尿血、小便不利、疝气、崩漏、月经失调、痛经、白带异常、外阴瘙痒、外阴或阴囊肿胀、阴囊湿疹等。行间穴还可以治疗中风。中风是中医的名词，相当于西医的脑出血或者脑梗死等脑血管病。"中风"的意思是说中于风，往往是由肝风内动、肝阳上亢引起的。行间穴作为肝经的荥穴，有很好的清肝火的作用，因此可以用来治疗中风。肝开窍于目，所以，行间穴对假性近视也有治疗作用。

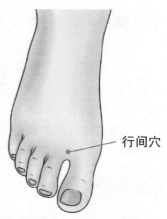

行间穴

行间穴就在脚背上，大脚趾和二脚趾之间的赤白肉际处

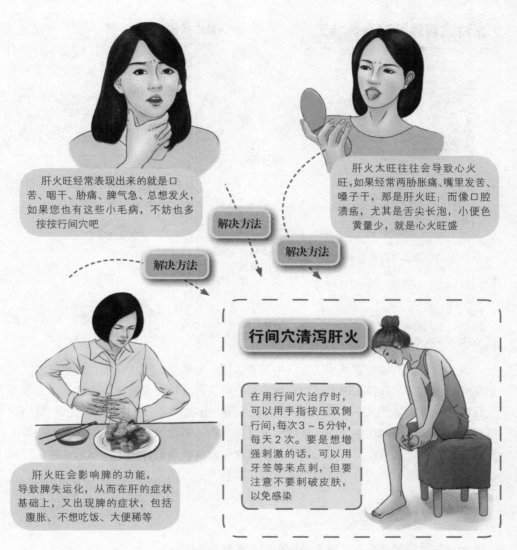

肝火旺经常表现出来的就是口苦、咽干、胁痛、脾气急、总想发火，如果您也有这些小毛病，不妨也多按按行间穴吧

肝火太旺往往会导致心火旺，如果经常两胁胀痛、嘴里发苦、嗓子干，那是肝火旺；而像口腔溃疡，尤其是舌尖长泡，小便色黄量少，就是心火旺盛

解决方法

解决方法

解决方法

行间穴清泻肝火

在用行间穴治疗时，可以用手指按压双侧行间，每次3～5分钟，每天2次。要是想增强刺激的话，可以用牙签等来点刺，但要注意不要刺破皮肤，以免感染

肝火旺会影响脾的功能，导致脾失运化，从而在肝的症状基础上，又出现脾的症状，包括腹胀、不想吃饭、大便稀等

此外，对于宿醉不适、腿抽筋、肝脏疾病、胁间神经痛、腹胀、心中烦热、干咳、失眠等疾病，也都可以取行间穴来治疗。

人体健脾要穴——太白穴

太白是古代星宿中的一个，相传它有平乱安邦的能力。太白穴和太白金星一样，有着"治理城郭"的作用，不过它的"城郭"在人身上。

太白穴是足太阴脾经上的重要穴位之一。太白穴是脾经的原穴，健脾补气的效果比其他穴都强，所以人们很重视它，把它称作"健脾要穴"。

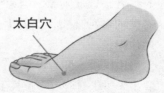

太白穴

太白穴在脚的内侧，用手沿着赤白肉际，从大脚趾趾跟开始，往踝关节方向摸，摸到的第一个突起叫作跖骨小头，在它后下方有个凹陷处，那就是太白穴的所在了

47

太白穴可以解除身体疲乏

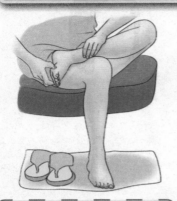

特别是脚上和腿上的疲乏。逛了一天的街，回到家里，脱下鞋子，用手按揉脚趾脚背。在捏脚的过程中刺激了各个穴位，不仅促进了局部的血液循环，也使全身的血液都流动起来，自然就能解乏了。太白穴就是这众多穴位中的一个

贴人参片

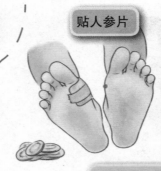

方法：用人参切片后，放在太白穴处，外面用纱布叠成的小方块盖在上面，然后用胶布固定，如果没有胶布，也可以用膏药代替。两侧的太白穴都要贴上，而且要12个小时以后再取下来。隔天贴一次

太白穴健脾补气

方法：按摩时要让穴位有轻微的胀痛感，每天坚持按揉3～5分钟。揉太白穴也有个窍门，就是用大拇指的内侧多挤压它，这样健脾的效果会更好。如果用艾灸，健脾效果也很好

按揉法

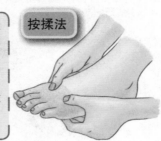

其实我们上面说的都是生病之后的补救办法。如果能不生病，不是就更好了吗？下面简单说一下，有什么因素可以造成脾虚。首先就是饮食没规律，暴饮暴食，或者肥甘厚味吃得太多，这是损伤脾的最常见的原因。其次就是思虑过度。中医讲思伤脾，过度思虑就会使脾的功能失调，从而出现气短乏力、不思饮食等脾虚的表现。按揉太白穴，有病可以祛病，没病还可以强身，这也是通过补脾的作用来实现的。脾是后天之本，脾的功能正常，自然就会身体强健，百病不生。

媲美足三里的养生大穴——太冲穴

太冲穴是肝经的原穴，原穴是脏腑原气汇聚的地方，可以双向调节脏腑气血。《黄帝内经》中有"五脏六腑之有疾者，皆取其原"的说法，所以太冲穴可以治疗和肝有关的各种疾病，在养生保健以及临床治疗领域有广泛的作用。

中医讲，肝为将军之官。将军能统领千军万马，可以看出来古人对肝有多重视了吧？由此我们也可以看出，肝是人体异常重要的器官。太冲穴也如将军一样，时时刻刻保护着我们的身体，而且是有求必应。当我们感到头昏脑涨时，太冲穴会让我们神清气爽；当我们感到有气无力时，太冲穴会给我们补充气血；当我们心慌意乱时，太冲穴会

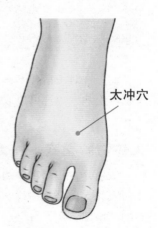

太冲穴

太冲穴是足厥阴肝经上的穴位，在脚背上，第1、2跖骨结合部之前的凹陷中。在这里还可以感觉到脉搏的跳动

让我们平定心神；当我们怒气冲天时，太冲穴会让我们心平气和。它不怒而威，能量无穷。下面让我们看看它的威力究竟有多大吧。

治疗人体上部的多种病症

太冲穴能够降血压、平肝清热，清利头目，缓解头疼头晕，目赤肿痛，口眼歪斜，咽喉肿痛、癫痫、孩子惊风等疾病

治疗人体中部的多种病症

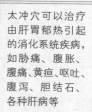

太冲穴可以治疗由肝胃郁热引起的消化系统疾病，如胁痛、腹胀、腹痛、黄疸、呕吐、腹泻、胆结石、各种肝病等

脾气大有时是因为肝火太旺，情绪很难控制，肝火很大的人按这个穴位时会觉得很疼，所以要多去点按。常揉太冲穴还可给心脏供血，对情绪压抑、生闷气后产生的反应有疏泄作用，每次点按 5 ~ 10 分钟

人在暴怒的时候，血管发生扩张，致使头颈部充血，变得脸红脖子粗。在连续不断的怒火刺激下，中枢神经对血管的调节功能失调，影响颜面健康肤色，使皮肤色泽变暗，并失去弹性而加速松弛，出现皱纹，使细胞加快角化而衰老。虽然我们都知道生气会伤身体，但生气在所难免。告诉您一个很好的补救方法，那就是生气以后，一定要按摩一下太冲穴

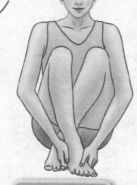

太冲穴可以治疗疝气、小便不利、遗尿、月经失调、下肢疼痛、活动不利等各种泌尿、生殖系统疾病，以及下肢疾病

治疗人体下部的多种病症

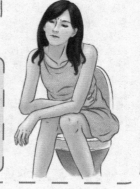

太冲穴的保健功效

很多女性月经总是提前或者延长，老没规律，月经的颜色深红，量比较多，有的还会有血块，经前几天特别烦躁不安，想发脾气。这是肝有热引起的。治疗的话，可以在经期来之前 7 天开始，每天用手指点揉太冲穴 2 次，每次 3 ~ 5 分钟

　　总之，太冲这个穴位有调理气血，平肝熄风的作用，而且还是镇静镇痛的要穴。人体上中下各个部分的病症，它都可以治疗。发热上火，太冲能清热；身体虚寒，太冲可增温；月经不调，太冲可调理；遗精阳痿，太冲能改善。您发现了吧，这是一个可以和足三里相媲美的重要的养生大穴。这真是：诸病寻它皆有效，没事常揉保安康。

人体生命力的象征——太溪穴

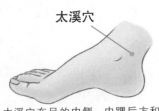

太溪穴

太溪穴是足少阴肾经的腧穴和原穴，腧穴就是本经经气汇聚之地，原穴就是肾脏的原气居住的地方，太溪穴合二为一，是肾经经气最旺的穴位。这个穴位在内踝高点与跟腱之间的凹陷中，穴位上有动脉可见。这个穴位之所以被称作太溪，是因为这里有血脉经过，肾经水液在此形成较大的"溪水"。

太溪穴在足的内侧，内踝后方和脚跟的肌腱之间的凹陷中。可以以坐姿或者仰卧的姿势来取穴

中医认为，肾是人体的先天之本，有藏精主生殖的功能，其内深藏着人体的元阴元阳，因此，太溪穴既可以补肾阴，又可以补肾阳，具有滋肾阴、补肾气、壮肾阳、理胞宫的功能，是古代医籍中记述的"回阳九穴"之一。

太溪穴的保健功效

有人经常足跟痛，这就是肾虚。您应多揉太溪穴，顺着太溪穴把肾经的气血引过去。只要太溪穴被激活了，新鲜血液就会把瘀血冲散吸收，然后再带走。为什么会痛？痛就是有瘀血，停在那里不动了，造成局部不通，不通则痛。你把好血引过去，把瘀血冲散，自然就不痛了。揉太溪穴就是在帮助冲散瘀血

有人经常咽喉干，喝水也不管用，没有唾液，这是肾阴不足。揉太溪穴就能补上肾阴。可以一边按揉一边做吞咽动作，这样效果会更好

长时间处于过大的压力之中，人体会出现一些不适症状，头发过多地脱落就是常见的一种。中医认为头发的状况跟肾中精气是否充盈有很大的关系，所以要调节治疗头发病症，就应选用肾经的穴位，其中最重要的就是太溪穴。结合百会穴、肾俞穴等穴位，以太溪穴为核心进行治疗，可以作为治疗脱发和掉发的有效措施。经常按摩这个穴位，就可以促进头部的血液循环，有效地防止掉发

经常按揉太溪穴，可使高血压有一定程度的降低，而且对尿蛋白有一定的治疗效果。手脚怕冷或发凉的人，可以在睡前按摩太溪穴。在每天反复刺激之下，手脚慢慢会感觉到暖和的

如果想要身体健康长寿，防止过早衰老，那么一定要抓住太溪穴，它是决定人体健康的关键穴位。

既能驱寒又可增加耐性的穴位——申脉穴

中医认为申脉主治：后枕部头痛、目眩、目赤痛、癫痫、失眠、腰腿酸痛等。此穴位为人体足太阳膀胱经上的重要穴位之一。

实际上，在传统的中医理论中，申脉是一个非常普通的穴位。为什么现在人们会认为申脉是神奇的穴位呢？这就和现在生活中极为常见的两种现象有关了。

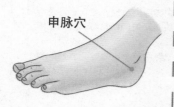

申脉穴

申脉穴位于人体的足外侧，在脚外踝中央下端大约一厘米的地方，这里是一个凹陷处。可以采用仰卧或正坐的姿势取穴

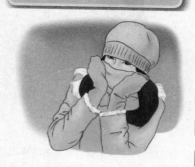

申脉穴可以治疗怯寒证

有一些人天冷时会感到冻得不得了，但是身体的皮肤表面温度几乎是正常的；或者就是直接地惧怕寒冷，而身体的温度也会比较低。这些在中医的范畴都是怯寒证的表现。通过按摩申脉穴，可以明显改善怯寒证症状，甚至不再出现怕冷的情况

申脉穴可以增强耐性

解决方法

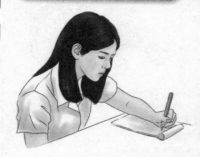

在治疗疾病的过程中，选用申脉穴进行治疗一段时间后，那种对任何事情都感到厌烦的情况不见了，可以集中精力做事了，稳定性也增强了。所以，心烦意乱，没有耐性的时候，按摩一下申脉穴吧

方法：用手指去按压穴位，微微感到酸胀为度，同时尽量地深呼吸，维持几分钟后，可以稍做放松。坚持一段时间，心情会有所改变，耐性也就回归心理，对于工作和生活也就会充满追求

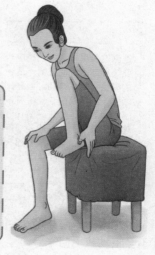

申脉穴是膀胱经上一个非常重要的穴位，在现代的实际应用特别广泛，有很多常见的不适都可以通过申脉穴来调节。如果出现了一些莫名其妙的不适症状，那么不妨试一试申脉穴的治疗方法。

勇敢面对不幸的坚强"后盾"——丘墟穴

从中医的理论讲，丘墟穴是人体少阳胆经上的一个重要穴位，可以使人头脑清晰，情绪稳定，所以丘墟在我们承受不幸时，可以帮助我们释放心理压力，有很重要的作用。具体来说，丘墟穴对我们的身体健康的作用，主要体现在以下方面。

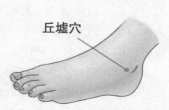

丘墟穴

丘墟穴位于人体双脚外踝突出位置的前下方，解剖学的定位是趾长伸肌腱的外侧凹陷处。一般选取丘墟穴的时候都采用仰卧的姿势

丘墟穴使人头脑清晰

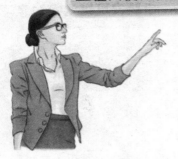

千万不要小看在脚踝位置的丘墟，它可是能够远程遥控大脑的开关，如果想使人头脑清晰，那么选取丘墟穴，另外可以加上脚踝后方的昆仑穴，缓慢地按摩、点按。开始的时候要先放松整个腿部和脚部的肌肉，然后边按摩边深呼吸，这样操作几次就能收到明显的效果

长时间的劳累，会使身体血液循环变慢，使一些身体末端产生的垃圾和有害物质堆积起来，其他的系统也会慢慢地失去原有的活性。长时间身体压力大，还会使人体产生瘀血。这些瘀血阻碍血液循环，使神经以及其他地方缺少养分。而产生瘀血的位置，就在丘墟穴

丘墟帮你勇敢面对不幸

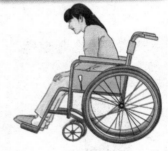

遇到这种精神的打击也应当立即给予治疗，不要等身体出现明显的不适，甚至疼痛都已难忍的时候再悔不当初。但是，治疗的方法却不是很多，经络穴位恰恰是有效的手段之一。出现不好的事情，按压一下丘墟穴，根据经络的原理，调节了身体肝胆的功能，不仅仅能使心情舒畅，压力也会缓解，那么精神情绪上的一些紧张也会慢慢消失

每个人都会面临一些不幸的事情，而人体自身也有一些调控的能力。但是随着现代生活压力越来越大，工作越来越紧张，每天神经都在高负荷的运转。当出现一些不幸的时候，就会让人感到难以承受

　　如果经常对丘墟穴做一下按摩治疗，那么人内心的性格、想法都会出现变化，当遇见不幸的事情，自然承受能力也会提高。心胸宽广了，压力也会减少。疾病当然也就不会主动找上门来。

鲜为人知的人体奇穴——足临泣穴

　　中医认为足临泣是人体足少阳胆经上的主要穴位，可以主治：目赤肿痛、胁肋疼痛、月经不调、乳痈、足跗疼痛等，以及胆经头痛、腰痛、肌肉痉挛、眼疾、胆囊炎、中风、神经官能症等。

　　但是在治疗疾病的时候，人们会发现一个奇怪的事情，那就是足临泣的治疗效果不仅局限在与其所属经络相关的作用方面，对于很多意想不到的疾病，足临泣都有不错的效果。特别是现代生活中亚健康状态下出现的一些疾病，说大不大，说小不小。说不大是因为去医院

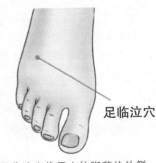

足临泣穴

足临泣穴位于人体脚背的外侧，在第四脚趾关节的后方，在取穴定位的时候可以采用仰卧的姿势。在解剖学的定位上看，足临泣位于第4、5跖骨结合部前方，小趾伸肌腱外侧凹陷中

通常会建议注意休息，说不小是因为这些小毛病确确实实使人体产生了不舒服的感觉。选用足临泣对它们施以治疗，往往会收到意外的效果，所以也有人称足临泣是人体的神医。下面就是两个实际应用中的例子。

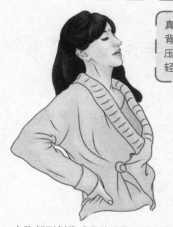

真性的肋间神经痛有三种特征。一是背骨侧面即是压痛点，二是腋窝即是压痛点，三是胸侧面即是痛点，只轻轻一压即疼痛难当

解决方法

治疗肋间神经痛的指压法

方法：在手背距横纹三指处有"外关"。在小脚趾和第四趾之间用指尖向上搓，到了尽处就是"临泣"穴。指压时只要在这两处穴位上，一面缓缓吐气一面轻压6秒钟，左右各按10次就能去除疼痛

由胸部到侧腹或是由背部到侧腹，如果产生了强烈疼痛，那么在转身、大声笑、深呼吸、打哈欠时都会感到痛苦难当，这就是肋间神经痛。所谓肋间神经，是沿着胸部肋骨，由背后经过侧腹，一直延伸到胸前的神经。肋间神经痛就是沿着这条神经，经胸部、腹部呈半环状的强烈疼痛

去除穿高跟鞋的倦累感的指压法

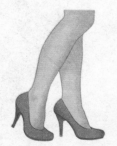

方法：指压"足临泣"。所谓临泣穴，是脚小趾和第四趾根中间向上4厘米左右之处，一边吐气一边强压6秒钟，重复20次即可

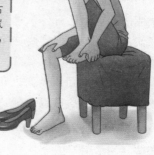

穿上高跟鞋使自己的脚变形，这种借助鞋来增高自己的做法，实际上并非用脚站立，而是用脚尖站立。脚尖使劲日久，关节就会变弯曲，由于趾节骨、中足骨、脚腕关节等受到了不良姿势的压力，所以人会感到疲倦

上面的两种情况之下使用的指压法是足临泣穴非常常见的一种用法。当然，人体的神医功能要远远超过这两种情况，所治疗的疾病也非常的广泛。可以一边按压足临泣穴，一边仔细体会，感觉一下身体的变化，也许就会发现足临泣穴更加重要的作用。

第4节

做自己的足疗师——足部按摩手法及注意事项

> 　　做自己的足疗师，每天在工作和生活之余，在脚部的穴位和反射区按压一下，用专业的手法来给自己做个舒适的按摩。这样既省下了去专业足疗场所的费用，还让自己一天的劳累都得到释放，长期坚持还能使身体保持健康。其实这些足部的按摩手法并不是很难掌握的，只要能稍做了解，就完全能知道在平日要怎么按摩和保养足部。

足部按摩的手法和要求

　　足部按摩不需要任何医疗器械，也不需他人帮助，完全可以依靠自己的力量，用双手按摩自己的双脚，就能够取得显著疗效，而且没有任何的副作用，因此深受人们的欢迎。但是，足部按摩能否起效，或者是疗效有多好，首先取决于穴位和反射区的选择是否正确，其次取决于手法的正确与否，还要保证每天都进行一段时间的按摩刺激。

　　每个人都必须根据自身不同的情况，来选择相应的穴位和手法，这是影响足部按摩最重要的地方。切不可乱摩蛮按一通。还有，人身上任何一种疾病都不是说长出来就长出来的，那想要祛除疾病，当然也不是一朝一夕能做到的事情，所以要有一个持之以恒的按摩。不要因为几天没有见到效果就放弃或者松懈，因为通过足部的按摩可以治疗疾病以及预防疾病，是普遍得到认可的事情。

足部按摩的常用手法

　　足部按摩的一些手法，实际上都是以中医的推拿术为基础的。虽然推拿的手法种类非常多，有一些还难以掌握。但相对于足部按摩，基本手法主要为以下几种。

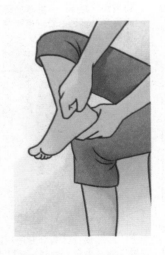

1. 点法 示指弯曲，拇指轻靠于示指末节。示指指骨同手掌、前臂、上臂保持一条直线，按压时，压1次提起1次，用力要均匀，有渗透力。适用于足底部、足内侧面和足背的穴位

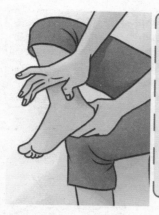

2. 按法

拇指关节弯曲成直角，着力点在偏离指甲尖端中央的位置，用力要由轻而重，稳而持续，使刺激充分渗透到身体深部，切忌用迅猛的爆发力，以免产生不好的作用。但需注意，长时间用这种方法，拇指会经常处于紧张状态，容易患腱鞘炎，所以也可以选择其他的手指去按，或者与其他手法交替施用

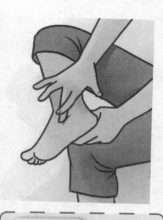

3. 揉法

用中指指面部分吸附于穴位上，腕部放松，以肘部为支点，做轻柔缓和的回旋揉动，带动局部的皮下组织，也可以用手掌的掌根部位进行揉按。操作时应避免触打或跳动，要有连续性，不要出现手掌脱离皮肤的现象。揉法适用于按摩区域较大的部位

4. 推法

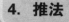

用单指、多指及掌根、大小鱼际侧等，也可单用拇指，着力于足部的一定部位做单方向的直线移动。操作时要紧贴皮肤表面，用力需稳健，速度缓慢均匀，一般是沿骨骼走向施行，并且在同一层次上推动。整个动作要贯穿一个"松"字，即将肩、肘、腕、掌各个部位都放松，保持自己的感觉集中在手指。最后使整个推的作用能渗透进皮肤深层

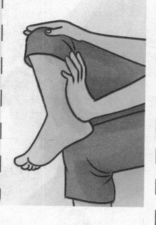

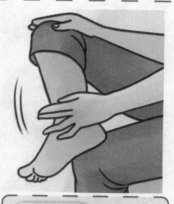

5. 叩法

叩法有示指叩法和撮指叩法两种，可以分别掌握，根据自己的情况选择使用。示指叩法是拇、示两指指腹相对，中指指腹放在示指指甲上，三指合并捏紧，示指端略突出，用腕力上下动作行点叩法。适用于足部各个穴位。撮指叩法是手指微屈，五指端捏在一起，形如梅花，用腕部弹力上下动作行点叩法。适用于足部肌肉少的穴位。叩法的两种方法都需要以腕部为支点，并且在操作的时候一定要用力均匀

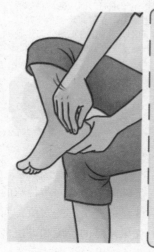

6. 擦法

用单指或手掌鱼际及掌根部附着于足部，紧贴皮肤反复、快速做直线运动，腕关节尽量自然伸直，小臂与手姿势近似水平，摩擦的手指端可微微向下按，要以肩关节为支点，上臂主动带动手指和手掌做往返直线移动，也可根据按摩部位的不同，分别用腕部、指掌关节及指间关节为轴施行，皮肤出现温热感时效果最好

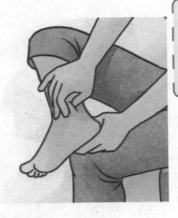

7. 掐法

用拇指顶端及桡侧甲缘施力，也可以拇指与其余各指的手指端甲缘，相对挟持在穴位或者反射区施力，有时变形为双手拇指顶端对应挟持穴位。掐法是一种强刺激手法，所以应当注意不要掐破皮肤，而且掐后常须以揉法揉之，以缓和刺激。如果痛感非常强，就稍做停顿，并减轻一下力量。掐法多适用于足部肌肉少的穴位

8. 捏法

拇、示两指或拇、示、中三指捏压在两个对应的穴位上压揉，或者拇指在一个穴位上点压，而示指在另一面起固定作用，该法用力可轻可重。捏法是比较随意的一种按摩手法，所以在操作的时候应该尽量体会自身的感觉，随时调整力度，这样就会使反射的效果增强

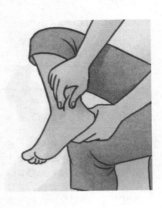

9. 摇法

一手紧捏小腿中部，另一手摇动脚趾前部，使脚趾及踝关节做被动均匀的环转活动。动作应缓和，用力要稳健，摇动范围由小到大，频率由快而慢，然后范围由大至小，频率则转快。切忌单向加力，以防损伤关节

10. 踩法

用脚踩压患者足底部，操作的人用足跟及足底前部跖趾有节律性地踩压按摩者的足底，进行时不能将全身重量全部作用于患者，而应随时地按需要适当加力。这种方法适用于足底部广泛区域，特别是前足底与足趾

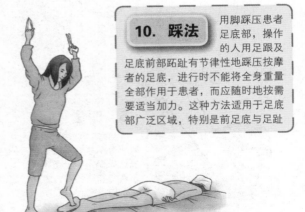

足部按摩的特殊手法

　　由于足部既有很多的反射区，又有走行的经络和穴位，足部的按摩有一些特殊的方法，这些方法都是经过长时间的总结发现的，作用部位有些是适合足部的穴位，而有些是适合足部的反射区，在日常保健时可以结合着使用。如果按摩的手段和方法多种多样，那么产生的效果也就各不相同，当然身体就有更多的地方得到梳理和调节。

1. 单示指扣拳法

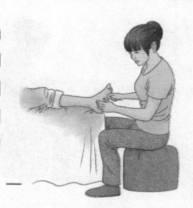

单示指扣拳法要领：操作的人一手扶持要按摩的脚，另一手半握拳，中指、环指（无名指）、小指的第1、2指间关节屈曲，以示指中节近第1指间关节（近侧指间关节）背侧为施力点，做定点顶压。此法适用于肾上腺、肾、小脑和脑干、大脑、心、脾、胃、胰、小肠、大肠、生殖腺等足底反射区。操作的时候要注意小指尽量紧扣掌心，拇指弯曲后放在示指的下方

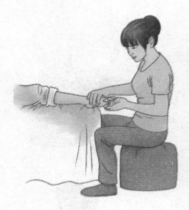

2. 双指钳法

双指钳法要领：操作的人环指、小指第1、2指关节各屈曲90°紧扣于掌心，中指微屈后插入到被按摩足趾与另一足趾之间作为衬托，示指第1指关节屈曲90°，第2指关节的尺侧面（靠小指侧）放在要按摩的反射区上，拇指指腹紧按在示指第2指关节的桡侧面上，借拇指指关节的屈伸动作按压示指第2指关节刺激反射区。拇指指腹按压发力。要点：靠拇指指关节的屈伸动作带动示指对反射区发力；中指不发力，只起辅助衬托作用。适用范围：颈椎反射区、甲状旁腺反射区

3. 拇指腹按压法

拇指腹按压法要领：拇指腹按压法是指以拇指指腹为着力点进行按压。适用范围：内肋骨、外肋骨、气管、腹股沟等反射区

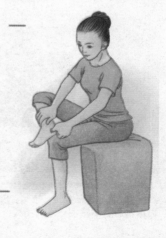

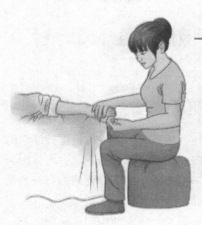

4. 单示指钩掌法

单示指钩掌法要领：操作的人中指、环指、小指的第1、2指关节屈曲90°紧扣于掌心，示指第1指关节屈曲至90°，第2指关节屈曲45°，示指末节指腹指向掌心，拇指指关节微屈，虎口开大，形成与示指对峙的架势，形状像一镰刀

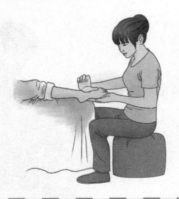

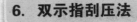

6. 双示指刮压法

双示指刮压法

要领：双手示指弯曲呈镰刀状，以双手示指桡侧缘（靠近拇指侧）同时施力刮压。适用范围：足背膈反射区

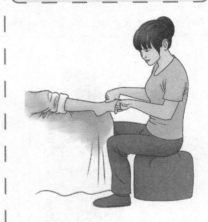

5. 拇指推掌法

拇指推掌法要领：操作人的示指、中指、环指、小指的第1、2指关节微屈，拇指指腹与其他4指对掌，虎口开大。主要的发力点：拇指指腹的桡侧。适用范围：足内侧反射区、足外侧反射区、足背反射区

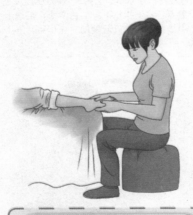

7. 双拇指指腹推压法

双拇指指腹推压法要领：施术者以双手拇指指腹置于被按摩足的相应反射区上，其余4指扶持、固定足，同时以双手拇指指腹为施力点按压。适用范围：肩胛骨、胸反射区

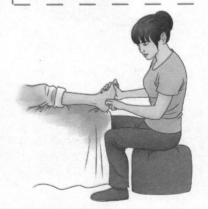

8. 双指扣拳法

双指扣拳法要领：一手持脚，另一手半握拳，示指、中指弯曲，以示指、中指的第1指间关节顶点施力按摩。适用范围：小肠、肘反射区

　　在进行足部按摩时，要因人而异，手法灵活运用，按压时，要进行适度持续性的刺激，有正常的压痛感是最好的，应该以反射区内压痛最敏感部位为重点，当体内器官发生病变时，双足相应的反射区会有针刺感。对于按摩手法的掌握要根据自身的情况进行，多掌握一些效果好的技能能够帮助提高足部按摩的效果。

　　另外，进行足部按摩时应保持室内清静、整洁、通风，按摩前用温水洗净足部，

全身放松。按摩每个穴位和病理反射区前，应测定一下针刺样的反射痛点，以便有的放矢。按摩结束后 30 分钟内应该至少饮一杯温开水，这样有利于气血的运行，从而达到良好的按摩效果。

足部按摩的操作要求

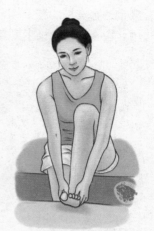

足部的按摩除了对手法和技巧的掌握以外，还需要注意一些操作上的要求，这样既能保证治疗的效果更加突出，还能避免一些不必要的损伤。虽然脚上的反射区和穴位一般不会出现什么不良的作用，但是对于一种长时间进行的养生保健方法，多加注意还是有好处的。

足部的按摩一般每日做 1 ~ 3 次，如长期坚持，可每天只按摩 1 次，但最好选择在饭后 1 小时左右进行，每次时间以 30 ~ 40 分钟为宜，早晨、中午、睡前均可按摩，严重心脏病、糖尿病、肾脏病患者，按摩时间不得超过 10 分钟，力度也应稍轻，有明显感觉即可，痛感敏锐者施力也不宜过重。

在对足部进行按摩的过程中，想要保证比较好的效果，有四点是必须注意的，它们是：定位、姿势、力度、坚持

反射区按摩最好是从左足开始，按足底反射区→足内侧反射区→足外侧反射区→足背反射区的顺序按摩，然后按同样顺序按摩右足全部反射区。详细顺序如下：

左足 肾上腺→肾→输尿管→膀胱→额窦（右侧）→垂体→小脑及脑干（右侧）→三叉神经（右侧）→鼻（右侧）→头部（大脑）（右侧）→颈项（右侧）→颈椎→甲状旁腺→甲状腺→眼（右侧）→耳（右侧）→斜方肌→肺及支气管→心→脾→胃→胰→十二指肠→小肠→横结肠→降结肠→乙状结肠及直肠→肛门→腹腔神经丛→生殖腺→胸椎→腰椎→骶骨→尾骨内侧→前列腺或子宫→尿道及阴道→内侧髋关节→直肠及肛门→腹股沟→内侧坐骨神经→尾骨外侧→生殖腺→外侧髋关节→下腹部→外侧坐骨神经→膝→肘→肩→肩胛骨→上颌→下颌→扁桃体→喉与气管及食管→胸部淋巴结→内耳迷路→胸→膈（横膈膜）→肋骨→上身淋巴结→下身淋巴结→肾→输尿管→膀胱

右足 肾上腺→肾→输尿管→膀胱→额窦（左侧）→垂体→小脑及脑干（左侧）→三叉神经（左侧）→鼻（左侧）→头部（大脑）（左侧）→颈项（左侧）→颈椎→甲状旁腺→甲状腺→眼（左侧）→耳（左侧）→斜方肌→肺及支气管→胃→胰→十二指肠→小肠→肝→胆囊→盲肠（及阑尾）→回盲瓣→升结肠→横结肠→腹腔神经丛→生殖腺→胸椎→腰椎→骶骨→尾骨内侧→前列腺或子宫→尿道及阴道→内侧髋关节→直肠及肛门→腹股沟→内侧坐骨神经→尾骨外侧→生殖腺→外侧髋关节→下腹部→外侧坐骨神经→膝→肘→肩→肩胛骨→上颌→下颌→扁桃体→喉与气管及食管→胸部淋巴结→内耳迷路→胸→膈（横膈膜）→肋骨→上身淋巴结→下身淋巴结→肾→输尿管→膀胱

按顺序做完足部的按摩治疗后，一般要进行短暂的休息，调整一下身体的状况，另外也让作用的效果能够更加深入。但是不要立即进入睡眠，即使是在睡前按摩，最好也要待上几分钟，再进入睡眠，这样睡眠的质量也会有所提高。

足部按摩重细节，一些事项要注意

无论是在治疗期间，还是在平日的生活当中，都要尽量穿宽松的衣服，系宽松的腰带，穿宽松的鞋子，穿透气的袜子，不穿或少穿高跟鞋，使脚处于自然放松的状态中。应多吃富含维生素类的食物。平时做足部按摩的时候，要注意以下事项：

饭后、洗澡后 1 小时内及空腹时，都不宜按摩。按摩停止 30 分钟后，必需喝温开水 500 毫升以上，以排泄掉体内的废物和垃圾。严重肾脏病患者，喝水不得超过 150 毫升。操作完成后，要用温水洗手。平时要多注意双脚的保暖，切忌着凉。用足反射法按摩后，要注意双足保温，夏天勿直接对着按摩的双足开风扇

女性在月经期和妊娠期，或者有严重出血倾向，如尿血、呕血、咯血、便血时，以及活动性结核病患者，脑血管病的昏迷者和长期服用激素者，以及极度疲劳的人，都不适宜用按摩疗法

在足部按摩期间，不可服用镇静剂。而其他药物可以根据病情，或者遵医嘱服用，使药物和足部按摩的效果相辅相成，彼此增加疗效，加速治愈

有些人在治疗多次以后，会产生一些反应，如有淋巴回流障碍的人脚踝后会出现肿胀，还会出现曲张的静脉突然明显肿胀，脚部创口渗血，发热，排尿量增加，小便黄，背痛，嗜睡，出汗增多，鼻腔、咽喉、气管分泌物及妇女白带增多等现象，这些反应都是正常的，不必担心，短期内即可消失，仍可继续按摩。但如上述现象持续不退，就应该暂时停止，并请专业的医师检查，诊断原因后再进行按摩治疗

有些疑难病症应坚持治疗，才会起到预期效果。所以，进行足部的按摩是一个按部就班的过程，并不能立刻产生明显的效果。当然，如果身体素质比较好，又是一些急性的疼痛，足部的按摩确实能够迅速地缓解这些疼痛

还有一些是操作时应注意的小细节：用足反射法按摩前，应检查患者心脏反射区，了解患者心脏功能，以确定一个合适的用力标准；在足部有外伤、疮疖时，应该避开，或者是另选相似或相关对称的反射区代替；初次采用足反射法进行治疗，造成局部瘀血或红肿，可搽红花油等药物来缓解症状；女性应该询问一下是否是在月经期间，或者妊娠期，而且要慎用足反射法按摩刺激生殖腺反射区；对一些棘手的疑难病症的按摩治疗，要特别重视对双足头部反射区的按摩；避免在皮下组织少的部位施以重按，以免造成肿胀；若患者是小孩、老人，则只用拇指、示指采用捏、按手法，禁止强刺激。

巧借器具，按摩效果更佳

一般来说，足部的按摩是一个非常简单的操作，每个人都可以在家中自我按摩，那么具体需要什么器具呢？这里边有哪些是会影响按摩的效果的呢？

1. 毛巾

做足部的按摩时，为了将双脚释放出来，人往往席地而坐。毛巾或铺在脚下，或盖在腿上，要让双腿和双脚都感觉舒适，并起到保温的作用，所以应该铺在地面上。毛巾还应该尽量柔软舒适，厚度和面积合适，以免影响按摩的效果

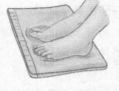

2. 护肤品

因为足部的按摩需要在脚底进行，在脚面也会有按压、揉推，一般都会感到皮肤疼痛。而足部按摩真正的目的是刺激深层次的组织，所以首先要保护脚部的皮肤。脚部护肤品应该是油质的，要有品质保证，或者是足部按摩专业用品

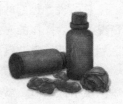

3. 按摩棒

足部按摩一般都会需要一个按摩棒，因为长时间地用手指去按压穴位或者反射区，特别是按压足底较硬的地方，手指非常容易疲劳，必然影响按摩的效果，时间长了手腕还会出现劳损。按摩棒的选择要求并不高，只要自己用着顺手就可以了

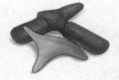

4. 按摩板

按摩板很常见，市面上就有，上边有一些可以滚动的滚轮，表面并不光滑，这样不停地踩踏时就能对整个足底都产生刺激。其实，我们自己也可以动手来制作一个这样的东西，甚至是收集一些大大小小的卵石。经常地踩踏，效果是一样的。只要开动脑筋，完全可以做出一个既适合自己又非常实用的按摩器

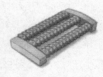

　　足部的按摩用了这些用具通常就可以满足基本的要求，所以条件并不算高。但是在做按摩的时候，最重要的还是自己的双手，因为器具也好，不用器具也好，都要时刻注意手上的感觉，这才是让按摩治疗能起效用最关键的地方。所以，要结合所用的工具，熟练地掌握好各种按摩的技巧，通过手上的感觉，调整对不同穴位、不同反射区的不一样的力度和方法，这样也会适应不同的病症，效果当然也是最佳的。

足部按摩真的是"愈痛愈有效"吗

　　足部的按摩追求的是对相应的反射区产生刺激，当然在穴位上也要有作用的强度。这说明，要在足部的按摩中产生效果，就必然需要施以一定的力度，所以就有一些人会产生一种错觉：力量越大肯定效果就最好。这是一个错误的观点，虽然在足部按摩过程中，用力的程度非常重要，但是越痛越好的按摩做法，是缺乏科学依据的。

按摩力度太大不仅会造成强烈的疼痛，还会使肌肉和神经过度紧张，如果产生了自抑的现象或者造成了麻木，按摩也就根本不会产生应有的作用。力度过大还会引起肌肉损伤，导致局部疼痛，或使被按摩的部位出血，还有可能造成发炎、化脓，甚至下腔静脉栓塞。有人被按摩后1～2天脚无法着地，一走路即痛，显然已损及局部软组织，甚至骨膜

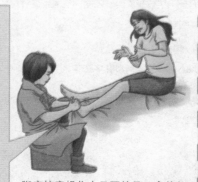

脚底按摩操作中只要给予一定的能达到保健或治疗作用的刺激量即可，不是越重越好，越痛越好

正确方法：所有的按摩手法都在强调"稳"和"慢"，这是应该掌握并做到的要求。平稳的手法能保证刺激均匀地传达到肌肤的深层，将按摩的作用传送到相应的组织和器官；如果作用不是平稳的，忽高忽低，忽强忽弱，作用的效果渗透也就不规律，身体分解这些刺激信号时也就很凌乱了。"慢"强调的是足部的按摩，追求的是力度的渗透，如果匆匆划过，力量根本不会从肌肤渗透下去，按摩也就毫无效果

总的说，足部的按摩需要因人而异，要适当分析病症，了解病情以及身体以往的情况。因为操作的对象是人而不是病，最好能稍微地区分实证和虚证，并做好手法的区别。例如，虚证就要用轻而稍快的手法，而对于实证，可能就要重而偏慢的手法。

归根结底，足疗是否合适，和保健者的体质有关。对于心脏不好的人，如果在心脏的反射区按摩，就会导致血压升高。对于有溃疡的病人，如果用力过大，会使溃疡不断扩大。此外，身体虚弱的病人、有皮肤病或患有骨质疏松的人，也不适合足疗。

在足部按摩中有一种常用手法叫作单示指扣拳法，即用示指的关节部刺激有关部位。它主要用于脚底部，因为按照足部反射区分布，有很多内脏在脚底有反射区，必须力度比较大，才能起到有效的刺激作用。脚内侧、脚面是骨膜，所以要柔和地刺激，不能用力太大，以免损伤骨膜。按摩双足治疗疾病和保健有五个必须选择的反射区：腹腔神经丛反射区、脾脏反射区、肾脏反射区、输尿管反射区、膀胱反射区。这五个反射区，是在按摩的开始或结束时都必须加强的五个反射区。

足部按摩疗法的禁忌证

足部按摩疗法广泛用于骨伤、内、外、儿、妇、五官科多种疾病。足部按摩疗法在减轻人们的疲劳以及美容养生方面，也有惊人的效果。但是，足部按摩疗法也有一定的局限性，存在着不适合按摩或按摩有一定危险的情况，也就是禁忌证，在进行按摩施术前，一定要先判断受术者是否患有禁忌证，如有禁忌证，则禁止进行按摩。足部按摩的禁忌证有以下几种：

1. 各种严重出血性疾病，如：吐血、呕血、咯血、便血、脑出血、胃出血、肠出血、子宫出血及其他内脏出血等
2. 一些外科疾病，如：严重外伤、烧伤、骨折、关节脱位、胃肠穿孔、急性阑尾炎等
3. 意识不清或昏迷的病人，各种严重精神病患者
4. 各种急性传染性疾病，如：肝炎、结核、流脑、乙脑、伤寒及各种性病等
5. 急性心肌梗死及冠心病病情不稳定者
6. 严重器官功能衰竭，如：肾衰竭、心力衰竭和肝坏死等
7. 各种急性中毒，如：煤气中毒，药物、食物中毒，毒蛇、狂犬咬伤等
8. 急性高热病证
9. 空腹、暴饮暴食及极度疲劳等
10. 女性的月经周期和妊娠期

第 5 节

足部小细节，身体大健康——足部日常护理

双脚其实就像是身体健康的镜子，脚底的反射区事实上反映了身体的器官、淋巴结体及循环系统诸方面的情况。双脚如果出现了一些不适，往往意味着身体上其他部位也有问题了。因此，在日常生活中尤其要注意足部的保健。每天适当地在脚底做一些按摩，不但能促进脚底的血液循环，释放压力，对增进身心的健康也有着不容忽视的作用。

赤脚走——土地是最好的按摩师

土地是双脚最好的按摩师。古语说得好："树大全凭根深，人壮全凭脚健。"可见，古人很早就知道赤脚走路和健康有着极其密切的关系。

足底虽不大，但十二经脉均起始于足部，人体各个器官脏腑与足部有着密切联系，都有各自的"投射区"。在鹅卵石上或走或跑，相当于按摩足底，能使血行通畅，分泌旺盛，体内环境高度和谐，肌肉富有弹性，步态健康优美。

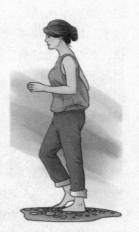

如果一个人常年在鹅卵石上行走和慢跑，那么他的呼吸功能和心肺功能一定会得到加强，赤脚走还能活血化瘀，改善血液循环，降低血脂，且能促进全身新陈代谢，增强人体的免疫功能，延缓衰老，从而达到养生、保健和延缓衰老的目的。赤脚锻炼也可在草坪、沙滩和水泥地等场地进行。注意不要在雨天或冷天进行，这样会使脚部受凉致病。

常年赤脚在鹅卵石上行走或慢跑，能刺激脚底反射区，有强身健体之效

足底按一按，就能提升免疫力

俗话说得好，"人老脚先衰，养生先养脚"。在医学上，脚有人的第二心脏之称，可见脚对健康的重要性，所以现在很多足疗、足浴、足部按摩非常受欢迎。

现代人生活节奏快，工作压力大，免疫力日渐衰退，经常按摩脚底的涌泉穴就能有效提升免疫力。涌泉穴是足少阴肾经的起点。按摩这个穴位，有滋阴补肾、颐养五

脏六腑的作用，还能活跃肾经内气，强壮身体，防止早衰，有利于健康长寿。老年人常按摩此穴位，还能防止腿脚麻木、行动无力、脚心凉冷等现象。

自己在家进行足底按摩时，手法要准确，否则达不到祛病健身的目的。更重要的是要长期坚持，每天两次，每次 30 ～ 40 分钟，用力的轻重、缓急要根据个人情况而定。通常要按摩至局部发红、发热为止。身体较弱，或者无法容忍疼痛者，必须减小力度，或者减少时间。严重的心脏病及肾病患者，按摩更要缓慢、柔和地进行。

足底按摩前最好配合热水泡脚。边浸泡边用两脚互搓，或用手在水中搓足，5 ～ 15 分钟后用毛巾擦干，再进行按摩，效果会更好。

在这里要提醒女性朋友的是，按摩足底需尤其谨慎，如在月经来前做足底按摩，按摩用力过大，就可能导致女性朋友月经紊乱、月经提前甚至出血量过多。

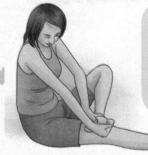

足底按摩的保健功效

1. 给你良好睡眠

现代人每天加班加点，睡眠也是"假寐"，脑子里不停地想着工作的事，根本睡不好。而经常按摩靠近脚掌根部 1/3 处的失眠点，就可以每天香甜入梦

3. 对抗电脑病

长期坐在电脑跟前会导致颈椎病、肩周炎等"电脑病"，经常进行足底按摩就可以有效对抗这些病症。颈肩肌肉反射区在双足踇趾指腹根部横纹处，和双足外侧第五趾骨中部。每天按摩该处穴位 2 次，每次 10 ～ 30 分钟，坚持两周，就会有明显效果

2. 缓解贫血、消化不良

以现在的生活水平，出现营养性贫血的可能性已经很小了。但由于特殊的生理结构，女性在每个月不可避免的那几天，很容易出现贫血症状，而不规律的就餐习惯又常常导致消化不良。经常按摩双足的大趾前端，和小脚趾头部位的反射区，就可以在一定程度上缓解此类症状

简单小动作，腿部大健康

俗话说："人老腿先老"。人老了，腿脚不灵便了，很多老人也就懒得动弹了，运动缺乏又会导致免疫力下降，身体越来越差。其实只要在平时多用心做做运动，就能保证腿部的健康。

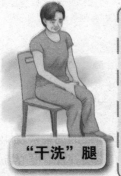

用双手紧抱一侧大腿根，稍用力从大腿根向下按摩直至足踝，再从足踝往回按摩至大腿根。用同样的方法再按摩另一条腿，重复 10 ～ 20 遍。这样可使关节灵活，腿部肌力增强，也可预防小腿静脉曲张、下肢水肿及肌肉萎缩等

"干洗"腿

甩腿

手扶树或扶墙先向前甩动小腿，使脚尖向前向上翘起，然后向后甩动，将脚尖用力向后压，脚面绷直，腿亦伸直。两腿轮换甩动，每次甩 80 ～ 100 下为宜。此法可防半身不遂、下肢萎缩、小腿抽筋等

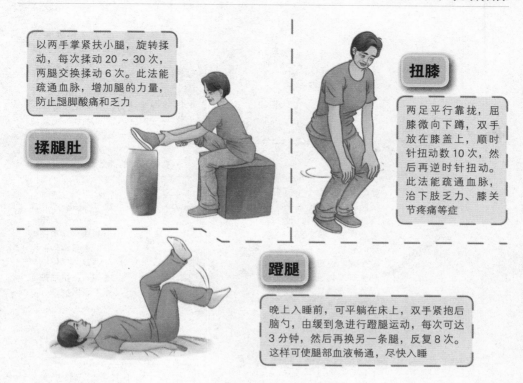

以两手掌紧扶小腿，旋转揉动，每次揉动 20 ~ 30 次，两腿交换揉动 6 次。此法能疏通血脉，增加腿的力量，防止腿脚酸痛和乏力

揉腿肚

扭膝

两足平行靠拢，屈膝微向下蹲，双手放在膝盖上，顺时针扭动数 10 次，然后再逆时针扭动。此法能疏通血脉，治下肢乏力、膝关节疼痛等症

蹬腿

晚上入睡前，可平躺在床上，双手紧抱后脑勺，由缓到急进行蹬腿运动，每次可达 3 分钟，然后再换另一条腿，反复 8 次。这样可使腿部血液畅通，尽快入睡

脚部保健方法

脚由多块骨头、肌肉、肌腱、血管、神经等组成，脚上汇集着 6 条经脉的 66 个穴位，并有多个与内脏器官联结的神经反应点，所以我国传统医学认为脚是人体之根。

人体的五脏六腑在脚上都有相应的穴位，脚底是各经络起止的汇聚处，脚背、脚底、脚趾间汇集了很多穴位。脚掌上有无数的神经末梢，是人体的保健"特区"，充分开发这个"特区"的保健潜能，对预防某些疾病有一定益处。脚部保健方法有以下几种：

浴是养生：浴足与通常的洗脚相似，但不尽相同。开始时水不宜过多，浸过脚趾即可，水温为 40 ~ 50℃。浸泡一会儿后，再逐渐加水至踝关节以上，水温保持在 60℃左右。同时两脚不停地活动或相互搓动，以促进水的流动。每次持续 20 ~ 30 分钟

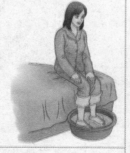

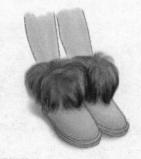

按摩脚部：脚部按摩是对机体反射区的良性刺激，可以有效地抑制体内原先的病理刺激，从而中止这些病理刺激对中枢神经的传输，使机体得到调整恢复。对脚部的按摩还可以增加释放血液中的白细胞、淋巴细胞、免疫物质等，调节机体免疫功能

暖脚防病："寒从足起"，冬天要特别注意。脚掌远离心脏，血流供应少，与上呼吸道有着密切的神经联系。忽视脚腿的保暖，易伤风感冒。老年人耐寒力差，秋冬时节一定要注意足部的保暖

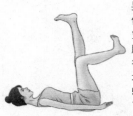

晃脚解乏：取仰卧位，两脚抬起悬空，然后摇晃两脚，最后像蹬自行车那样有节奏地转动，每次做5～6分钟。此法可促进全身血液循环，解除疲乏感

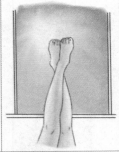

晒脚强体：早晨或傍晚脱掉鞋袜，将两脚心朝向太阳晒20～30分钟，专家称之为脚心日光浴。此法的妙处在于让阳光中的紫外线直射脚心，促进全身代谢，加快血液循环，提升内脏器官的活力，使其功能得到充分发挥。此法对佝偻病、鼻炎、贫血、低血压等疾病有较好的疗效

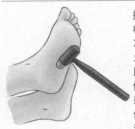

捶脚健身：用一根棒槌轻轻捶击脚心，每次50～100下，使之产生酸、麻、热、胀的感觉，左右脚各做一遍。通过捶击来刺激脚底神经末梢，促进血液循环，可收到健身防病之效

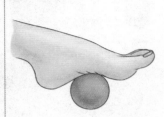

搓脚舒筋：脱掉鞋，把一个网球大小的球状物顶在脚心，来回滚动一两分钟，这样能够帮助你防止足弓抽筋或者过度疲劳

一只脚站立是平衡阴阳的绝佳健身法

中医认为，疾病主要就是阴阳失衡造成的，是五脏六腑之间的合作关系和协调性出了问题。所以，只要让五脏六腑都正常工作，疾病也就可以不药而愈了。只要经常用一只脚站立，就能调节身体的阴阳平衡。这种锻炼法极其简单，只要将两眼微闭，两手自然放在身体两侧，任意抬起一只脚就可以了。

方法：闭上眼睛，要保持平衡，就必须专注，心意专注于脚底。人的脚底有70多个穴位，6条经络起止于脚上。而且，人的脚底还有成千上万个末梢神经，与大脑和心脏密切联系，与人体各部脏器密切联系，所以脚又有人的"第二心脏"之称。通过脚的调节，虚弱的经络就会感到酸痛，同时得到了锻炼，这条经络对应的脏腑和它循行的部位也就相应地得到了调节

坚持每天早、午、晚做三次单腿独立。如果今天单腿独立的是左腿，那么一天当中就都练左腿，不能早上是左腿，中午是右腿。开始你可能只能站三五秒钟，如果站不稳，可以扶一点儿东西，但必须锻炼得能独立站住，逐渐就能延长时间，起到平衡阴阳、养生强体的作用

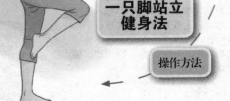

一只脚站立健身法

操作方法

这种方法的妙处在于：如果不放松，根本就站不稳，随着站稳的技巧被渐渐掌握，无意之中，心性就变得清净专一了，久而成习，一个人平时的心境也会慢慢变得空明淡定，还增强了自身的平衡能力，对心脑血管病、高血压都有调理的作用。另外，闭上眼睛后，我们的注意力都集中在脚底，气血便向下流注，激活了气血的循环，就像弓拉得越满，箭射得越远，无意间便达到了活血化瘀、除浊布清的效果。

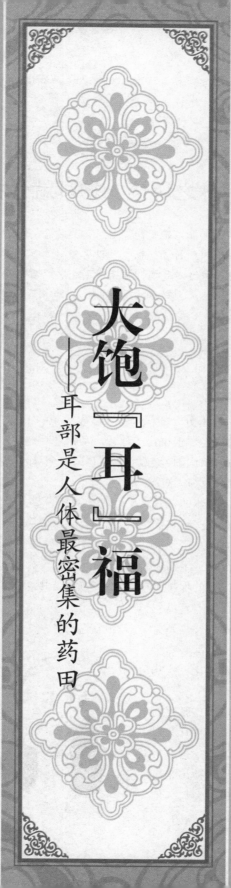

第三章

大饱『耳』福

——耳部是人体最密集的药田

第 1 节

耳为宗脉之所聚，护耳就是护健康

很多人都说耳大有福，其实这里面还真的蕴含一些道理。因为耳朵是人体健康信息最为密集的反射区，也是可以用来对人体内各种组织器官健康状况进行调节的部位。通过对我们的耳朵采用一些必要的保护措施，就能调节身体，改善不健康的状况，当然福气也就包含其中了。可以说，保护好我们的耳朵也就是在维护我们的健康。

双耳是我们的健康源

耳朵虽为人体的一小部分，面积仅占人体表面积的1%，然而却有着维护全身健康的重要作用。《黄帝内经》上说："耳者，宗脉之所聚也。"人身体上大部分的经脉都会走到耳朵上或者耳朵周围。这就说明，耳朵对全身的所有经络都有调节的作用。

对耳朵的必要护理是保护这个健康源的基础，首先，人体的双耳是非常敏感的器官，对一些冷热温度的变化、触痛的反应以及声音的强度都很灵敏。所以在日常生活中应当尽量对双耳做到必要的保护，不要因为耳朵只是外在的器官就忽略了相应的影响。无论是外耳还是内耳，一旦产生了损伤，都必然导致我们的身体产生不良变化，疾病也会由此发生。

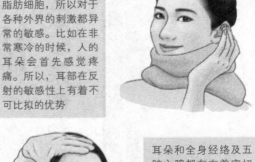

人的耳部血管和神经异常丰富，而且没有脂肪细胞，所以对于各种外界的刺激都异常的敏感。比如在非常寒冷的时候，人的耳朵会首先感觉疼痛。所以，耳部在反射的敏感性上有着不可比拟的优势

一个非常重要的原则：既要对耳朵有良好的保护，又应将耳朵对身体的调节或者疾病的治疗这些方面的作用都最大限度地发挥出来。这样，这个健康的源泉就会长久地保持下去，身体也就远离了疾病。

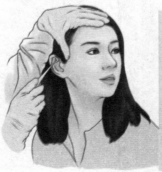

耳朵和全身经络及五脏六腑都存在着密切的联系，人体各器官组织在耳郭上都有相应的刺激点。一旦器官组织发生不良的改变，耳朵相对应的穴位就会产生变化和反应。因此，刺激耳穴就可以诊治疾病

耳部——灵丹妙药的炼丹炉

西游记中孙悟空偷走了太上老君炼丹炉里的仙丹，他把这些仙丹都吃了进去，结果身体变成了金刚不坏之身。那在现实生活中，要到哪里去找灵丹妙药来让身体变得更加强壮，对疾病有足够的抵抗能力呢？其实这些灵丹妙药就在我们的耳朵当中，让我们来看看这个神奇的炼丹炉吧！

打开我们的炼丹炉

想要知道耳朵上的灵丹妙药，那首先必须知道这些药藏在什么地方。所以，对于耳朵这个炼丹炉上的名词要有所了解，并且看到这些词，要知道它们在什么位置。

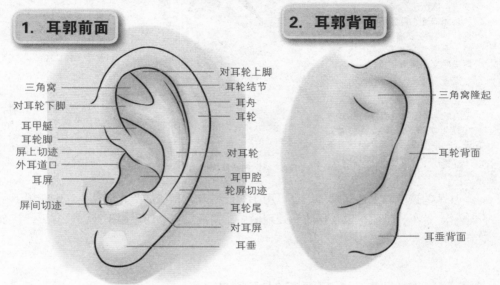

1. 耳郭前面

三角窝
对耳轮下脚
耳甲艇
耳轮脚
屏上切迹
外耳道口
耳屏
屏间切迹

对耳轮上脚
耳轮结节
耳舟
耳轮
对耳轮
耳甲腔
轮屏切迹
耳轮尾
对耳屏
耳垂

2. 耳郭背面

三角窝隆起
耳轮背面
耳垂背面

灵丹妙药在其中，捏捏按按得健康

上面我们介绍了耳朵这个炼丹炉的具体构造，那么其中的灵丹妙药都有何妙用呢？

当刺激我们的某个耳部反射点或耳穴时，就可以诊断和治疗体内相应部位的疾病。一些有经验的医学专家可以通过耳部皮肤颜色的深浅变化、有无凹凸变形结节或脱屑、毛细血管是否充盈等协助诊断疾病，常见的如某些冠心病病人的耳垂处可见到一条斜形的皱痕，此皱痕被称为冠心病沟。耳垂对血管缺血很敏感，一旦冠状动脉硬化引起冠心病，耳垂组织也会发生缺血现象，使耳垂皮肤组织发生一定程度的萎缩变化，这条斜线状的皱痕出现在诊断冠心病时，准确率可达 90% 左右。

在耳上某个特定的穴位埋药籽或耳穴埋针等方法已经被大多数人接受。中医认为肾主藏精，开窍在耳，耳朵就是肾脏的外部表现。耳坚的人肾脏功能好；耳薄不坚的人肾脏功能就比较差。耳郭较长，耳垂组织丰满，在一定程度上是肾气盛健的一种征象，所以经常进行一些双耳的按摩，可以起到健肾壮腰、益寿延年的作用。

耳朵的按摩在临床上可治疗的疾病很广，不仅可用于治疗许多功能性疾病，而且对一部分器质性疾病，也有一定疗效。大致有下边这些方面：

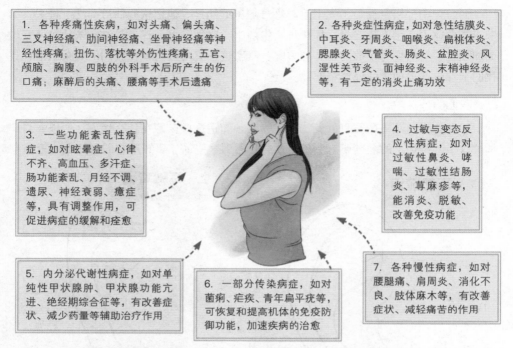

1. 各种疼痛性疾病，如对头痛、偏头痛、三叉神经痛、肋间神经痛、坐骨神经痛等神经性疼痛；扭伤、落枕等外伤性疼痛；五官、颅脑、胸腹、四肢的外科手术后所产生的伤口痛；麻醉后的头痛、腰痛等手术后遗痛

2. 各种炎症性病症，如对急性结膜炎、中耳炎、牙周炎、咽喉炎、扁桃体炎、腮腺炎、气管炎、肠炎、盆腔炎、风湿性关节炎、面神经炎、末梢神经炎等，有一定的消炎止痛功效

3. 一些功能紊乱性病症，如对眩晕症、心律不齐、高血压、多汗症、肠功能紊乱、月经不调、遗尿、神经衰弱、癔症等，具有调整作用，可促进病症的缓解和痊愈

4. 过敏与变态反应性病症，如对过敏性鼻炎、哮喘、过敏性结肠炎、荨麻疹等，能消炎、脱敏、改善免疫功能

5. 内分泌代谢性病症，如对单纯性甲状腺肿、甲状腺功能亢进、绝经期综合征等，有改善症状、减少药量等辅助治疗作用

6. 一部分传染病症，如对菌痢、疟疾、青年扁平疣等，可恢复和提高机体的免疫防御功能，加速疾病的治愈

7. 各种慢性病症，如对腰腿痛、肩周炎、消化不良、肢体麻木等，有改善症状、减轻痛苦的作用

耳朵的按摩除上述病症外，也可用于妇产科方面，如催产、催乳等。也能用于预防感冒、晕车、晕船，以及预防和处理输血、输液反应。还可用于戒烟、减肥，甚至还用于戒毒等。

看一看，摸一摸，小耳朵反映大健康

人体患病时，耳朵会出现不同寻常的反应。比如肾气衰退时，耳朵就会有耳聋、耳鸣等症状。耳朵还与人的寿命有关，耳朵垂上没有皱褶、听力好的人寿命一般比较长。耳朵垂上有皱褶、听力差的人寿命一般比较短。患病时，耳朵发出的信号通常是痛阈值降低，色泽、形态改变等，这些信号都是辅助诊断的依据。

看一看：观察我们的双耳，找出健康的秘密地图

观察耳朵时，用拇指和示指捏住耳郭，对准光线，由上而下，自内向外，仔细地观察。发现有可疑阳性反应物存在的耳穴后，用手指顶起，或者用探棒对其上下左右触诊，先绷紧，然后放松，仔细辨别反应物的位置、性质、颜色，并将双耳进行对照。发现有隆起、结节以及条索状物时，可用手指触摸，或用探棒推按，以确定反应点的硬度、活动度、形状以及大小等。看三角窝、耳甲艇、耳甲腔等部位时，要拨开耳轮脚或对耳轮下角，并用中指顶起耳郭，以充分暴露视诊部位。那么，耳部的异常反应都提示给我们哪些身体的疾病信息呢？

红色：有淡红、鲜红、绛红、暗红之分。淡红表示热毒较轻；鲜红色说明热势较盛，有继续发展的趋势；绛红色表示热毒俱盛，蕴毒较深，血络已经受伤；暗红色见于病史比较长的慢性病，说明淤阻比较明显

1. 耳朵的变色

青紫色：青紫色多见于惊证和瘀证。如果青紫色在耳朵上的某部位固定不移，而且长时间不变色，则多为肿瘤或其他器质性病变

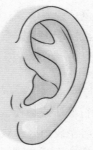
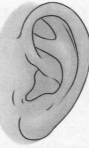

白色：有淡白、苍白、灰白和中白外红之分。白色多见于虚寒证、慢性病；淡白色表示气血不足，脏腑气弱，抗病力低下；苍白色表示体虚受寒或惊吓致病；灰白色提示气血枯竭，阳气衰微，病情严重

耳朵颜色的深浅、形态、位置常有变化，说明疾病较轻浅，属于功能性疾病，容易治疗；若经久不变，则提示患病已久且较重，属于器质性病变，治疗会比较慢而且比较难。压之褪色提示病程比较短，反之病程较长

灰色：有淡灰、暗灰和灰黑之分。灰色是热性病的标志，从淡灰到灰黑，提示热由轻到重；耳朵黑而干枯，说明热毒盛，病情严重；耳朵黑而湿润，提示体内寒湿。灰色提示慢性病或体内有肿瘤病变

2. 耳朵的异常形态

变形
隆起：有结节状、链珠状和条索状等不同形状，多提示脏腑组织有较长时间的瘀结，属实证。凹陷：有点状、圆圈状或条索状，线状等不同形状，多提示脏腑有较长时间的虚衰性病变，多为气虚或血虚

脱屑
脱屑多为白色糠皮样或者鳞片状，不易擦去。或者是干燥脱屑，或者是脂溢性脱屑。脱屑常见于皮肤病、吸收功能低下、带下以及内分泌功能失调类疾病

脂溢
即耳穴表面分泌油脂比较多。基本上和脂溢性脱屑差不多，多见于内分泌失调类疾病

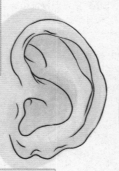
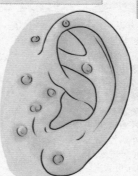

光泽
耳穴部位有明显的反光感。多见于急性病或慢性病的发作期

丘疹
耳穴部位呈点状隆起高于周围皮肤。以形状分有点状丘疹和水泡样丘疹，以颜色分有红色丘疹、白色丘疹和灰色丘疹等。丘疹多反映常见的急性或慢性器质性病变、过敏性疾病和皮肤病等

血管变化
常见的有充盈、扩张、呈圆圈状或条索状，色红或紫或暗红，常见于心、脑血管疾病，急性炎症和出血性疾病，如冠心病、心肌梗死、高血压、出血性紫癜、泌尿系血管瘤、支气管扩张等

在对耳朵进行观察时，需要注意几个问题：

注意个体差异：老人和从事露天作业的人，耳郭皮肤的色素沉着和角化都比较明显，而婴幼儿的耳郭血管收缩清晰，很少有色素深着、隆起、凹陷等现象；

注意时令不同引起耳郭的不同变化：夏秋之时，耳郭的皮肤湿润，充血比较明显，冬春之时，耳郭的皮肤干燥，颜色多为苍白色，脱屑较多；

视诊前切忌洗擦揉搓耳朵，以免消除阳性反应物，影响视诊准确性；

耳郭采光应取正面位置，以自然光线为宜。

摸一摸：摸触我们的双耳，发现我们的健康标志

摸触耳朵一般采用探笔、探棒或手指进行按压或触摸，寻找痛觉敏感点或形态改变的地方。方法是：用一定的压力按压耳郭各个反射区，观察痛觉反应，比较各个穴位、区域、点的触压疼痛敏感的程度。用压痛法在耳轮脚周围、肿瘤特异区和三角窝探查点时，还可运用划动法，即用一定的压力，均匀地在被测部位滑动。

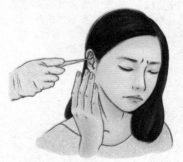

1. 压痛表现

在对耳朵具体部位触压时，一般都会出现呼痛、眨眼、皱眉、躲闪、拒按等表现，所以这也可以为寻找最佳治疗点的有效方法提供参考。耳穴的痛觉与情绪有关，心情不舒畅，或过于激动时，痛觉敏感度也下降，个别敏感体质的人敏感度会较强，但只要用力均匀，仔细比较，都能找到敏感度相对高的耳穴

2. 耳部的改变

凹陷：与疾病相关的耳穴可出现点状、片状、线状等不规则的凹陷。点状凹陷：多见于十二指肠溃疡、肠炎、散光、缺齿等。片状凹陷：多见于慢性结肠炎、溃疡病、头目眩晕等。线状凹陷：又称耳折征，多见于耳鸣、缺齿、冠心病等

隆起：点状隆起多见于头痛、气管炎等，片状隆起多见于腰腿痛、腰肌劳损、慢性胃炎、慢性阑尾炎、肠功能紊乱等，条片状隆起多见于肌纤维组织炎、慢性胆囊炎、附件炎、便秘等，条索多见于子宫肌瘤、消化性溃疡、心脏病、气管炎、外伤性关节炎等，圆形结节见于肿瘤疾患，软骨增生多见于肝大、脊椎增生和神经衰弱等

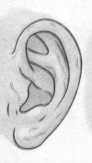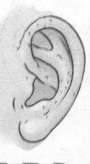

压痕：压痕有深浅、色泽改变和压痕恢复时间的不同，以此来辨别虚证和实证。压痕浅，色白，恢复平坦慢者多为虚证，常见于贫血，低氧、水肿、酸中毒、过敏性疾病、胃下垂、重症肌无力等；压痕深，色红，恢复平坦快者多为实证，常见于高血压、肝炎、胆系感染、阑尾炎、泌尿系感染、肺炎、胃肠炎等

水肿：一般可见于凹陷性水肿和水纹波动感。凹陷性水肿：多见于慢性肾炎、肝硬化腹水、各种原因引起的水肿、内分泌功能紊乱，下肢静脉回流障碍等。水纹波动感：见于冠心病、心律不齐等

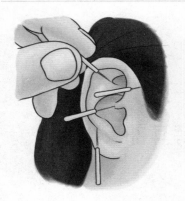

3. 注意事项

首先被检测的人要仔细感觉体会，密切配合才能有助于效果的体现。在每一个过程中都要密切观察表情以及对疼痛的耐受程度。点压耳穴时，用力要均匀一致，停留时间要相等，否则容易出现假阳性或假阴性。使最佳的位置被错过。探压物的顶端要圆钝，避免因其过于尖锐而造成假阳性的反应点。如果用手指，要避免指甲过长

耳部药田保健治病的优势

早在《灵枢·九针十二原》中，就已经记载了通过刺激耳朵可以达到的各种治疗作用和耳针治病的广泛性。一般来讲，通过耳部药田保持健康，具有以下几个优势：

1. 治疗病症多，应用范围广

耳针具有调节神经平衡，镇静止痛、疏通经络、调节气血阴阳、强身壮体等功能，无论是内、外、妇、儿、神经、五官、皮肤等科中哪一科的疾病，它都能起到很好的效果。耳针对功能性和器质性疾病，病毒、细菌甚至传染所致的一些疾病也有治疗作用。曾有人做过统计，耳穴刺激可治疗 200 余种病症，疗效在 93% ~ 99% 之间，对于一些急性扭伤的痛症还能达到立竿见影之功效

2. 能防能治

通过刺激耳朵这个健康源既可以治病，又可以防病。《养性书》中载："以手摩耳轮，不拘数遍，所谓修其城郭。以补肾气，以防聋聩也。"就像女士们戴耳环可防治眼病一样。医学已经证明耳朵的刺激确实可以提高免疫力，增强抗病能力，能防治晕车、输血输液反应（如最常见的发热反应和过敏反应）

3. 没有副作用

越来越多的人都在为药物的滥用而担心，这些都是因为绝大多数的药物都存在副作用。难道要治好一些病就一定要损伤其他的内脏吗？答案当然是否定的。对耳朵的刺激，不可能刺伤内脏，也不会有类似药物的副作用，从而可以避免药源性疾病的发生。因此，通过刺激耳朵来防病治病，保持健康，任何一个人都会安枕无忧

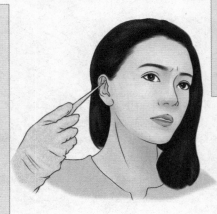

5. 简便易行

耳穴的分布有一定的规律性，易学易记，操作非常简便、易行，随时随地都可以操作，尤其是毫针法、放血法、压丸法、点压法，按摩法更是不需要任何的特殊设备，只要想起来就能立刻做一做，时间也非常短。对于年纪比较大的人，或者是工作繁忙的人，没有比耳穴的方法再适合的了

4. 弥补其他疗法的不足

很多人都熟知了针灸等方法，但有些人却非常惧怕针灸；而常用的耳朵刺激——耳针疗法，不但可以调阴阳、补虚损、泻火毒、疏气机、综合调理脏腑功能，还有抗过敏、抗晕厥、抗感染、抗休克、抗昏迷等作用。耳穴刺激突破常规，既可用作主要的治疗手段，又可辅助其他方法。就拿针灸举例，耳穴刺激能加强针灸的效果，也能减少晕针等反应的出现

第 2 节
耳部药田采大药——了解耳部反射点

根据全息反射的原理，我们可以确定，整个耳朵都布满了对应着不同器官组织的反射点。之所以把这些与人体器官组织对应的地方称为反射点，而不是反射区，是因为一般人的耳朵的面积都比较小这些对应的地方也就更小了，因而已经不能用"区"来称呼了。通过揉揉、按按、压压等方式刺激这些反射点，就可以治病养生。

耳部药田的 5 大福地

耳朵的形状，就像一个倒转蜷缩的婴儿，这就是整个耳部对人体的反射对应。反射区的排列顺序也是极其相近的。

实际上，对于耳朵的反射区，分类的方法有很多。一般可将耳朵分成 5 大区域，即头面区、肢体区、中心区、三角区、边缘区。这就是我们的 5 大福地。掌握好这 5 大区域，各区反射点的位置也就非常好记了，从药田中采取自己想要的药物对症保健施治，也就随手即得了。

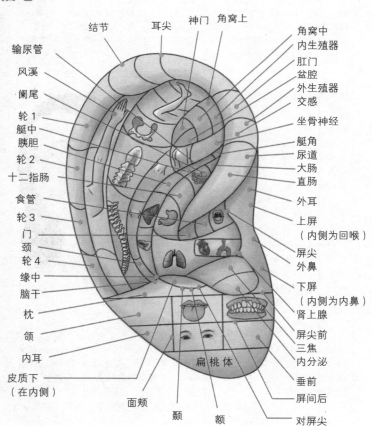

结节　耳尖　神门　角窝上　角窝中　内生殖器　肛门　盆腔　外生殖器　交感　坐骨神经　艇角　尿道　大肠　直肠　外耳　上屏（内侧为回喉）　屏尖　外鼻　下屏（内侧为内鼻）　肾上腺　屏尖前　三焦　内分泌　垂前　屏间后　对屏尖

输尿管　风溪　阑尾　轮1　艇中　胰胆　轮2　十二指肠　食管　轮3　门　颈　轮4　缘中　脑干　枕　颌　内耳　皮质下（在内侧）　面颊　颞　额　扁桃体

1. 耳部头面区	头面区是治头部和脸部各种疾病的大药聚集地，主要治疗和调理腮腺炎、扁桃体炎、气喘、各种头痛、牙痛、咽炎、失眠等病。只要出现了头部的不适，就可以在头面部的范围寻找反射点。如果不想仔细找，也没关系，只要把这个区域整体揉一揉就有极好的效果。比如晚上失眠的时候，皮质下区会有明显的压痛，这就是调理失眠的大药所在了，一般来说，只要揉一揉头面区，掐一掐皮质下，3～5分钟后，杂念就没有那么多了，很快就会睡着。从事脑力劳动累了的时候，或是思绪疲惫而混乱的时候，很容易在脸上呈现某些特征，因为这时脸上的肌肉僵硬、极不自然，长此以往，脸上皮肤就会变得焦黄，皱纹也会越来越多。怎么办？经常揉耳朵的头面区，也就是耳垂，就可以提神醒脑，活跃面部的气血，使人聪明，防止衰老
2. 耳部肢体区	肢体区聚集着调理和治疗肢体上各种疾病的反射点，对颈椎病、腰椎病、胸腹疼痛、腰痛、肩周炎、关节疼痛等都有明显的治疗和调理效果。肢体区在耳朵上占的面积比例比较大，对应人的躯干和四肢。身体强壮的人，耳朵的这一区域会呈现出红润、柔和的健康色泽。当体力劳动造成身体疲劳的时候，揉揉耳舟和两侧耳轮这个区域，不到3分钟，疲劳感会明显减轻以至消失
3. 耳部中心区	中心区这一区域非同小可，五脏六腑对应的反射点全在这里，只要体内的五脏六腑出现微微不适，在这块位置一定能找到相应的反射点来治。由于这个区域范围小，治疗点密集，一般不用点对点的定位，只需要把耳窝整个儿按一按、点一点，就已经完成了五脏六腑的调理。中心区有两个特殊位置。一个是醉酒点，在这个区域的上部，肾点略下方。醉酒点，顾名思义，就是用来醒酒的，能防治酒精对人产生过大的损伤。还有一个卵巢点，在该区域的最下方，内分泌点附近，对女性来讲，这个位置无论是防病还是治疗都不要忽视
4. 耳部三角区	对耳轮下脚对应人体的臀部，其间分布的大药主要有：臀点、交感点、坐骨神经点。耳轮与三角窝相邻的部分的大药主要有：痔核点、外生殖器点、尿道点、肛门点、直肠下段点。凡是与这些部位相关的疾病，都可以通过耳朵上的这些点来治疗。经常揉三角窝，能滋阴壮阳，补肾生精，效果比吃补肾药都好
5. 耳朵上的边缘区	边缘区就是耳朵上那些边边角角的地方，主要是耳轮、耳屏以及耳朵后面。耳屏对应于人体的鼻咽部，其间分布的反射点有：内鼻点、咽喉点、外鼻点、鼻眼净点，此外，肾上腺点、屏尖点、饥点、渴点、高血压点也在这个部位。耳屏的上方，还有一个心脏点。耳轮上的反射点有扁桃体1～3点、肝阳1～2点、轮1～6点、枕小神经点。耳背对应人体的背部，上面的反射点主要有上背点、中背点、下背点、降压沟点、脊髓1点、脊髓2点

头面部对应的耳部反射点

下面我们简单介绍一下我们的头面各个器官在耳部的反射点：

头面部对应的耳部反射点

1. 耳朵上的外耳点	主要治疗外耳的疾病，比如说外耳道炎、耳软骨炎、中耳炎、耳鸣等
2. 耳朵上的内耳点	主要治疗的疾病和内耳有关，比如说内耳性眩晕，也就是美尼尔氏综合征，还可以治疗耳鸣、听力下降、中耳炎等
3. 耳朵上的外鼻点	主要治疗外鼻的疾病，常见的有鼻炎、鼻塞、流涕等
4. 耳朵上的内鼻点	主要治疗的疾病有鼻炎、上颌窦炎、鼻出血等
5. 耳朵上的眼点	眼点有两个，被称为目1和目2。这两个穴都是用于治疗各种眼病的，但效果略有不同。目1侧重于防治急慢性青光眼、视神经萎缩等症；目2多用于治疗眼睛红肿、干涩等多种常见眼病。此外，目1还被称为屏间前，可以治疗咽炎、口腔炎；目2也叫作屏间后，可以治疗额窦炎

6. 耳朵上的腮腺点	主要治疗腮腺炎、扁桃体发炎、咽炎
7. 耳朵上的咽喉点	主要治疗各种咽喉的疾病，比如说常见的声音嘶哑，咽炎，扁桃体炎等
8. 耳朵上的口点	主要治疗面瘫、口腔炎、胆囊炎、胆石症、戒断综合征、牙周炎、舌炎等。一般只要是跟口腔关系的病痛，都可以采用这个反射点来治疗
9. 耳朵上的牙点	主要治疗牙痛、牙周炎、低血压
10. 耳朵上的舌点	主要治疗口腔炎、口腔溃疡
11. 耳朵上的颌点	主要治疗牙痛以及颞颌关节疼痛
12. 耳朵上的扁桃体点	主要治疗扁桃体炎、咽炎等
13. 耳朵上的面颊点	主要治疗面神经麻痹、三叉神经痛、痤疮、扁平疣、腮腺炎以及面肌痉挛等疾病
14. 耳朵上的额点	主要治疗前额头痛、失眠多梦、鼻炎、鼻窦炎等。头部的一些小症状这个反射点都可以很好地解决
15. 耳朵上的颞点	主要治疗偏头痛、头晕等，比如外出的时候出现的晕车、晕船的现象
16. 耳朵上的顶点	主要治疗头顶疼痛
17. 耳朵上的枕点	主要治疗神经系统疾病，如抽搐、脚弓反张、牙关紧闭、颈部强直、落枕、休克等，还能预防晕车、晕船，治疗老花眼和皮肤病，此外它还有消炎、镇静、止咳、止痛、止喘的作用

脊柱四肢对应的耳部反射点

我们的脊柱四肢在耳部的反射点：

脊柱四肢对应的耳部反射点

1. 耳朵上的指点	主要治疗手指麻木和疼痛的现象
2. 耳朵上的腕点	主要治疗手腕关节的疼痛，对于运动的挫伤以及"鼠标手"，配合手指的反射区效果非常明显
3. 耳朵上的肘点	主要治疗肘部的疼痛，所有运动产生的疾病。"网球肘"就是以这个反射点为主进行治疗的
4. 耳朵上的肩点	主要治疗肩周炎等疼痛
5. 耳朵上的锁骨点	主要治疗肩关节的疼痛，因为锁骨的损伤并不多，所以它的功能就包括在肩的范围中
6. 耳朵上的跟点	主要治疗足跟的疼痛，但如果是脚步的疾病，也应当选取这个反射点
7. 耳朵上的趾点	主要治疗人体的足部由于双脚的环境经常得不到改善而出现的不好的病症
8. 耳朵上的踝点	主要治疗踝关节扭伤等症状
9. 耳朵上的膝点	主要治疗膝关节的各种疾病。膝关节是人体最大的关节，下肢的主要支撑力有很大一部分来自膝关节
10. 耳朵上的髋点	有很多老年人上了年纪容易得股骨头坏死，实际上都跟髋关节有一定的关系。主要治疗坐骨神经痛、腰骶部的疼痛等疾病
11. 耳朵上的臀点	主要治疗坐骨神经痛、梨状肌综合征等
12. 耳朵上的腰骶椎点	主要治疗腰椎间盘突出引起的疼痛，当然对腰部的其他疼痛也有不错的效果

13. 耳朵上的胸椎点	主要治疗乳房疾病
14. 耳朵上的颈椎点	主要治疗颈椎病
15. 耳朵上的坐骨神经点	主要治疗坐骨神经痛

五脏六腑对应的耳部反射点

我们的耳朵上全身各部分对应的反射点，总共130多个，各有各的作用。由于这些耳穴都是以其对应的人体部位或器官来命名的，所以，顾名思义，大部分耳穴的作用都能一目了然。比如，咽喉点就是专门治疗咽喉方面的疾病的，其他依此类推。

下面，给大家重点介绍一下五脏六腑对应的耳部反射点。

五脏六腑对应的耳部反射点

1. 耳朵上的心点	心点常用于治疗和调养心血管病与精神系统疾病，比如高血压、冠心病、心心悸、心烦、失眠、健忘等。这是因为，心主血，还主神明，所以，心点可以清心泻火，宁心安神，对于这些由心火旺引起的疾病都可以治疗。因为心开窍于舌，所以，还可以用心点来治疗口腔溃疡、舌头疼、舌头僵硬等。心情不好，情绪低落的时候也可以找这个穴位来帮忙
2. 耳朵上的肝点	首先，肝点可疏肝利胆，治疗脂肪肝、肝炎、肝硬化、胆囊炎、胆结石、胁肋疼痛等。其次，肝属风木，肝点可驱除风邪，治头痛、头晕、耳鸣、抽搐、肌肉游走性疼痛等。第三，肝主筋，肝点可以用来治疗肌肉无力、肢体疼痛、抽筋等。再者，肝主藏血，肝点对于出血和瘀血的病症都有一定作用。此外，肝开窍于目，所以近视、老视、白内障、红眼病等眼部的疾病，也能用肝点来治疗
3. 耳朵上的脾点	脾主运化水谷，还是气血生化之源，脾的功能出了问题，就会产生许多症状，比如面色萎黄、食欲不振、消化不良、头晕、乏力、腹痛等。长期如此，还可能影响其他部分，导致贫血、肌肉萎缩、脱肛、便血、尿血、月经量多等问题。所以，您要是发现自己有这些问题，就可以找耳朵上的脾点，多多按压
4. 耳朵上的肺点	肺主一身之气，对呼吸系统疾病等有明显疗效，感冒咳嗽、咽炎、气管炎、支气管炎等，都可以求治于肺点。中医还认为，肺主皮毛，所以皮肤疾病如皮炎、湿疹等，也归肺管。这个点还可以用来美容，对付脸上的小痘痘。肺与大肠相表里，要是大肠出了问题，也可以用肺点来治疗。肺主通调水道，所以肺点还能用来治疗小便不利、水肿等
5. 耳朵上的肾点	肾是人体先天之本，司二便，主生殖，肾点能治疗和调养泌尿、生殖系统疾病。肾开窍于耳，并主骨、主瞳子，所以肾点可以强脊柱、明目聪耳，还可以用于骨折后帮助恢复。肾藏精，精生髓，脑为髓海，所以这个点可以补脑髓，是益智的重要穴位，对失眠健忘、头空痛、老年痴呆都有一定作用。肾之华在发，所以该点还可以治脱发、秃斑、须发早白等。肺肾点还能防治神经系统的疾病，如脑出血、脑梗死等
6. 耳朵上的大肠点	大肠主传导糟粕，大肠点可用于预防和治疗肠道疾病，比如说消化不良、肠炎、腹胀、腹泻、便秘等。大肠点还可以用来治疗牙疼，尤其是下牙疼，这是因为大肠经经过下牙。前面已经说过了，肺与大肠相表里，所以，大肠点亦可治疗呼吸系统疾病，比如咳嗽、肺热等，尤其是伴有便秘的，效果更好。这个点也可以用来美容，对付脸上长痘痘，同时有便秘的，效果更好
7. 耳朵上的小肠点	中医讲，小肠主化物而分别清浊，小肠点也可以用于预防和治疗消化系统疾病，如肠炎、腹胀、腹痛、腹泻等。小肠与心相表里，所以心慌、心烦、失眠、小便色黄量少等疾病，都可以取小肠点来进行治疗，同时配合按压心点的话，效果会更好

8. 耳朵上的胃点	胃主要受纳和消化食物,所以,胃点可以用于防治各种各样的胃病,比如说胃疼、胃炎、胃溃疡、消化不良、恶心呕吐等。中医讲,脾胃是人体的后天之本,病情再重的人,只要有一分胃气,就有一分生机。所以胃点非常重要,不管什么疾病,只要产生了厌食症状,就必须要取这个点。胃点还可以治疗牙疼和前额疼,这跟胃经的循行部位有关。晚饭吃得太晚或太饱,或者太油腻,导致睡不着,按揉胃点促进消化,就能睡得香了
9. 耳朵上的胆点	胆主藏胆汁,与肝相表里,胆点用于防治一切肝胆疾病,也可以帮助消化,经常用来治疗胆囊炎、胆结石、胆道蛔虫症、胁肋疼痛等。此外,胆点对中耳炎、耳鸣、偏头痛等症亦有很好的疗效。这里也有个小秘密,其实胰腺对应的胰点和胆点是重合的,所以,糖尿病、胰腺炎也可以取这个点
10. 耳朵上的膀胱点	膀胱主一身水液的输布,同时贮存和生成尿液,膀胱点主要治疗和调理泌尿系统的疾病,如尿频、尿急、尿痛、尿血、尿浊、排尿困难、尿不尽等。由于膀胱经走人体的背部正中,还有后头部,所以膀胱点对后头痛、腰疼、坐骨神经痛等疾病也有较明显的疗效
11. 耳朵上的三焦点	在人体解剖上,并没有三焦这个器官。对于三焦究竟为何物,自古就有争议。而现在普遍比较认同的观点是,三焦就是人的整个体腔,是气血津液运行的通道。所以,三焦点的作用也是神秘而多样的,遇到循环系统、消化系统和生殖系统的疾病,比如说腹痛、腹胀、水肿等,我们都可以去压三焦点,说不定就会收获意想不到的效果

耳部大药田的取药方法

人体的任何一种疾病,都会在耳朵的不同部位出现若干个不同的反应点,这些就是我们人体大药选取的地方。但是在治疗的时候要采取"少而精"的原则,选择压上去最疼的反应点,一般取 3 ~ 5 个点为宜。

一般情况下,前几次按压时会很疼,后来就没那么疼了,这意味着反射点已经起作用,体内的不适得到了纠正,身体正在恢复相对平衡。这都是好的表现,反射点也就不会再有强烈的感觉了。此外,如果该点在耳窝里,可以用手指指尖去揉,如果在其他部位,则可以用手掐。

如果您不想按压,可以通过贴耳豆的方法。现在很多药店和医疗器械商店里都有专门的耳豆卖,就是一片胶布里黏着的一颗王不留行籽。王不留行是一味中药,质地比油菜籽坚硬,有活血行气之功效。将耳豆固定在耳穴上以后,没事就揉揉,会很舒服,而且效果跟按压是一样的。

耳部大药田的取药方法

方法:确定好一个大体的位置,然后用棉棒或牙签的圆头作为探棒,在大体位置中去进行试探性的按压,压到感觉最疼的那一点就是最终确定的反射点,取好反射点后,可以一手用小棒按压。按压的力度要稍微大一点儿,既要让感到疼,又不能疼得不能忍受,按压的时间大约 3 分钟。压完一个穴,再压另一个穴;压完一个耳朵,再压另一个耳朵;对于重要的穴,可多压一次。压完以后,耳朵会有胀热感。坚持每天按压 1 ~ 2 次

第 3 节
了解重点耳穴，取走耳部的灵丹妙药

身体对应的耳部反射点比较好用，只要诊断准确，知道该病与哪个脏腑、哪个器官有关，就可以迅速对症对点治疗，而一些重要的耳穴，保健治病的效果也非常明显，作用也更为广泛。现代医学研究认为，耳郭就像是缩小的人体身形，人体各器官组织在耳郭的局部皮肤上都有相应的刺激点。这些部位也被叫作耳穴，如神门穴（或称神门点）。

耳部取穴要遵循"天时"

从耳部的药田中采取药材，用哪些耳穴进行治疗，依据什么原则选择治疗穴位，就是一个至关重要的问题。取穴是否正确、配穴是否得当是取得疗效的关键一环。

1. 相应部位取穴

相应部位取穴是根据人体患病部位，在耳郭上取相应部位的穴位。当机体某一部分患病时，在耳郭的相应部位就会出现特定的敏感点，如疼痛、变色、变形、脱屑等，医学上也称此为阳性反应点。如能准确地选择出疾病在相应部位上的阳性点，就会取得比较满意的疗效。

2. 根据中医的基本理论取穴

中医学是耳穴的基础，也就是说确定怎样治疗、如何治疗，或者是养生保健，都必须按照中医的理论体系来进行，这是一个大的基础，不能逾越的范围。

循经取穴：即按照经络循行部位取穴。如前头痛、侧头痛和后头痛分别属于足阳明胃经、足少阳胆经和足太阳膀胱经，故可分别取胃、胆和膀胱三穴。

按经络病候取穴，就是根据经络所属病候来取穴。如手阳明大肠经病有齿痛，可取大肠穴，其余依次类推。

此外，按照中医理论，还可以根据季节、气候、地理环境、人体素质、邪气性质、邪气与人体脏腑的关系等各方面的因素灵活取穴。

3. 按现代医学理论取穴

现代医学有关病因病理的理论是指导取穴的重要依据。如糖尿病、甲状腺病等均属内分泌功能紊乱，故可取内分泌穴；尿崩症的病理根结在于脑垂体后叶分泌抗利尿激素减少，故可取脑点、丘脑、内分泌等穴；如慢性气管炎、支气管哮喘和硬皮病等属于肾虚者，多与下丘脑—垂体—肾上腺皮质系统的功能改变有关，故可取脑点、丘脑、肾上腺等穴。

4. 按穴位功能取穴

耳穴的每一个穴位都有其功能和主治，取穴时可首先考虑该穴的主要功能。如神门穴为镇静止痛要穴，故凡病疼痛者，均可配合取晕点为止晕特效穴。

5. 经验取穴

在临床实践中，每个人在耳穴治疗中对于耳穴的应用会有不同的体会和经验。耳穴治疗有特异性，也有一穴多用和双向调节的作用，有时在治疗中会得到"意外收获"。此外，还要注意穴位间及与某些疾病的配伍禁忌，以提高疗效。如交感穴，经临床验证和实验证实，其功能以治疗血管疾病为主，故可治疗血栓性脉管炎、脑血栓形成、雷诺综合征等血脉闭塞性疾病，而禁用于出血性疾病。

选用穴位须全面考虑，既掌握穴位的共性，又掌握穴位的特性。多种取穴方法联合运用，达到最合理的取穴，疗效也就是最佳的。

耳部取穴的"理、法、方、穴、术"

耳穴的治疗就像在门诊医生开出的处方，穴位之间的选用合理与否，是提高疗效的关键之一，体现了耳穴治疗的理、法、方、穴、术的全部内容。认真研究不仅能提高疗效，对养生长寿也有很重要的作用。这个道理完全可以用在自身全方位的调理上。

1. 理	"理"是指运用中医传统的基本理论指导耳穴治疗处方的配伍。传统中医的理论体系具有非常丰富的内容，主要有阴阳五行、脏腑经络、营卫气血、病因病机等，这些理论指导着耳穴治疗的处方
2. 法	"法"指立法，根据法的要求合理地选穴。根据立法来筛选穴位，就像提出了一些条件来淘汰不合适的穴位。如腰痛，属实证者，治疗时应以疏散祛邪，选肾、腰、膀胱、三焦，用泻法。只有拟定了合理的法，才能根据法的要求和穴位的功能，选取适当的配方
3. 方	"方"指穴位的配合使用。方的重点是研究配穴的组成。方是在法的基础上，选用适当的穴位，进行合理配穴而成的
4. 穴	"穴"是耳朵治疗的穴位点。各穴均有其相对的特异性和双向作用。在处方选穴时，要掌握穴位的特性和主要功能，可以一个穴位治好几种病，好几种病都可选取一个穴位，要尽量熟练掌握经络命名的穴位点、以病名命名的经验穴，以及按相应部位命名的穴位的特点和作用
5. 术	"术"指针刺手法，即耳穴治疗手法。操作技术对疗效有很大影响，其含义包括：对某病不能用针或宜灸，宜点刺放血或者用梅花针叩打，或者直接指针点按，或者耳穴压豆，或者针灸并用。这些都属于术的范围，只有能做到区分不同目的而采取不同方式，才能达到提高疗效的目的

8 个功能强大的耳穴

耳朵上有 8 个功能非常强大的耳穴，让我们来了解一下：

交感穴

按压交感穴对内脏有较强的镇痛作用。只要身体有疼痛，尤其是体内的疼痛，交感穴必然是要选用的位置。此外，它对治疗和调理高血压、冠心病、头晕、眼花等效果很好

枕小神经穴

枕小神经穴有镇静、止痛作用，适用于脑外伤后遗症、头痛、头晕，以及出血引起的半身麻木和神经官能症引起的头部麻木

神门穴

神门穴主要用于镇静安神、止痛、泻火解毒、降气镇咳，对于烦躁、失眠之人效果尤佳，还可以治疗癫痫、高血压等病

肾上腺穴

肾上腺穴能调节肾上腺和肾上腺皮质激素的分泌，有退热、消炎、消肿、抗过敏、抗风湿、抗休克的作用，还可以止咳喘。最值得一提的是，刺激这个穴位，还能软化、收缩血管。此外，这个穴位还是高血压、低血压、出血病等症的克星，对皮肤病也有很强的防治作用

脑干穴

脑干穴有镇静熄风的作用，可以健脑提神、抗休克、抗过敏、镇痛、止血。多用于治疗和调理脚弓反张、抽搐、大脑发育不全、脑震荡后遗症、脑膜炎后遗症等

内分泌穴

由内分泌紊乱引起的疾病有很多，如糖尿病、甲状腺功能亢进或者甲状腺功能低下、月经不调、更年期综合征、不孕症等。此外，内分泌穴还可以治疗痛经、面部痤疮、疟疾等

皮质下穴

皮质下穴用于镇静止痛、消炎退肿、止汗、抗休克，主要用于调节人的精神，对失眠、心烦等效果非常好。同时，皮质下穴还是调理内脏下垂和各种瘫痪的要穴，有强壮作用

脑穴

脑穴是脑垂体在耳朵上的对应穴位，可以防治脑垂体功能障碍产生的各种疾病，如肢端肥大、尿崩、月经过多、子宫出血等，此外，该穴位还有止咳、镇静、催眠作用，对遗尿、脉管炎等症也有很好的疗效

这 8 个功能强大的耳穴多和神经系统有对应点，因为人体的大多数疾病都会影响到神经的紊乱，而先将神经系统调节好就可对治疗起到事半功倍的效果。所以，在日常的保健和治疗过程中，要对这些反射点适当予以倾斜，多多重视起来。

16 个简单好用的耳穴

下面的一些耳穴，治疗的范围相对狭窄一些，因此也就非常简单好用。具体用法可以是贴耳豆，也可以是用棉棒压，或者用手掐或用手指尖顶。方法是可以随意的，遇到了这些症状或疾病，直接去按图索骥就行了。这些穴位分别是：

1. 耳朵上的胰腺炎点	胰腺点和胆点处于同一个位置，是跟消化非常有关系的一个反射点，按压它可治疗和调理消化不良、糖尿病、胰腺炎等
2. 耳朵上的子宫点	按压耳部子宫穴，可以治疗和调理各类妇科病，对性功能障碍也有很好的疗效。女性朋友，尤其是上了年纪的女性，都应该多选用这个反射点。有些女性朋友月经周期总是不准，不知道老朋友会什么时候来，其实子宫点可以告诉您。在月经来潮之前，这附近就会有淡淡的血丝出现，一直到月经结束才会消失。知道了这个小秘密，您就可以知道老朋友到来的日子了
3. 耳朵上的太阳、兴奋点	很多人总是晚上睡不好，早晨不想起床，没精打采，有时还会头痛，刺激耳部太阳穴和兴奋点就可以解决这些问题
4. 耳朵上的结节点	这个点在耳轮结节处，也叫肝阳点，可以用来治疗头痛、头晕、高血压，还可用于治疗慢性肝炎，对迁延性、传染性肝炎、转氨酶长期不降者有很好的调理效果。平时肝区不适可以多多地按压这个地方
5. 耳朵上的耳轮1～4点	这是耳轮上的4个穴位，在耳轮结节的下方，都有消炎、退热、消肿、降压的作用，经常用来治疗感冒、咽炎和扁桃体炎等，也有降压作用
6. 耳朵上的膈点	很好找，就是耳轮脚，它把整个耳窝分成了上下两部分，就好像人体的膈肌把胸腔和腹腔分开一样。这个点主要用于防治膈肌痉挛、血液病、皮肤病，另外对内脏出血、咯血也有明显辅助疗效。您再打嗝的话，不必再憋气、喝水了，用手指按揉膈点，有非常好的效果
7. 耳朵上的平喘点	这个点在三角窝中，有平喘、调节呼吸等功能，不管是过敏性哮喘，还是支气管炎引起的哮喘，都可以治疗，另外还能抗过敏、止痒
8. 耳朵上的耳尖点	耳尖点顾名思义就是耳朵上最高的那点，把耳朵向前对折时的上部尖端处，就是耳尖点了。耳尖这个点可以用来治疗发热、高血压、急性结膜炎、睑腺炎、牙痛、失眠等。在治疗发热的时候，可以用三棱针在耳尖放血，这样效果更好。不过在放血时，要注意消毒，避免感染
9. 耳朵上的胸点	胸点在对耳轮上，可以用来治疗胸部的各种疾病，有胸胁疼痛、肋间神经痛、肋软骨炎、胸闷憋气、乳腺炎、乳腺增生、产后乳汁不足等很多。只要是您能想到的和胸有关的疾病，都可以用它来治疗
10. 耳朵上的颈点	颈点也在对耳轮上，和胸点作用类似，可以用来治疗各种和颈相关的疾病，比如说落枕、颈椎病、咽炎、喉炎、甲状腺疾病等
11. 耳朵上的腹点	腹点的位置也在对耳轮上，主要治疗腹部的各种疾病，比如腹痛、腹胀、便秘、腹泻、急性腰扭伤、痛经、产后宫缩痛等
12. 耳朵上的食道点	食道点在耳轮脚的下方，用来治疗食管炎、食管痉挛等疾病。有的朋友经常会觉得食道有烧灼感，这是胃里的胃酸反流引起的，可以用胃点和食道点一起来治疗
13. 耳朵上的十二指肠点	十二指肠点在耳轮脚的上方，小肠点的外侧，可以治疗的疾病也很多，有十二指肠溃疡、胆囊炎、胆石症、幽门痉挛、腹胀、腹痛、腹泻等。十二指肠溃疡多在饭前引起疼痛，一般是隐痛或者是灼痛，吃饭后疼痛会有减轻；而胃溃疡患者一般是在饭后疼得比较厉害
14. 耳朵上的直肠点	直肠点在耳轮脚上，常用来治疗腹泻、便秘、便血、痔疮、脱肛等
15. 耳朵上的肛门点	肛门点在三角窝外侧的耳轮上，用来治疗痔疮、肛裂、脱肛等。得了痔疮的人都知道，这个病可真是难言之隐，疼起来甚至连走路都受影响。平时可以经常按压直肠和肛门这两个反射点，预防痔疮的发生
16. 耳朵上的前列腺点	男性随着年龄的增长，前列腺也在偷偷地生长，所以很多老年男性就会出现尿等待、尿频、尿不尽等许多症状。很多年轻人也有前列腺的问题，不是前列腺炎就是前列腺增生。前列腺点就可以治疗这些问题，这个点在对耳轮下脚下方的前部，也就是大肠点的里面的那个角。这个点也被称作"艇角"，因为它正好在耳甲艇的角上

常见病耳部穴位自愈处方

这一节，我们再为大家介绍几种常见病的耳部穴位区自愈处方：

1. 晕船、晕车的耳部穴位自愈处方

（1）耳部穴位主治反射区：晕点、内耳、皮质下、胃。配用反射区：贲门、枕、风溪穴

（2）反射区按揉方法：取以上 2 ~ 3 个主治反射区，必要时加配用反射区，一般用王不留行籽贴压，亦可用磁珠贴压，或麝香虎骨膏粘王不留行籽贴压。取双侧耳部穴位，以对压或直压手法按压，强刺激。一般多在乘车、船、机前 30 ~ 60 分钟开始贴压，到运行结束

2. 尿频的耳部穴位自愈处方

（1）耳部穴位主治反射区：肾、膀胱、尿道、缘中。配用反射区：皮质下、心、内分泌

（2）反射区按揉方法：取主反射区，然后随证选 1 ~ 2 个配用反射区，用王不留行籽或磁珠贴压，以点压或按揉手法按压，每次取一侧耳穴，2 ~ 3 日 1 换，左右交替进行，5 次为 1 个疗程

3. 泌尿系结石的耳部穴位自愈处方

（1）耳部穴位主治反射区：尿道、肾、膀胱、输尿管、交感、神门、艇中。配用反射区：肝、皮质下、腰肌、腹

（2）反射区按揉方法：按结石发生部位来辨证选取 5 ~ 7 个反射区，采用王不留行籽或磁珠贴压。以直压法和对压法为主，急性者疼痛剧烈时宜强刺激。每次贴压 1 侧耳穴，两侧交替进行，隔日 1 次，10 次为 1 个疗程，疗程间隔 3 ~ 5 日

4. 过敏性鼻炎的耳部穴位自愈处方

（1）耳部穴位主治反射区：内鼻、外鼻、肺、风溪、内分泌、额。配用反射区：脾、肾上腺、肾

（2）反射区按揉方法：取主反射区和配用反射区 3 ~ 5 个。用磁珠或王不留行籽贴压。每次取一侧耳部穴位，双耳交替，每 2 ~ 3 日更换 1 次，10 次为 1 个疗程。疗程间休息 10 日。发作频繁时贴双侧耳部穴位，3 日换 1 次，2 次治疗间休息 1 日

5. 扁桃体炎的耳部穴位自愈处方

（1）耳部穴位主治反射区：扁桃体、咽喉、耳轮、口。配用反射区：肺、胃、耳尖、肾上腺

（2）反射区按揉方法：选用王不留行籽、六神丸或磁珠，其中以磁珠贴压效果最好。用直压或对压手法，急性者用强刺激，每次只取一侧耳穴，双耳交替使用，通常 2 ~ 3 日 1 换，5 次为 1 个疗程

第 4 节

耳穴压豆，四两拨千斤

　　耳朵虽小，但能反映人体的大健康。耳穴的作用也十分神奇，就好像在武术中一个看似弱小的人能打倒非常强壮的大汉，靠的就是四两拨千斤的技巧。通过在耳穴采取压豆的方法，用小小的药豆代替复杂的针药，一样能使自己身体健康，远离疾病。耳穴压豆以中医的传统理论为基础，结合经络的原理，包含现代全息反射方法，是古今合璧的上佳防病治病的方法。

内病外治的绿色疗法

　　现在很多地方都提倡绿色方法，当然治疗疾病也应该提倡绿色、自然的方法。经过很长时间的实践，很多医家都总结出在众多的耳穴疗法中，压豆法既简单、方便和安全，没有副作用，作用效果也是非常显著的，因此会经常作为养生健身的方法使用。而现代的研究表明，耳穴在美容、戒烟、戒毒、减肥、止痛以及过敏性疾病等很多方面应用非常之广。那么，具体地，耳穴压豆作为这么好的一种方法，都有哪些优势呢？

1. 绿色安全没有毒副作用

耳穴压豆真正的安全可靠就在于没有任何的副作用。唯一的"副作用"就是有点痛，在治疗最初期，耳穴的反应点较为敏感，贴压后可能感到较痛。有些人，在头几天可能会因此而睡不着。这种情况一般只维持几天，随着身体的调理，痛就越来越轻

2. 比针刺方便

传统的针刺疗法，除了需要专业知识和熟练的技术，还需要一定的环境要求才可以取得疗效，并且有很多人都对毫针的刺激有不小的惧怕。而耳穴压豆，每个人都可以做到。选穴贴上磁珠或王不留行籽后，可以每天自己按压，或者在发病时加强按压，以达到缓解的目的。如果心理上能够更加接受一种方法，那么取得的效果也会相应地加倍

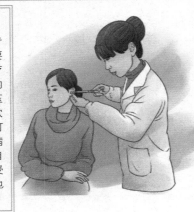

3. 疗效独特且持久

耳穴压豆可以消炎、解毒、泻火，又可以补虚、升阳、止痛和麻醉，还可以抗过敏、止晕、抗休克、复苏等。所以说，耳穴的作用是一种综合的效果，是任何一种药物和方法都无法比拟的。此外，耳穴压豆在改善微循环、松弛肌肉痉挛、降血脂、抗抑郁、戒烟戒毒、减肥、增强免疫力、改善视力、治疗痛经和一切过敏性疾病等方面都有独特的效果，又能补充针灸的不足

4. 能治病也能防病

利用刺激耳朵来防病比针灸的出现还要早，最少也有三千多年了。在民间早就有按摩耳轮以补肾气防衰老，防止耳聋和耳鸣。女性穿耳戴耳环，除了美观外，更可以防治眼病，因为戴耳环的位置就是眼的反射点。近年来，随着，耳穴的深入研究，人们发现，在预防疾病的方面耳穴有突出的效果，应用也很方便，譬如出门乘车乘船先进行耳穴压豆就可以防止晕车、晕船。在输血和输液方面，事前做了耳穴治疗，异常的反应就大为减轻

5. 耳穴美容效果好

现代耳穴的最大作用实际上是在美容方面。由于越来越多的女性经常美容，且不要说不正规的美容方法对人产生的不良作用，大多的美容问题从根本上说都是身体内部因素所造成的，譬如便秘引致脸上长暗疮反复出现。耳穴压豆有良好的美容效果，能综合改善体内循环，调整内分泌，使人由内向外地散发美丽的气息，身心健康，神采飞扬。这一切都会表现在脸上和身体的整体情况上

耳穴疗法既可以治疗疾病，也可以预防疾病，甚至可以直接通过耳部的观察而找出没有表现出来的疾病。所以，可以说，耳穴是一种方便又简单的养生健身手段。具备这么多的特色，可以说，耳穴无疑会成为对各种人群都适合的自然疗法。

耳穴疗法，你需要准备哪些工具

我们知道，相对于其他人体全息胚来说，耳穴是最小的。因此，要想有针对性地进行耳疗，必须要借助一些工作进行耳部按压。一般来说，我们需要准备下面这些工具：

1. 按压的药物

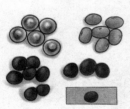

耳穴疗法所用材料可因地制宜，植物种子、药物种子、药丸等都可以，只要表面光滑，质硬无副作用，适合贴压耳穴，体积大小相应的物质均可选用，如：王不留行籽、磁珠、油菜籽、六神丸、绿豆等植物、药物种子和小药丸

2. 耳豆板

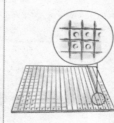

如果按压耳穴的部位比较多，可以准备一块耳豆板。耳豆板一般用有机玻璃加工制作。将贴压的药物铺满耳豆板的小凹孔中，用与有机玻璃板同样大小的胶布封贴在上面，以切割刀按耳豆板上的画线将其切割开后备用

3. 胶布

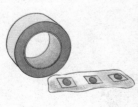

将医用胶布（讲究美观时可选用肉色的胶布）剪成 0.6 厘米 ×0.6 厘米的小方块，将贴压药物粘附在胶布中央，逐块排列在纱布上，供治疗时取用

4. 其他

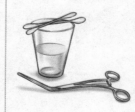

可以准备一把蚊式血管钳（或镊子），以夹取上述准备好的胶布并贴到耳穴上；准备适量的 75％乙醇和棉签来消毒和擦拭耳朵

耳穴常用刺激手法

一般来说，进行耳穴治疗，我们可以采用以下四种刺激手法。这四种手法具有各自不同的功效，每个人可以根据自己的情况选择适合自己的一种。

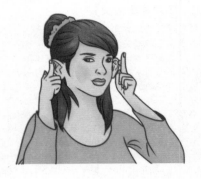

1. 揉按刺激法

这是我们最常用的一种手法，方法很简单：用指腹轻轻将贴压物压实，以不损伤皮肤为原则，然后顺时针带动贴压物在皮肤上旋转，以贴压处有胀、酸、痛或轻微刺痛为度。每次每穴揉按3～5分钟，每天3～5次。这种方法属于补法，具有补虚的作用，一般人都可以使用，但如果是久病体弱、年老体衰及耳穴过敏者，则必须选择此种方法

2. 对压刺激法

这是一种最简单的方法：用拇指和示指置于耳郭的正、背面，相对压迫贴于耳朵上的贴压物，拇、示指可边压边左右移动或做圆形移动，寻找痛、胀较明显的位置，一旦找到，则最好持续按压20～30秒钟，使贴压处出现沉、重、胀、痛感。另外，还可以在耳郭前面和背面同时进行贴压，这种方法刺激会更大。每日按压3～5次。值得注意的是，这种手法是一种强刺激手法，属于泻法，对于年轻力壮的患者的实证，乃至内脏痉挛性疼痛、躯体露痛及急性炎症，都有较好的疗效，但不适合体质虚弱的人，如老人、儿童、孕妇等

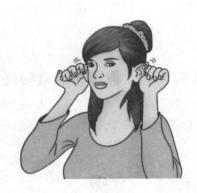

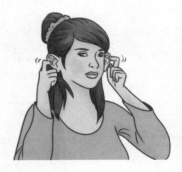

3. 点压刺激法

用指尖一压一松、间断地按压耳穴。每次间隔0.5秒钟。本法不宜用力过重，以被按压处感到胀而略感沉重刺痛为度。视具体病症和本人耐受能力程度，每穴每次可点压20～30下，每日3～5次。这种手法是一种弱刺激手法，也属于补法，比较适用于各种虚证、慢性病，如神经衰弱、失眠、心悸、头晕等

4. 直压刺激法

以指尖垂直按压贴压物，至贴压处产生胀、痛感。持续按压20～30秒钟，间隔一会儿，重复按压，每穴区4～6次，每日按压3～5次。这种手法也是一种强刺激手法，强度弱于对压刺激法，仍属于泻法，其适应证同对压法。值得注意是，有些耳穴难以用对压法，如：交感、艇角、大肠等反射区，用泻法时，多用直压法。另外，耳甲腔、耳甲艇的反射区也常用直压法

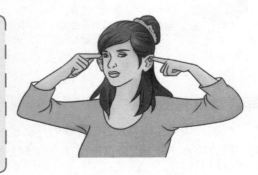

四步疗法——耳疗常规操作流程

一般来说，进行耳穴治疗，我们需要经过以下四个流程：

耳穴疗法四流程

1. 耳穴探查

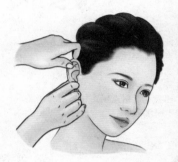

进行耳穴治疗之前，我们必须找到病变部位，因此需要对全耳进行疾病探查。一般来说，耳部探查分为观察与按摩两种。如果发现了异常色泽，或者耳部有异常凸起，则说明人体相应的部位有病变，需要进行按压。另外，即使没有发现异常，如果摸到耳部某一部位异常疼痛，也说明相应部位有病变，需要进行治疗

2. 耳部消毒

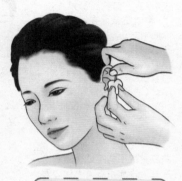

用75％的乙醇棉球擦洗并消毒耳郭，使胶布及贴压物易于贴牢

3. 进行贴压

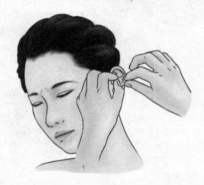

左手固定耳郭，右手持已粘好贴压物的胶布对准耳穴贴压好，亦可用血管钳（或镊子）夹持备好的贴压胶布置于耳穴上贴牢，按压片刻。进行耳穴贴压时要稍加用力，注意刺激强度，并注意耳穴的方向性、向轮性和低凹性，以使耳郭有发热、胀痛感（即"得气"）为度。一般情况下，对儿童、孕妇、年老体弱者、神经衰弱者，刺激手法应当比较轻一些。而急性病、实热证患者，体质强壮者，以及室外作业者耳郭增厚，皮肤粗糙，刺激的手法则相应重一些

4. 耳部疗法的疗程

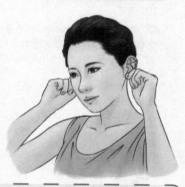

每次贴压一侧耳穴，两耳轮流来，3～7日即可更换1次，亦可双耳同时贴压。时间上急性病可稍短，慢性病可稍长。每天患者可自行进行揉按4～5次，每次每个反射区1～2分钟。每5次为一个疗程，疗程间休息3～4天

"五禁五不禁"——耳穴压豆的独特规范

耳穴的压豆疗法是公认的最好的耳穴刺激的方法，在实际的应用中，人们已经总结出了对于耳穴压豆的一些技巧。除了经络的传统理论和现代的全息反射相结合以外，耳穴的压豆的作用范围已经非常广泛了。耳穴本身有一些独特的规范，综合起来就是"五禁五不禁"。

五禁

"禁揉"

很多人在耳穴压豆过程中常常随意地在留豆的地方按压，甚至还会改按为揉。耳穴的位置比较局限，因为耳部的反射区太过于丰富，导致耳穴的具体位置都集中在一个点上，揉和按是有很大的区别的，会产生不同的效果。实际上，耳穴的压豆是不能去揉的

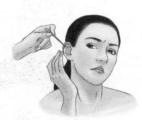

"禁强刺激"

很多用耳穴压豆给人治病的人，由于并不专业，常常通过强烈的刺激来定位穴位或反射点，这样是很不好的。
在进行自我的耳穴压豆的时候，要重视反射点的定位，对于刺激的力度，把握适中的水平

"禁久"

药豆就是要持续进行刺激才能产生治疗作用，有人便因而认为刺激的时间越久，作用也就越明显。其实，由于所有的耳穴都有双向调节的功能，过分的可以刺激消除掉，而不足的可以刺激补充，耳朵的压豆治疗，必须遵循一定的作用时间规律，千万不要认为时间越长，效果就一定越好

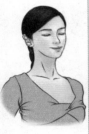
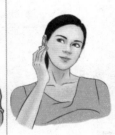

"禁少时"

还有一部分人，还没成就将贴在反射点上的药豆拿走了。这使得对反射点的刺激只持续了短短的一段时间，效果常常大打折扣。选择通过耳穴来治病，一定要维持一段时间的作用，这样反射的效果才能真正地作用于身体的内脏

"禁不眠"

"不眠"并不等于真的不睡眠，而是指现代生活中非常常见的晚睡眠。因为随着夜生活的丰富，绝大多数人都不会很早就睡觉，这样就对耳穴的治疗产生了影响。为什么会这样说呢？肯定会有人问，"晚睡觉怎么会让耳穴的作用受影响呢？"实际上中医认为，过度的熬夜，会使身体出现紊乱，无论是阴阳，还是气血，所以身体就出现各种不适，在这个时候进行耳穴的治疗，往往会使治疗的效果发生扭曲，因为这时候人的身体本身就不是健康的。所以一定要规律地进行睡眠

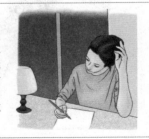

五不禁

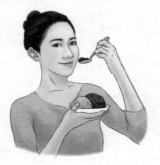

"不禁饮食"

很多的治疗方法都需要对饮食做一下限定，例如不吃油腻、辛辣或者刺激性过强的食物，都是为了避免日常的饮食对治疗产生不良影响。而耳穴的刺激，做压豆的方法，不需要对饮食有任何的控制，因为这些反射区完全可以通过相互的作用，来使身体的消化功能达到一个良好的水平，而通过强制的规避饮食，只会是短暂的调理

"不禁洗澡"

有一些人会想：如果洗澡，甚至是每天洗澡会不会使药豆脱落，或者是影响到治疗的效果？其实完全不用担心，压药豆的方法不会对正常的生活产生任何影响，不需要去调整哪些生活习惯，当然洗澡也是包括在其中的

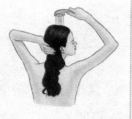

"不禁材料"

所有大小合适的物品，都可以贴在反射点上。这也造就了耳穴反射区疗法的方法多样，并不是只能将一种东西用作贴压的媒介。只不过在使用中，一般都会以王不留行籽来刺激，因为这种药籽大小合适，还会有药物的作用，非常适合用于耳穴的贴压

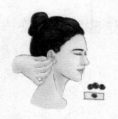

"不禁时间"

这里所说的时间是指压药豆的时间。有很多的治疗方法对施治时间有所要求，相比而言，耳朵的压豆方法却可以在任何时间进行，即使是在夜晚也没关系。
所以，只要需要用耳穴来治病，立刻拿出药豆，选好穴位和反射点，直接贴好就可以了

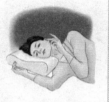

"不禁年龄"

每个人都知道，一些药物是需要根据年龄或者性别来确定是否可用，或调整用量的。耳穴治疗根据的是反射区的原理，自身就是一个尺度，完全不用年龄等条件来限定，只要参考个人的情况就可以了

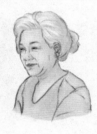

　　掌握了这五禁五不禁，只是需要在进行耳穴的压豆疗法时，多多注意一些细节，使效果更加明显，起效也就能时间更短。不管是禁止的还是不禁止的，都不仅仅局限在五个方面，也可能是十禁、十不禁，最重要的原则实际上是需要根据个人的情况做一定的调整来保证反射的正确有效。

小事不糊涂——耳部疗法注意事项

　　所谓"健康在于细节"，虽然我们的耳朵很小，但它却关系着全身健康的大问题，一点一滴都马虎不得。一般来说，进行耳穴治疗，我们应当注意以下事项：

1. 在进行耳疗的时候，力度一定要把握好，不要搓破耳部皮肤。另外，在进行完耳穴治疗之后，患者千万别再揉搓，以免搓破耳部皮肤，造成细菌感染

2. 在进行耳疗过程中，如果疼痛比较严重，则只要局部稍放松一下胶布或移动位置就可以了

3. 孕妇在进行耳疗时，最好用轻刺激手法，习惯性流产者尤应慎用，应避免应用子宫、盆腔等耳穴

4. 在进行耳疗时，耳穴一次不宜选用过多，一般用 3 ~ 8 个比较合适

5. 防止胶布潮湿和污染，避免贴压物贴敷张力低和皮肤感染。对氧化锌胶布过敏者，可改用其他膏药贴压，同时配合刺激肾上腺、风溪等耳穴施治

6. 夏季多汗，所以耳疗的时间不宜过长

7. 耳郭有冻疮、炎症时不宜使用耳穴疗法

这些状况不必害怕——耳疗法常见反应

我们的耳朵有着丰富的神经血管，又是经络之气汇聚的场所，故在耳朵上给予各种不同的刺激，均能导致全身或局部出现各种不同的反应。这些反应的产生常与患者经络的敏感性、机体的反应性有着密切的关系，属于治病过程中的正常反应，因此我们不必过于担心。

耳疗的常见反应

9. 适应反应
部分患者在长期治疗中，开始效果较好，但后来逐渐对刺激产生了适应性，疗效停滞不前。因此，疗程需要间隔数天或更长一些时间，继续治疗达到一定强度时才会好转

1. 耳部反应
多数耳穴有痛、酸、麻、胀、凉等感觉。刺激后局部或整个耳郭可见到充血、发热，有的甚至是红肿，属于"得气"反应，多数得气后疗效较好

8. "闪电"反应
刺激某一耳穴时，患部或内脏某处会有电路接通了一般的感觉，此时症状会即刻获得缓解，甚至消失

2. 患部反应
当刺激耳穴相应部位后，机体的相应患部或内脏可出现热流、舒适之感觉，有的患部肌肉出现不自主的跳动

7. 连锁反应
用耳穴按压治疗患者某一病症时，往往使其他一些病症同时获得痊愈或缓解

3. 全身反应
接受耳穴治疗的患者，有些会反映精力旺盛、抵抗力增加，即达到了调整"精、气、神"的作用

6. 延缓反应
治疗时或疗程结束时，临床疗效不佳或无效。在停止治疗后，却见症状有好转或显著改善

4. 经络反应
刺激耳穴后，部分病例呈现与体表十二经络相同的放射循行路线，沿着经络方向有酸、麻、蚁行感等。出现经络放射感应者，往往收效较快，疗效显著

5. 迟钝反应
少数患者耳郭的病理性敏感点匮乏或无反应，治疗无得气感，效果差，不宜用此法。垂危患者亦会出现这种现象，双耳用耳穴探测仪检查时毫无反应，故耳穴疗法只可用作辅助疗法

另外，在治疗过程中，可能会出现反作用，原有症状不仅没有改善，反而加重，这可能是由患者的精神紧张、治疗中取穴过多、刺激过强等因素诱发的。这种反应一般属一时性反射性变化，稍加调整和适应后即可消失，大部分患者仍可继续治疗。但是，如果这种反应持续出现，则应停止治疗或更换其他刺激方法。

第 5 节
小方法，大智慧——简易耳部按摩法

按摩是对自身非常好的保健方法，对于耳朵的作用就更加明显了，所以每天都做一做耳朵的局部按摩好处非常多，既能治愈身体的某些疾病，又能排出淤积体内的垃圾和毒素，使身体保持健康的状态。此外，对耳部进行适当的按摩，对于延缓衰老也是很有效果的。耳部按摩法操作简单，疗效明显，可谓立竿见影，是非常值得一试的一种保健方法。

耳部按摩要讲究方法和程序

耳部按摩法是指在耳郭不同部位用手进行按摩、提捏、点掐以防治疾病的方法，常用的方法有自身耳郭按摩法和耳郭穴位按摩法。

1. 自身耳郭按摩法	全耳按摩，是用两手掌心依次按摩耳郭腹背两侧至耳郭充血发热为止
	手摩耳轮，是两手握空拳，以拇示两指沿着外耳轮上下来回按摩至耳轮充血发热为止
	提捏耳垂，是用两手由轻到重提捏耳垂 3 ~ 5 分钟以上，可用于多种疾病的辅助治疗和养生保健
2. 耳郭穴位按摩法	是用压力棒点压或揉按耳穴，也可将拇指对准耳穴，示指对准与耳穴相对应的耳背侧，拇示两指同时掐按。此法可用于耳针疗法的各种适应证

如果能按照一定的次序来进行规律的按摩，那无论是预防的效果还是治疗的效果，都能从身体各个部位强烈地感受到。具体的程序是怎样的呢？我们来看一看：

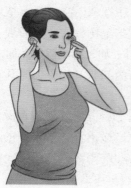

1. 揉耳垂，健脑养颜

耳垂一带，也就是对应人体头面区的部位，集中在这一区域的耳穴与人的头脑、面颊关系密切，经常按揉耳垂，可以美容养颜、醒神健脑

具体做法：将示指和中指并拢，塞入耳腔，拇指放在耳垂后面，3 个指头尽量将头面区全部捏住，进行揉动。示指和中指不动，拇指做搓揉动作，先顺时针揉 50 次，再逆时针揉 50 次。揉完以后，再把耳垂往下拉一拉。揉耳垂，要坚持做效果才会好

2. 掏耳窝，调和五脏

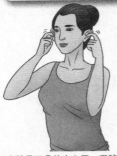

具体做法：把示指或中指的指甲剪掉，放进耳窝里，用力来回掏，争取让手指触及耳窝的每一处，每天一共掏 100 次

耳窝就是耳朵的中心区，五脏六腑对应的耳穴都在耳窝里，要调和五脏，就得对耳窝里的各个点进行刺激。耳窝不容易搓揉，所以要用手指掏

3. 揉外缘，强健四肢

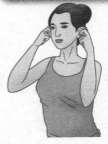

具体做法：用拇指的全部和示指的大部分夹住耳朵外缘，来回搓揉，每天 100 次

耳郭外缘，也就是肢体区，这一带的耳穴主要对应于人的四肢。其实，平时我们如果稍加留心，就会发现：肢体健壮而敏捷的人，耳郭外缘比较宽大；肢体瘦小的人，耳郭外缘就相对窄小。长期揉耳郭外缘，可以使四肢强健

4. 捏三角，滋阴补肾

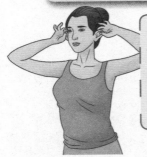

具体做法：示指和中指托住三角区的背面，拇指按在三角区上，捏紧，示指和中指不动，拇指做搓揉动作，先顺时针搓揉 50 次，再逆时针搓揉 50 次

捏三角，就是捏耳朵上的三角区，这一区域集中了泌尿生殖系统的许多穴，还有交感、神门这两大要穴。捏这个区域，可以滋阴补肾，还能调整体内自主神经，调节排泄功能

5. 摩耳背，调畅气血

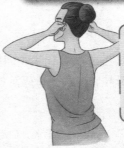

具体做法：示指和中指塞进耳窝，从反面托住降压沟，拇指指腹沿着降压沟从上往下摩擦，每天摩擦 100 次

耳背上有一条沟，它对应的是人的脊背，也有医生把这条沟叫作"降压沟"。摩耳背的作用相当于捏脊，可以调畅全身的气血。捏脊一般需要一定的技术水平，而且需要别人的辅助，而摩耳背自己操作就可以轻松收到一样的效果

6. 搓全耳，通达全身

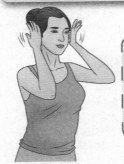

具体做法：每天用手掌搓耳朵，前后搓 50 次，再上下搓 50 次

在对耳朵的各个区域进行了一遍按摩之后，还要搓一次全耳。这是一个对整个耳部的提纲挈领的按摩，能通达全身，让气血流注更加顺畅

上面这一套动作，坚持每天早晚各做一次。做完以后，还要根据自己的体质，确定一个重点动作，再做一遍。打个比方，经常失眠、头脑昏沉、学习或工作效率不高，就要把重点放在耳垂一带；如果年纪比较大，体质弱，就要把重点放在捏三角上；如果有胸闷、烦躁的症状，或有心脑血管方面的问题，就要把摩耳背作为重点。

这套动作做完之后，觉得耳朵发烫，浑身充满暖意，手上也微微出汗，是最好的。这时全身的气血、经络和脏腑都得到了一次锻炼和清洗，身体也会变得健康愉悦。

简简单单的耳部按摩养生操

养生的灵丹妙药，耳朵上最多。当然揉耳朵就非常有利于耳朵上气血的循环，能够刺激耳朵上的穴位。这是养生健身的捷径。有一个简单的方法，能够让人更方便地掌握耳穴的治疗，并且在举手投足之间就能完成治疗的作用，养生保健也会变得轻松随意。下面就来一步步地了解这些耳部按摩养生操。

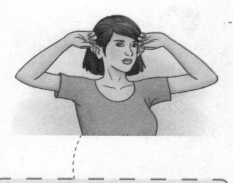

1. 提拉耳尖法 用双手拇示指揑耳上部，先揉捏此处，然后再往上提揪，直至该处充血发热，每回 15 ~ 20 次，此处的穴位有神门、盆腔、内外生殖器、足部踝膝髋关节以及肝阳穴、风溪穴等

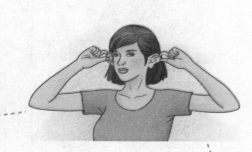

2. 上下按摩耳轮，并向外拉 以拇示二指沿耳轮上下来回按压揉捏耳轮，使之发热发烫，然后再向外拉耳朵 15 ~ 20 次，耳轮处主要有颈椎、腰椎、胸椎、腰骶椎、肩肘等穴的反应区

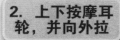

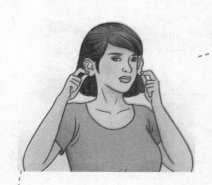

3. 下拉耳垂法 先将耳垂揉捏搓热，然后再向下拉耳垂 15 ~ 20 次，使之发热发烫，耳垂处的穴位有头、额、眼、舌、牙、面颊等穴

4. 按压耳窝 先按压外耳道开口边的凹陷处，此部位有心、肺、气管、三焦等穴，按压 15 ~ 20 下，直至此处明显地发热发烫；然后再按压上边凹陷处，此部位有脾、胃、肝胆、大肠、小肠、肾、膀胱等穴，同样来回摩擦按压 15 ~ 20 次

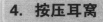

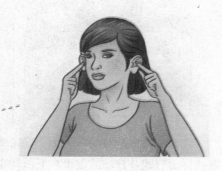

　　刚才介绍的耳部四种按摩手法，基本上将耳部各处都按摩到了，按摩时一定要按到有发热发烫的感觉为止。在睡觉之前和起床之后坐在床上每天做两次，不仅能增强耳朵的听力和平衡作用，而且能起到养生保健作用。

　　坚持耳部的按摩，可以起到补肾固肾及补气治疗气虚的保健功效，对老年人的肾虚、尿频、夜尿多、前列腺炎及年轻人的阳痿，只要长期坚持对耳部的按摩，几个月后都可以见到明显的效果。

　　下面再介绍第二套耳部按摩操，方法同样很简单，不过步骤更为简练：

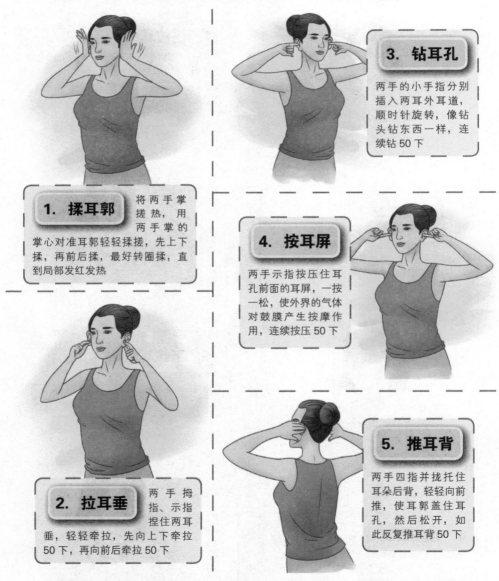

3. 钻耳孔

两手的小手指分别插入两耳外耳道，顺时针旋转，像钻头钻东西一样，连续钻 50 下

1. 揉耳郭

将两手掌搓热，用两手掌的掌心对准耳郭轻轻揉搓，先上下揉，再前后揉，最好转圈揉，直到局部发红发热

4. 按耳屏

两手示指按压住耳孔前面的耳屏，一按一松，使外界的气体对鼓膜产生按摩作用，连续按压 50 下

2. 拉耳垂

两手拇指、示指捏住两耳垂，轻轻牵拉，先向上下牵拉 50 下，再向前后牵拉 50 下

5. 推耳背

两手四指并拢托住耳朵后背，轻轻向前推，使耳郭盖住耳孔，然后松开，如此反复推耳背 50 下

　　现在的上班族身心压力大，经常头痛脑热、腰酸背疼，但是由于忙于工作，四处奔波，无暇顾及自己的健康，下面就介绍一套专为上班族准备的耳部按摩养生操。

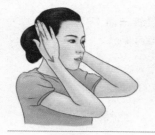

1. 摩擦耳郭。以掌心前后摩擦耳郭正反面10余次，这样可以疏通经络、振奋脏腑，对全身起到保健作用

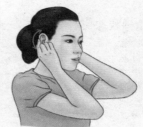

2. 用拇指、示指上下摩擦耳轮部10余次。别看方法简单，对于缓解上班族常见的颈、肩、腰、腿痛，以及头痛、头晕很有效果

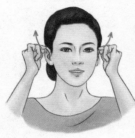

3. 上下提拉耳朵。用拇指、示指先向上提拉耳顶端10余次，有镇静、止痛、退热、清脑的功效。再用拇指、示指夹捏耳垂部向下再向外揪拉，并摩擦耳垂10余次，可防治头晕、眼花、耳鸣、痤疮、黄褐斑等

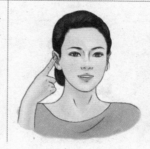

4. 对全耳进行一次"总动员"：用示指指腹自耳部三角窝开始摩擦耳甲艇、耳甲腔各10余次，使之发热，这一手法对内脏有很好的保健作用

在工作间隙，或上下班途中，将耳朵揉一揉、拉一拉，每天只需花几分钟，不仅可减轻身体的不适症状，还能使人神清气爽、精神振奋、疲劳消除。精神好了，体力好了，也有助于提高工作效率，这可是工作保健两不误。

耳部按摩有禁忌，6种情况要注意

耳部的按摩一般都是比较安全的，没有绝对禁忌证，但在下列几种情况下应予以注意。

1. 严重的心脏病者不宜使用，更不宜采用强刺激

2. 患有严重器质性疾病及伴有高度贫血者不宜进行过强的刺激

3. 外耳患有显著的炎症，如湿疹、溃疡、冻疮破溃等时暂不宜按摩

4. 戴耳环者，应在取下耳环后再行按摩，以免发生损伤

5. 妇女怀孕期间，按摩应谨慎，手法和力度都要有一定程度的减轻。有习惯性流产史的孕妇忌用按摩

6. 妇女月经期内，不宜按摩，虽然此时按摩大多对身体有不利影响，但也有经期缩短或月经骤停，一般下月来潮即自行恢复，可以继续治疗，由于对耳部刺激有了适应性，月经常不再受影响。子宫功能性出血、痛经患者行经期内治疗，同样有治疗作用。这也说明，耳部按摩的禁忌证虽应注意，但并不是绝对不变的，它与机体当时的功能状态有着密切的关系

不可不知的耳部日常保健

耳部按摩的各种作用都已经了解之后，我们就应该逐渐养成对耳部做日常保健的习惯，否则，前面所做的按摩不就成了无用功？只有改正不好的习惯，使耳部按摩与日常保健相辅相成，双管齐下，治病保健的效果才能更好、更持久。

1. 保持良好的精神状态

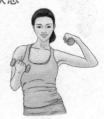

当人情绪激动或着急时，人的肾上腺素分泌会增加，可使内耳小动脉血管发生痉挛，小血管内血流缓慢，造成内耳供氧不足，导致突发性耳聋

2. 养成科学的饮食习惯

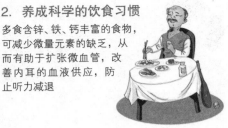

多食含锌、铁、钙丰富的食物，可减少微量元素的缺乏，从而有助于扩张微血管，改善内耳的血液供应，防止听力减退

3. 戒烟忌酒

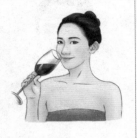

香烟中的尼古丁及慢性酒精中毒，可直接损害听骨、听神经细胞及神经中枢。烟酒均可诱发脑血管的舒缩功能紊乱，造成耳内供血不足，诱发听力下降

4. 不要经常掏耳朵

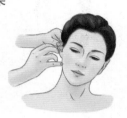

掏耳朵时如果用力不当，容易引起外耳道损伤、感染，导致外耳道疖肿、发炎、溃烂。掏耳朵时，稍不注意，掏耳勺还会伤及鼓膜或听小骨，造成鼓膜穿孔，影响听力

5. 避免长时间接触高分贝噪声

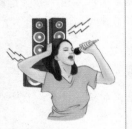

长时间接触高分贝的噪声会损害听觉细胞，损伤内耳，从而导致噪声性耳聋。工厂的噪声会导致职业性的噪声性耳聋，卡拉 OK 等噪声很大的娱乐场所应尽量不去。另外，也应避免长时间听耳塞，否则会引起听力减退

6. 慎用药物

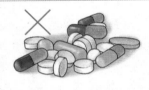

很多药物都是有毒性反应的，所以在使用时一定要慎重，常见的有损听神经的毒性药物有：链霉素、庆大霉素、卡那霉素、新霉素等。水杨酸类的制剂也应慎用。老年人肝肾功能减弱，代谢减慢，这些药物更应该谨慎使用。另外，还有些药物一起使用时，会使副作用增强，这点也应注意

7. 积极治疗有影响的疾病

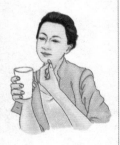

例如高血压、高血脂、脑动脉硬化及糖尿病等疾病，这类疾病可能会引起耳朵的病变。这是因为，这些疾病可以影响耳部的供血，耳朵没有营养，功能自然就会受到影响

8. 坚持体育锻炼

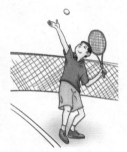

要坚持加强体育锻炼，如经常跑步、快走等，这样可以加快周身血液运行，从而改善内耳的营养供应。锻炼最好从年轻的时候就开始，并要长期坚持下去，不要三天打鱼，两天晒网

9. 多做耳部按摩

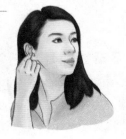

坚持每天早晚按摩耳郭，可以激发精气，疏通经络，促进血行，祛病延年，具有确实的保健作用。按摩的时候应注意几点：按摩用力要由轻到重，用力均匀，快慢适中，以感觉舒适为度；按摩时要精力集中，意到、力到、气到；耳郭有炎症或有严重冻伤时，不宜用此法

第四章

「手」护健康

——手部是人体最敏感的药田

第 1 节

手是百药齐全的全息元

　　人体的各个组织器官在我们的手上都有它的缩影，人体内与健康息息相关的经络，也有很多可以在手上找到它们的起点或终点。因此，手部也不仅是人体健康的指示灯，而且是治病强身的百草园。当身体出现不舒服的时候，我们只要伸出双手，找到对应的全息元，就可以在这片百药齐全的药田里采药治病，用我们自己的双手来守护健康。

手是人体的缩影

　　在人体上有很多局部都是整个人体的一个缩影，手也是其中之一。由于手部神经血管分布得很丰富，并且可以找到相应脏腑的反射区，我们说手是人体的缩影是名副其实的。通过对手进行按摩理疗，可以保持经络通畅，调节机体的阴阳平衡，促进血液循环，从而达到保健治病的目的。

　　我们拿第二掌骨掌侧反射区为例子，在第二掌骨的背侧靠近大拇指的那一片区域里，又包含了与头、面、上肢、肺、肝、胃、十二指肠、肾、腰、下腹、腿和足相对应的十二个反射点。我们的示指指尖部位连接到胆经和肝经，在示指指甲旁 0.1 寸桡侧的部位是手阳明大肠经的井穴——商阳穴的位置，在示指的第一指关节与第二指关节之间又有大肠的反射点，在示指的第二指关节与第三指关节桡侧的连接处又有前额的反射区，在示指的掌指关节两侧又有多梦和失眠的反射区，再往下就是连接肩部、胸膈等的部位。小小的一根示指周围就有这么多反射区、反射点，能联系到这么多脏腑，那么以小见大，整个手掌、手背则会更加全面、详尽地反映人体的状况。

　　手部聚集着经络的起点和终点。经络是手和内脏之间直接联络的渠道及内脏传递信息的媒介，是人体一种特殊的物质通道。

　　手上有六条经脉，它们分别是：

　　手三阴：太阴肺经、厥阴心包经、少阴心经。

　　手三阳：阳明大肠经、少阳三焦经、太阳小肠经。

　　相对应 6 条经脉，有 6 个始末穴位在手指部位，是淋巴液涌流的"玄关"，也就相当于门口，起名叫"井穴"。

　　下面，为大家介绍一下这 6 个神奇的"井穴"：

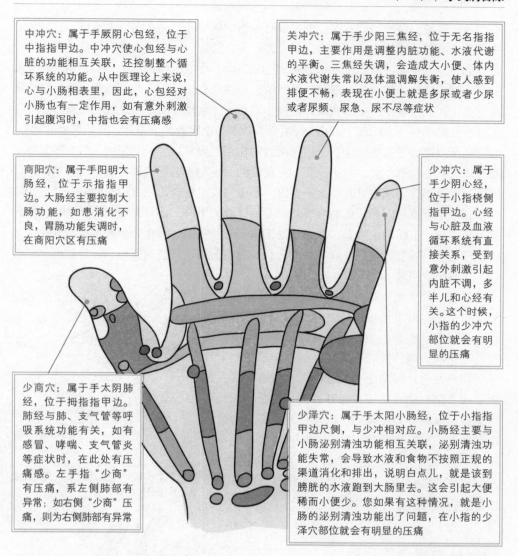

中冲穴：属于手厥阴心包经，位于中指指甲边。中冲穴使心经与心脏的功能相互关联，还控制整个循环系统的功能。从中医理论上来说，心与小肠相表里，因此，心包经对小肠也有一定作用，如有意外刺激引起腹泻时，中指也会有压痛感

关冲穴：属于手少阳三焦经，位于无名指指甲边，主要作用是调整内脏功能、水液代谢的平衡。三焦经失调，会造成大小便、体内水液代谢失常以及体温调解失衡，使人感到排便不畅，表现在小便上就是多尿或者少尿或者尿频、尿急、尿不尽等症状

商阳穴：属于手阳明大肠经，位于示指指甲边。大肠经主要控制大肠功能，如患消化不良，胃肠功能失调时，在商阳穴区有压痛

少冲穴：属于手少阴心经，位于小指桡侧指甲边。心经与心脏及血液循环系统有直接关系，受到意外刺激引起内脏不调，多半儿和心经有关。这个时候，小指的少冲穴部位就会有明显的压痛

少商穴：属于手太阴肺经，位于拇指指甲边。肺经与肺、支气管等呼吸系统功能有关，如有感冒、哮喘、支气管炎等症状时，在此处有压痛感。左手指"少商"有压痛，系左侧肺部有异常；如右侧"少商"压痛，则为右侧肺部有异常

少泽穴：属于手太阳小肠经，位于小指指甲边尺侧，与少冲相对应。小肠经主要与小肠泌别清浊功能相互关联，泌别清浊功能失常，会导致水液和食物不按照正规的渠道消化和排出，说明白点儿，就是该到膀胱的水液跑到大肠里去。这会引起大便稀而小便少。您如果有这种情况，就是小肠的泌别清浊功能出了问题，在小指的少泽穴部位就会有明显的压痛

"双手"为我们拉响警报

人体各器官中，只有手上分布的神经最多，约60万条，并且最集中。神经在身体里组成许多四通八达的神经网络，承担了为大脑输送各种信息的职能。而这一切信息又都集中在手上，汇集成网，听命于大脑的安排、指挥。

事实上，手对内脏异常反应是最敏感、最快的，甚至可以说有先知的作用。比如：人在感到胸闷、心慌以前，手上已经有了预示着发病的"信号"了。这一点用肉眼可以清晰地看到，就像手

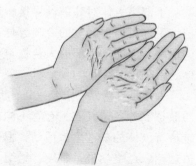

人体出现某些疾病之前，手上就已经有发病的"信号"了。就像手心出汗，就是心脏发病或者说心胸部位有隐患的信号

心出汗，就是心脏发病或者说心胸部位有隐患的信号之一。在中医上来讲，"汗为心之液"，心脏病发作之前，人体会预先做出一个警告，就是会表现为"汗出"。看到这，您肯定会觉得片面，也许您会说我经常出汗、心电图却很正常，看不出一点儿心脏有毛病的迹象，这个怎么解释？其实啊，您有没有想过您为什么经常出汗？从中医角度上来讲，经常出汗是因为身体阳虚（当然了，盗汗是阴虚的表现，在这里，只用阳虚自汗来解释一下机理）。阳气最主要的功能是温暖我们的身体，鼓动气血的运行。心脏之所以能够正常地跳动，全依靠阳气的作用，经常自汗说明您的阳气在不知不觉地亏虚。凡事都有个度，阳虚没到一定程度的时候是不会影响到心脏的正常功能的，因此，您就感受不到心脏有什么不舒服，心电图自然也会正常。但是时间一长，阳气亏虚到一定程度的时候，您就会感受到心胸区域的不适，但是到那时可就晚了。中医有一句话讲"上医治未病"，意思就是未病先防。我们为什么非要等到疾病发生了才去治疗它、重视它？我们的双手能够为我们鸣响警报，我们只要稍加注意就能尽早发现，尽早采取措施。

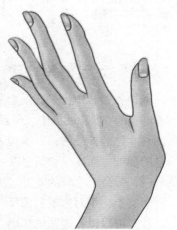

还有，维生素 A 缺乏者，手足部皮肤粗糙、角质层粗糙化；微量元素锌缺乏时，手指尖可出现糜烂、脱屑等；头脑血液循环不良时，可在指甲部出现黑红色的瘀斑；胃肠功能不好的人，示指的半月甲呈现粉红色；肝功能有问题的人，指甲常常嵌入肉里或者呈勺形；便秘者张开五指，就会感觉到示指靠近指蹼根处有疼痛感。因此，我们可以通过经常活动双手和按摩双手来防病治病和保健。

举这些例子，就是想告诉您，我们自己的手能够比那些医疗诊断器材更早地发现身体的异常。这是手所具有的无可比拟的优越性。

手指甲上出现黑红色的瘀斑，是头脑血液循环不良的标志

如何从手部药田取药

手部是人体对外部世界接触运用最为频繁的部位，手部对外界触觉的冷暖等均有较为精细而敏感的反映。因此，手部的大药被科学地运用，对于人体健康有着相当重要的意义。

人体是自然界一个统一的有机整体，五脏六腑、四肢百骸等各司其职，有着不同的生理功能，共同维持着人体的基本生命活动。根据传统中医学的整体理论、经络学说，脏腑、组织、器官的生理功能以及病理变化都能反映到手部。手部有着异常丰富的反射区和经络穴位。

健康的手，指甲呈粉红色，有光泽，软硬、厚薄适中，甲半月呈白色，皮肤细腻，手指细长并拢，无间隙

人体十二条经脉中，有六条经络是直接到达手指端的。通过经络的表里络属、循行交接，人体气血在经络中循环无端，这就使手部通过"内属于脏腑，外络于肢节"的经络系统与人体的四肢百骸、脏腑器官有机地联为了一体。因此，从手部的皮肤纹理、色泽、形态就可以辨病，指压按摩手部的穴位同样可以通过经络等联系调节相应的脏腑、组织和器官，使疾病得以康复。现代医学的神经体液理论、全息学理论等也揭示了手部按摩法治疗疾病的机理所在。

手部按摩的功效

手部按摩可以防治脑动脉硬化、降低血脂，可以使消化系统保持通畅

经常按揉五指则可以使四肢灵活，双脚活动自如

双手经常摩擦按揉可以激发大脑的潜能、提高智力

经常按摩肺、支气管反射区，可以防治肺部疾病与支气管疾病

经常摩擦手背可以改善脊柱的功能，还可以镇静安神，消除紧张情绪，放松全身肌肉，降低血压

如果经常按摩双手的大小鱼际可以宣肺止咳，调肝明目，健脾和胃，促进心脏功能正常

按揉中渚穴可以治疗头痛、眩晕

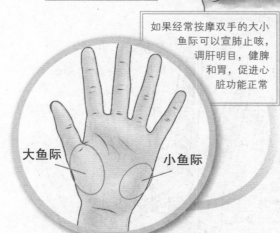

大鱼际　小鱼际

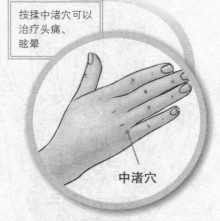

中渚穴

从手部药田取药其实并不难，只要您能找准内脏与手部相对应的反射区，然后施以按摩手法就可以了。这时候，您该这样说了："我怎么能知道内脏相对应的手部反射区位置在哪儿呢？我又不是学医的……"别急，下面就为您介绍手部与各器官、内脏的相应反射区。您只要按图索骥，就一定能找到您想要的药田。

第 2 节

细究我们的手部反射区

在上一章中，我们已经讲述了人体双手与全身各脏腑、组织、器官有着密切的联系。双手确实能反映某些脏腑、组织和器官的病理变化，按摩双手某些穴位或反射区，也确实能防治疾病，提高人体的健康水平。下面，让我们来仔细看看双手的手掌反射区、掌指反射区、手背反射区、各手指反射区以及这些反射区各自的功能吧。

手掌上的反射区

手掌上的反射区应该是我们重点了解的部分，这是因为这里的反射区有很多，人体上重要的部分几乎都可以在这里找到相对应的区域。因此，如果身体有什么不舒服，可以参照手掌反射区的图片，找到相应的位置，加以按摩，从而达到治疗的作用。

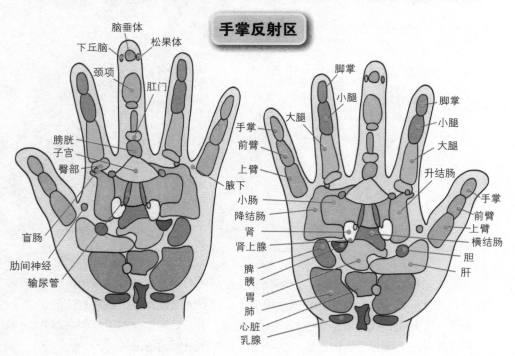

手掌反射区

手掌上的反射区

1. 大脑（头部）	主治：头痛、头晕。头昏、失眠、高血压、中风、脑血管病变、神经衰弱等
2. 额窦	主治：前头痛、头顶痛、头晕、失眠及眼、耳、鼻、鼻窦等处疾患
3. 小脑、脑干	主治：头痛、眩晕，失眠，记忆力减退、震颤麻痹等
4. 垂体	主治：各种内分泌失调的疾患，如甲状腺、甲状旁腺、肾上腺、性腺等功能失调；孩子生长发育不良，更年期综合征、骨质疏松、心脏病、高血压、低血压、贫血等
5. 三叉神经	主治：偏头痛、牙痛、眼眶痛、面神经麻痹、三叉神经痛等
6. 眼	主治：结膜炎、角膜炎、青光眼、白内障、近视眼等眼疾和眼底病变
7. 鼻	主治：鼻炎、鼻窦炎、鼻出血、鼻息肉、上呼吸道感染、头痛、头晕等
8. 扁桃体	主治：扁桃体炎、上呼吸道感染、发热等
9. 斜方肌	主治：颈、肩、背部疼痛及落枕、颈椎病等
10. 肺、支气管	主治：肺与支气管疾患（如肺炎、支气管炎、肺结核、哮喘、胸闷等）、鼻炎、皮肤病、心脏病、便秘、腹泻等
11. 甲状腺	主治：甲状腺功能亢进、甲状腺功能减退、甲状腺炎、甲状腺肿大、甲状腺性心脏病、心悸、失眠、烦躁、肥胖、发育不良等
12. 胸部淋巴结	主治：各种炎症、发热、囊肿、癌症、子宫肌瘤、乳腺炎、乳房或胸部肿块、胸痛、免疫力低下等
13. 脾	主治：炎症、发热、贫血、高血压、肌肉酸痛、舌炎、唇炎、食欲不振、消化不良、皮肤病等
14. 腹腔神经丛	主治：胃肠功能紊乱、腹胀、腹泻、胸闷、呃逆、烦躁、失眠、头痛、更年期综合征、生殖系统疾患等
15. 肾上腺	主治：肾上腺功能亢进或低下、各种感染、炎症、过敏性疾病、哮喘、风湿病、心律不齐、昏厥、糖尿病、生殖系统疾病等
16. 肾	主治：急慢性肾炎、肾结石、肾功能不全、尿路结石、高血压、贫血、慢性支气管炎、骨折、斑秃、眩晕、耳鸣、水肿、前列腺炎、前列腺增生等
17. 输尿管	主治：输尿管结石、尿路感染、肾积水、高血压、动脉硬化等
18. 膀胱	主治：肾、输尿管、膀胱等泌尿系统疾患
19. 生殖腺（卵巢、睾丸）	主治：性功能低下、不孕症、不育症、月经不调、前列腺增生、子宫肌瘤等
20. 前列腺、子宫、阴道、尿道	主治：前列腺炎、前列腺增生、尿路感染、尿道炎、阴道炎、白带增多等生殖系统疾患
21. 腹股沟	主治：生殖系统病变、性功能低下、前列腺增生、年老体弱等
22. 食管、气管	主治：食管肿瘤、食道炎症、气管疾患等
23. 胃	主治：胃炎、胃溃疡、胃下垂等胃部疾患，消化不良、胰腺炎、糖尿病、胆囊疾患等
24. 胰腺	主治：胰腺炎、胰腺肿瘤、消化不良、糖尿病等
25. 十二指肠	主治：十二指肠炎、十二指肠溃疡、食欲不振、腹胀、消化不良等
26. 小肠	主治：小肠炎症、腹泻、肠功能紊乱、消化不良、心律失常、失眠等疾患

27. 大肠	主治：腹胀、腹泻、便秘、消化不良、阑尾炎、结肠炎、腹痛、结肠肿瘤、直肠炎、乙状结肠炎、痔疮、肛裂等
28. 盲肠、阑尾	主治：腹泻、腹胀、便秘、消化不良、阑尾炎及其术后腹痛等
29. 回盲瓣	主治：下腹胀气、腹痛等
30. 升结肠	主治：腹泻、腹痛、便秘、结肠炎、结肠肿瘤等
31. 横结肠	主治：腹泻、腹痛、便秘、结肠炎等
32. 降结肠	主治：腹泻、腹痛、便秘、结肠炎等
33. 乙状结肠	主治：直肠炎、直肠癌、便秘、结肠炎、乙状结肠炎等
34. 肛管、肛门	主治：肛门周围炎、痔疮、肛裂、便血、便秘、脱肛等
35. 直肠、肛门	主治：痔疮、肛裂、便血、便秘、脱肛等
36. 肩关节	主治：肩关节周围炎、肩部损伤、肩峰下滑囊炎等肩部疾患
37. 膝关节	主治：膝关节病变和肘关节病变
38. 颈肩区	主治：颈椎病、肩周炎等各种颈肩部病痛
39. 胸腔呼吸器官区	主治：胸闷、咳嗽、气喘等呼吸系统病症
40. 胃脾大肠区	主治：消化不良、食欲不振、腹胀、腹泻、贫血、皮肤病等

掌指的反射区

关于手指部分的反射区，在这里分成两部分介绍：一个是第二掌骨反射区，另一个是第五掌骨反射区。它们分别包含有整个人体的重要部分的反射区。下面分别介绍一下这两个部位的反射区的定位和主要治疗范围。

掌指的反射区

1. 手部第二掌骨桡侧	
（1）头区	主治：头痛、牙痛、三叉神经痛、急性结膜炎及头面、眼、耳、鼻、口、牙、脑等部位疾病
（2）颈肩区	主治：颈肩、甲状腺、咽喉、气管上段、食管上段等部位的疾病
（3）上肢区	主治：肩、上肢、肘、腕、手及食管中段的疾病
（4）心肺区	主治：心、肺、胸、乳房、气管下段、食管下段及背部疾病
（5）肝胆区	主治：肝胆疾病
（6）脾胃区	主治：脾、胃及胰脏疾患
（7）十二指肠区	主治：十二指肠及结肠右曲部疾患
（8）腰腹区	主治：腰扭伤、腰腿痛、大肠与小肠疾病
（9）肾区	主治：肾、输尿管、大肠、小肠疾病
（10）下腹区	主治：下腹部、骶尾部、子宫、膀胱、结肠、直肠、阑尾、卵巢、阴道、睾丸、尿道、肛门等部位疾病
（11）腿区	主治：臀部、股部、膝关节等下肢疾病
（12）足区	主治：足、踝部疾病

2. 手部第五掌骨尺侧反射点

（1）头穴	主治：头面部及眼、耳、鼻、口腔等疾病	
（2）颈肩穴	主治：肩周炎、肩部扭伤、落枕、颈椎病等	
（3）心肺穴	主治：心、肺、气管及胸背部疾病	
（4）肝胆穴	主治：肝胆疾病	
（5）脾胃穴	主治：脾、胃、肌肉疾病	
（6）肾穴	主治：遗尿、肾、膀胱及生殖系统疾病	
（7）脐周穴	主治：结肠炎、小肠炎、腰扭伤等	
（8）生殖穴	主治：生殖系统疾病、肛周疾病、腰腿痛等	

手背部的反射区

下面一起来看看手背部的反射区都有哪些，可以治疗什么样的疾病吧。

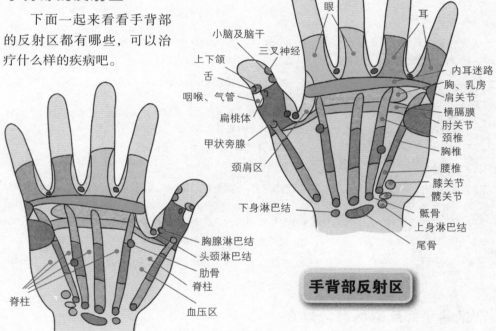

手背部反射区

手背部的反射区

1. 耳	主治：各种耳疾中耳炎、耳聋、耳鸣、眩晕、晕车船等
2. 耳内迷路（平衡器官）	主治：头晕、晕车船、美尼尔综合征、耳鸣、高血压、低血压、平衡障碍等
3. 喉、气管	主治：气管炎、咽喉炎、咳嗽、气喘、上呼吸道感染、声音嘶哑等
4. 舌、口腔	主治：口舌生疮、味觉异常、口腔溃疡、口干唇裂、口唇疱疹等
5. 上、下颌	主治：牙周炎、牙龈炎、牙周病、牙痛、口腔溃疡、颞下颌关节炎、打鼾等
6. 颈项	主治：颈项酸痛、颈项僵硬、颈部伤筋、落枕、颈椎病、高血压，消化道疾病等

7. 胸、乳房	主治：胸部疾患、各种肺病、食道病症、心脏病、乳房疾患，胸闷、乳汁不足、胸部软组织损伤、重症肌无力等
8. 心	主治：心脏疾病、高血压、失眠、盗汗、口舌生疮、肺部疾患等
9. 膈、横膈膜	主治：呃逆、腹痛、恶心、呕吐等
10. 肝	主治：肝脏疾患（如肝区不适、肝炎、肝硬化等）、消化系统疾患（腹胀、腹痛、消化不良等）、血液系统疾病、高脂血症、肾脏疾患、眼病、眩晕、扭伤、指甲疾患等
11. 胆囊	主治：胆囊炎、胆石症、胆道蛔虫症、厌食、消化不良、高脂血症、胃肠功能紊乱、肝脏疾患、失眠、惊恐不宁、皮肤病、痤疮等
12. 头颈淋巴结	主治：治疗眼、耳、鼻、舌、口腔、牙齿等部位疾患，淋巴结肿大、甲状腺肿大及免疫功能低下
13. 甲状旁腺	主治：甲状旁腺功能低下或亢进、佝偻病、低钙性肌肉痉挛、心脏病、各种过敏性疾病、腹胀、白内障、心悸、失眠、癫痫等
14. 上身淋巴结	主治：各种炎症、发热、囊肿、子宫肌瘤、免疫力低下、癌症等
15. 下身淋巴结	主治：各种炎症、发热、水肿、囊肿、子宫肌瘤、蜂窝组织炎、免疫力低下等
16. 脊柱	主治：颈椎病、落枕、背部不适、腰痛、腰肌劳损、腰椎间盘突出症等
17. 颈椎	主治：颈椎病、落枕、颈项酸痛或僵硬等
18. 胸椎	主治：颈、肩、背部软组织损伤，循环和呼吸系统疾病引起的胸痛、胸闷等，胸椎病变
19. 腰椎	主治：腰酸背痛、急性腰扭伤、慢性腰肌劳损、腰椎骨质增生、腰椎间盘突出症等各种腰椎病变，坐骨神经痛等
20. 骶骨	主治：坐骨神经痛、腰骶劳损、便秘等
21. 尾骨	主治：骶尾骨部损伤、疼痛等
22. 肋骨	主治：肋骨病变、肋软骨炎、肋膜炎、胸闷、胸痛、胸膜炎、胸胁疼痛等
23. 肘关节	主治：网球肘、学生肘、矿工肘等肘部病痛，髌上滑囊炎、半月板损伤、副侧韧带损伤、增生性关节炎等膝部疾患
24. 髋关节	主治：髋关节疼痛、坐骨神经痛、肩关节疼痛、腰背痛等
25. 血压区	主治：高血压、低血压、头痛、头昏、眩晕、呕吐、发热、胃痛、便秘等

常见病手部反射区自愈处方

下面，我们再为大家介绍几种常见病的手部反射区自愈方法，希望能为大家带来健康：

1. 胃灼热的手部反射区自愈处方

（1）健理三针区和胃肠功能有着密切关系，用圆珠笔芯和发夹刺激健理三针区，既可抑制胃肠功能，又可减少胃酸分泌

（2）胸腹区和三焦经、肝经、心包经有关，对三焦经、心穴、肝穴等穴位实施强刺激，有助于抑制胃酸的分泌。值得注意的是，只有经过强刺激才可抑制胃酸的分泌，轻轻地压揉手背，反而会促进胃酸的分泌

2. 腰痛的手部反射区自愈处方

手部反射区治疗腰痛有三个关键。第一，偏于示指一侧的腰腿点，是腰痛和坐骨神经痛的有效穴位；第二，偏于无名指一侧的腰腿点，是专治闪腰的特效穴位，手疗刺激以柔为宜；第三，小指与无名指交界处手臂侧有一个穴位叫作坐骨神经点，是专治坐骨神经痛的特效穴位

具体方法：指压按摩，压 1 秒钟，松一下再压，反复多次，治疗腰痛

3. 高血压的手部反射区自愈处方

（1）早期高血压降压穴位是"血压反应区"下端小指侧的阻谷穴

（2）血压升高到 180 毫米汞柱时，降压穴位反应区升至音谷穴

（3）血压升高到 200 毫米汞柱时，降压穴位继续上行至落零五穴。具体方法：将牙签 10 个为一组捆扎起来分别刺激相应的穴位

4. 腹泻的手部反射区自愈处方

（1）指压位于手背胸腹区的下痢点，止泻有奇效。治疗方法：用拇指摁住下痢点反复揉压，顷刻会有明显效果

（2）除以下痢点之外，还有位于示指掌侧的第一指节上的大肠区和小指掌侧第一指节的肾区，无论用手指按压或用烟头熏灼，都有明显疗效

（3）位于手心上的健理三针区对于控制腹泻也很有效，充分压揉这一反射区，可改善胃功能，促进消化吸收

5. 哮喘的手部反射区自愈处方

（1）咳喘点是治疗哮喘病的特效反射区，哮喘发作时，首先刺激此处。具体方法：用烟灼法。将香烟点着灼熏咳喘点，当患者手感到灼热时抬离一下，然后再进行下一次烟灼。每次持续 3 ~ 5 分钟为 1 个疗程。反复多次，疗效显著

（2）刺激呼吸区和肺穴。呼吸区位于手掌拇指丘外侧，刺激方式与咳喘点稍有不同，只需轻柔按摩、指压等。这两个反射区对预防哮喘非常有效

6. 老花眼的手部反射区自愈处方

治疗老花眼的有效反射区（兼穴位）即位于手掌上的心包区，示指上的商阳，小指上的少泽，还有老眼点和养老穴

具体方法：对每个反射区（或穴位）指压按揉，尤其应在养老穴和老眼点各做 10 ~ 15 次指压、按、揉，疗程 1 ~ 3 个月。刺激法多种多样，如指压法、圆珠笔尖刺激法、烟灼法和艾灸法等

第 3 节
天赋妙手——常用手部九大特效穴

上天赋予我们一双精美灵巧的妙手，可不仅仅是让我们用来拿东西的。它的功用真的是其他动物所望尘莫及的。前面已经说过，手上有着人体中许多经络的起讫点，这些点其实就是穴位。其实，手上除了这些点，各种各样的穴位还有很多。在这些穴位中，就有很多是治病强身的特效穴。下面我们为您一一列举最常用的六大特效穴。

疗效非凡的妙穴——合谷穴

为什么叫合谷穴呢？就是因为这个穴正好在大拇指和示指的虎口间，拇指和示指像两座山，虎口则好像是两山之间的山谷，合谷穴正好在这个山谷中。合谷穴是手阳明大肠经上的一个很重要又好用的穴位，中医认为它具有疏风止痛、通络开窍之功，可以治疗很多疾病。

合谷穴

简便取穴的方法：以一手的拇指之骨关节横纹，放在另一手拇、示指之间的指蹼缘上，在拇指尖下就是此穴。还有一种简便方法：把拇指、示指合拢，在肌肉的最高处取穴

合谷穴是手阳明大肠经的原穴，位置在手背，第一、二掌骨间，第二掌骨桡侧的中点处

合谷穴的功效

1. 双向调节人体汗液代谢：多汗和无汗都是人体汗液代谢失常的表现，通过刺激合谷穴能将人体异常的排汗调整至正常

2. 治大便异常：合谷穴本身就是手阳明大肠经的穴位，因此，治疗便秘是它的本职工作

3. 治头部、面部五官疾患：如头痛、头晕、眼斜口歪、流鼻血、牙痛、疳腮等

4. 治各种痛证：包括手指痛、手臂痛、头痛、牙痛、腹痛、痛经等各种疼痛

点按方法：顺时针方向按揉100次有泻火、攻邪的作用，可起到泻火、镇痛、发汗、通便的效果。逆时针方向按揉100次则是调补脾胃之气，有补益的作用，可起到调养、止痛、止汗的效果

5. 治疗感冒发热、皮肤疹疾：合谷穴有解表透疹的功效，因此，对于感冒发热、皮肤隐疹有宣发透表的作用

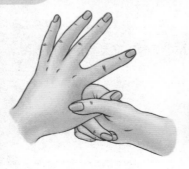

手任劳作，穴在掌心——劳宫穴

这个穴位对应的是手掌心，而在身体内部，它却对应着非常重要的心脏。可以说劳宫穴是心脏在外部的观察哨，而掌心也是手部治疗的核心，所以劳宫穴当之无愧地承担起了非常关键的角色。

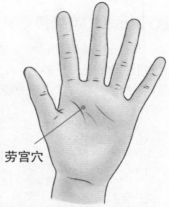

简便取穴的方法：握住拳头，中指指尖下即是此穴。在手掌有两条比较大的掌纹相交成"人"字形，沿中指中线向手掌方向延伸，经过"人"字相交点的下方区域，这个重合的地方即是劳宫穴

劳宫穴

劳宫穴是手厥阴心包经的荥穴，位置在手掌心，在第二、三掌骨之间偏于第三掌骨处

劳宫穴的功效

1. 治心系疾病：劳宫穴是手厥阴心包经的穴位，治疗各种心系疾病，比如心前区疼痛、心慌、心胸憋闷等症是它的职责所在

2. 治神智疾患：如中风昏迷、癫狂、中暑、更年期情绪失常等症。中医上讲，心主神智，劳宫穴又是手厥阴心包经的穴位，因此，对于神智方面出了问题的疾病，劳宫穴是可以治疗的

点按方法：顺时针方向按揉100次有泻火、攻邪的作用，可起到泻心火、宁心、安神、醒神开窍的效果。逆时针方向按揉100次则是调补心之气，有补益的作用，可起到调养、镇静、宁神的效果

3. 治热证：如口疮、口臭等由心火引起的热证。阴虚的病人最常见的症状之一是五心烦热，心烦不安，手心脚心发热感，有向外冒火的感觉，晚上睡觉的时候，即使天冷也喜欢把手脚放在被子的外面，劳宫穴就可以解决这个问题

4. 治手部的疾患：如手掌痛、鹅掌风等手部疾患。劳宫穴的位置就在手掌心，因此，不难理解对于手部疾患的治疗它的治疗范围所在

肺部的健康神医——尺泽穴

很多有肺脏疾病的人发病的时候都会很难受，喘不上来气是非常多见的。尺泽穴就是解决这类问题的钥匙，整个呼吸的不适都要靠尺泽穴来减缓。所以，尺泽可以说真的是身体里专治肺病的神医。

尺泽穴

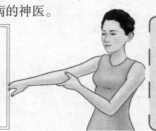

尺泽穴主治咳嗽、气喘、胸部胀满等，对肘、臂肌肉痉挛疼痛也有很好疗效

点按方法：顺时针方向按揉100次有泻火、攻邪的作用，可起到泻火、止咳、顺气的效果。逆时针方向按揉100次则是调补肺气，有补益作用，可起到调养的效果

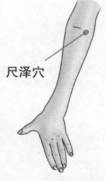

尺泽穴是手太阴肺经的合穴，位置在肘部横纹中，肱二头肌腱桡侧凹陷处

通经活络，消除疼痛的首选穴——手三里穴

有很多的人都知道养生益寿的重要方法就是刺激足三里。其实手三里和足三里都是人体比较重要的穴位，二者相辅相成。而且，对于一些常见疼痛的治疗，手三里有非常好的作用。

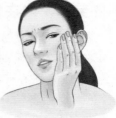

常常出现腹胀，尤其是吃过饭后腹胀明显，以及手臂麻痛、肘部肌肉痉挛无力等病症，都可以通过刺激手三里穴施治。治腹胀采用点按手法，可配合之前提到的内关穴，以获得更明显的效果；治手臂麻痛、肘部肌肉痉挛无力使用按摩手法，因为手三里穴的位置就在手臂靠近肘关节处，所以属于近治，效果不错

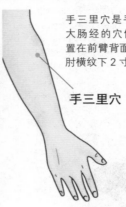

手三里穴是手阳明大肠经的穴位。位置在前臂背面桡侧，肘横纹下2寸处

手三里穴

手三里穴是手阳明大肠经的穴位。通常，牙痛、面颊肿痛都是胃肠实热所导致的，因此，时常有类似症状的读者可以试试点按手三里穴

点按方法：顺时针方向按揉100次有泻火、攻邪的作用，可起到泻火、镇痛的效果。逆时针方向按揉100次则是调补气血，有补益之功，可起到调养、止痛的效果

调节血压的神奇穴位——曲池穴

曲池这个穴可以用神奇来形容，因为虽然曲池穴是大肠经上的一个穴位，但是曲池穴的作用却是非常广泛的，包括治疗现在困扰很多人的高血压。如果遇到了不知道怎么治疗的疾病，可以先从曲池下手。

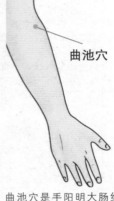

曲池穴

曲池穴是手阳明大肠经的合穴，位置在屈肘成直角，位于肘横纹外端与肱骨外上髁连线的中点处

曲池穴的功效

1. 咽喉肿痛、齿痛、目赤肿痛：阳明经所属脏腑是脾胃，咽喉为脾胃的门户，因此，咽喉肿痛、牙龈、牙齿肿痛等相关的口腔内的疾患，曲池穴是可以治疗的

2. 隐疹、热病、癫狂：曲池穴本身可以清热降火，因此对于一些热病、血热引起的皮肤疹疾，还有热病导致的神昏甚至癫狂，都可以通过刺激曲池穴来治疗

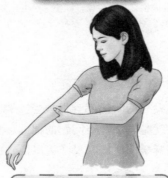

3. 腹痛、吐泻等肠胃疾病：这其中的道理太简单了，曲池穴本身就是手阳明大肠经的穴位，而且又是特殊的合穴，合治内腑，因此，对于肠胃疾病选择按压刺激曲池穴是最合适不过的了

点按方法：顺时针方向按揉100次有泻火、攻邪的作用，可起到泻火、镇痛、通便、降压的效果。逆时针方向按揉100次则是调补脾胃之气，有补益的作用，可起到调养、止痛、升压的效果

4. 高血压：每天点按、刺激曲池穴，可以帮您控制良好的血压，长期坚持下去，不用依赖降压药也是有可能的

5. 上肢不遂、手臂肿痛：曲池穴就在肘关节附近，由于穴位的近治作用，完全可以治疗上肢、手臂的不适

疗效众多的特效穴位——内关穴

内关穴是手厥阴心包经的络穴，特殊的是它还是八脉交会穴之一，和阴维脉是相通的（阴维脉是奇经八脉中的一条经脉，主治的是心腹痛、胸胁痛的病证），因而有着众多的特效。

内关穴

内关穴的功效

1. 治心系疾患：内关穴是手厥阴心包经的穴位，治疗心系疾病如心痛、心慌、胸痛、心胸憋闷等症是它的本职所在

2. 治神智疾患：如癫狂症、抑郁症、失眠等症。中医上讲，心主神智，内关穴又是手厥阴心包经的穴位，因此，对于神智方面出了问题的疾病，内关穴是可以治疗的

内关穴的位置在前臂的掌侧（即取穴时应将手心朝上），在掌长肌腱与桡侧腕屈肌腱之间且距离腕横纹上2寸处

3. 治胃部不适：如胃痛、呕吐、呃逆等症

4. 治手腕挛急疼痛：内关穴的位置临近手腕处，因此，不难理解对于手腕部疾患的治疗属于它的治疗范围所在，时常点按有助于放松局部的肌肉，畅通气血

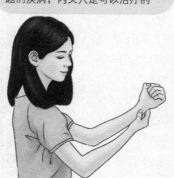

点按方法：顺时针方向按揉100次有泻火、攻邪的作用，可起到泻火、发汗、镇痛、通便的效果。逆时针方向按揉100次则是调补脾胃，有补益的作用，可起到止痛、止汗的效果

缓解胸闷的能手——消泺穴

胸闷是指胸部闷，有堵塞感或气短，伴见心悸、胸痛、情绪不宁、头昏体倦、食少腹胀等症。胸痹、心悸、痰饮、肺胀等病症均可见此症。

消泺穴

胸闷形成的原因

该穴位于人体的臂外侧，当清冷渊穴与臑会穴连线中点处

1. 情志失调。忧思恼怒，气机失常，脾不化津，聚湿生痰，肝气郁结，气滞血瘀，痰瘀交阻，胸中气机不畅，则为胸闷。情绪不好、爱生气的人常有此症

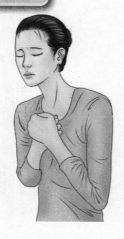

3. 冠心病、胸膜炎、肺气肿等疾病也可引起胸闷。上班族由于工作压力大或者饮食不当，可能会有胸闷、心悸的现象，只要每天坚持敲消泺穴就能治愈。因为胸闷是上焦气郁而成的，而消泺穴正是三焦经的一个穴位，所以如果平时感到胸闷，可以按摩或者敲击此穴位，它会使你的胸闷消失

2. 饮食不当。过食膏粱厚味、肥甘生冷，损伤脾胃，运化失常，聚湿生痰，痰阻脉络，气滞血瘀而成胸闷

让皮肤细腻光滑有弹性——列缺穴

《素问·五脏生成》中这样记载肺的功能："肺之合皮也，其荣毛也。"意思是说，肺管理汗孔的开合。皮毛包括皮肤、汗腺、毫毛等组织，为一身之表，依赖肺宣发卫气和津液温养、润泽，是机体抵抗外邪的屏障。肺的生理功能正常，皮肤得养，毫毛有光泽，抵御外邪的能力就强。如果肺功能不好，汗孔就不能正常开关，体内代谢的垃圾就不能随着汗液排出体外，而是在毛孔处堆积，堵住毛孔，使皮肤产生小疙瘩。因此，要想消除这些烦人的小疙瘩，就要想办法调理肺的功能，这时列缺穴当然是首选的穴位了。

除了刺激列缺之外，要想让皮肤柔滑有弹性，还可以采用多运动和喝热水的方式达到多出汗的目的。只要汗出来了，小疙瘩也就会慢慢消失。

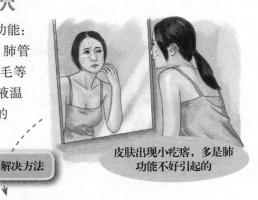

皮肤出现小疙瘩，多是肺功能不好引起的

解决方法

具体操作方法：每天用示指按压此穴3分钟就可以。时间最好是在凌晨3～5点，当然，如果条件不允许，也可以在上午9～11点脾经旺时来按摩。另外，除了指压法，我们还可以采用艾灸法，或者用热毛巾敷列缺穴，效果也很不错

列缺穴

把两手虎口自然平直交叉，一手示指按在另一手桡骨茎突上，指尖下凹陷中即是列缺穴

神奇的止嗝大穴——少商穴

生活中，我们经常会连续不断地打嗝。其实，引起打嗝的原因有多种，包括胃、食管功能或器质性改变。也有外界物质、生化、物理刺激可引起打嗝，比如：进入胃内的空气过多而自口腔溢出，精神神经因素（如迷走神经兴奋、幽门痉挛）、饮食习惯不良（如进食、饮水过急）、吞咽动作过多（如口涎过多或过少时）等。而胃肠神经官能症、胃肠道慢性疾病引起胃蠕动减弱导致打嗝时则发病频繁且治疗时不易改善。

除此之外，我们还应当注意，打嗝时不要心焦气躁，不要在打嗝时服冷饮，也不要做剧烈运动。

打嗝虽然不是什么大毛病，但在有些场合，打嗝是很尴尬的，但往往又很难控制。这时候，我们不妨用一用手指的少商穴

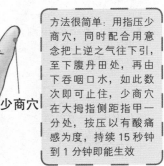

少商穴止打嗝

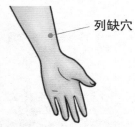

少商穴

方法很简单：用指压少商穴，同时配合用意念把上逆之气往下引，至下腹丹田处，再由下吞咽口水，如此数次即可止住，少商穴在大拇指侧距指甲一分处，按压以有酸痛感为度，持续15秒钟到1分钟即能生效

第4节

握住健康的钥匙——手部按摩防治百病

手是人类身体上最精美的部分之一，上面有身体健康的大药田。在我们的手上取"药"的方法有很多，手部按摩就是其中之一，可谓人体健康的一把金钥匙。在手上不同的部位进行按摩，所产生的效果也是不一样的。下面我们就介绍一些手部按摩的基本知识。只要能握住这把健康的钥匙，您就一定能打开通向健康的大门。

不可不知的手部运动

适当的手部活动是保持双手正常生理功能最简便有效的保健方法。同时，手部活动刺激手部反射区、经脉穴位以及神经、血管、肌腱、韧带、皮肤等，可改善血液循环，调节人体各脏腑、器官的生理功能，增强人体的自身免疫力，调整人体的阴阳平衡，促进身体健康和疾病的康复，还可促进睡眠、解除疲劳、增强体力、减肥美容，对保持旺盛的精力有很好的作用，做手部活动时，要心平气和，去除手上的装饰物品如戒指等。一般按先活动手指，再活动手腕；先手掌，后手背的顺序进行。手指按拇指、示指、中指、无名指、小指的顺序活动。速度要均匀和缓，呼吸自然，闭目养神。时间以每次2～3分钟为宜，不要超过5分钟。平时要注意保持手部清洁卫生，勤修指甲。

这里，我们介绍一些常用的、简便有效的手部活动方法。

1.十指对压、叉指转腕

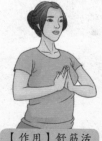

【作用】舒筋活络，宽胸理气，清新头脑

方法：屈肘双手当胸，拇指在内，十指相对，以螺纹面相接触，做有节奏的推压，幅度由小到大，可做4×8次。然后十指相叉，各指自然夹持，不要用力，转动腕关节2×8次到4×8次。每天早晚各1次即可

2.十指叉压、动腕松指

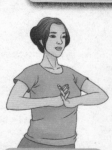

【作用】益气活血，平衡阴阳，健脑益智

方法：双手平行，手心向下，指尖朝上交叉，以肘、腕稍用力，压指、压手背，动作要和缓，幅度由小到大。每次做4×8次。然后两掌相对，保持叉指状态，各指自然夹持，不要用力，活动腕关节2×8次到4×8次。每天早晚各1次即可

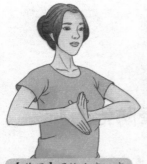

3.虎口互擦、按揉合谷

方法：两手拇指、示指张开呈十字交叉状，左右手相对，两手稍用力同时做一正一反、一反一正的有节奏的虎口相对撞擦，连续做8次或16次。然后以拇指按揉合谷，左右交换，各按揉16次。每天早晚各1次即可

【作用】通络止麻，宁神开窍，明目聪耳，健脑益智，清热镇痛，解表祛风

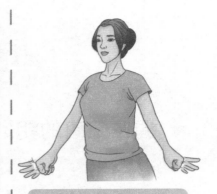

【作用】益气活血，健脑益智

4.甩腕松指、擦热掌背

【作用】活血化瘀，滑利关节，祛寒解表，健脑安神，消除疲劳

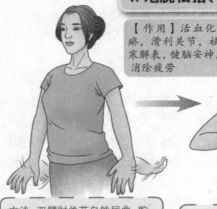

方法：双臂肘关节自然屈曲，腕、掌、指各关节放松，腕关节自然下垂，然后有节奏地甩动腕、掌、指关节4×8次

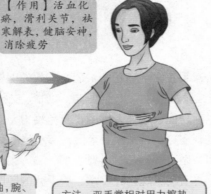

方法：双手掌相对用力擦热，再擦热手背。每天早晚各1次即可

5.先分后合、弹伸十指

方法：手握空拳，依拇指、示指、中指、无名指、小指的顺序，依次弹伸各指。弹伸拇指时，可以示指压之；弹伸其他各指，均以拇指压之。左右手同时进行。力量由小到大，速度均匀和缓，自然呼吸。每次可做4×8次。然后双手紧握拳，用力快速弹出十指，十指尽量背伸，呈荷叶掌。如此，连续2×8次到4×8次。每天早晚1次即可

6.切按指尖、捻拔十指

【作用】醒脑安神，滑利关节，活血化瘀，宽胸理气，强心健身

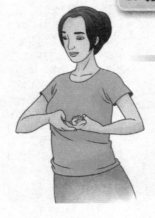

方法：以手拇指指甲缘轻轻切按各指尖端，每指8次，左右交换。也可相互撞击各指尖8次

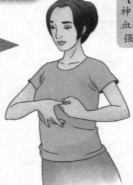

方法：以左手拇指、示指捻搓右手各指并稍用力拔伸之，各1遍。左右交换。每天早晚各1次即可

不可不知的手部保健方法

人类的双手为了适应各种各样复杂细致的工作，在几十万年的进化过程中，具备了它特异、严谨的结构，灵敏、精巧、有力的功能。一方面，它感觉灵敏，例如用手接触物体后，在手指端的腹面，不但感觉清楚，而且还能识物。另一方面，手掌部的皮肤比其他部位的皮肤要厚得多，比躯干部位的皮肤要厚 10 倍左右，正因如此，它坚韧耐磨，能抵御外界物理、化学方面因素的伤害。但是，手经常暴露在外，每天都要从事各种劳动，频繁接触各种各样的物质，也就容易遭受损害，从而导致各种各样皮肤病的发生。因此我们要精心照料自己的双手，加强手的保健。前面我们已经介绍一些常用的手部活动锻炼的方法，这里不再赘述。下面将分别讨论手部保健的要点。

1. 防燥护肤

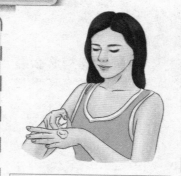

方法：洗手时使用多脂肥皂或中性肥皂，或使用含有鹅胰脏的肥皂，俗称胰子或黑肥皂。搽些脂类护肤膏以润泽皮肤。中医传统使用香油、蜂蜜、蜡、蛤蜊油之类，再配合活血收敛的中药如白芷、松香等，熬成软膏外用。冬季每晚用热水洗脸或洗手足，可以改善手的血液循环。此外，充足的阳光照晒，手的干洗或摩擦，同样可促进汗腺、皮脂腺的分泌，促进手部皮肤的血液循环，增进皮肤代谢，起到润肤防燥的效果

冬季气候严寒而干燥，水中作业者、野外工作者或经常住室外活动者，多可出现手部皮肤干燥或皲裂

2. 保暖防冻

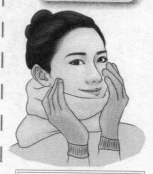

冬天人体受冷空气的刺激，引起体表毛细血管收缩，循环血液大部分向内脏集中，处于循环末梢的双手，由于长时间处于寒冷、缺血状态，极易冻伤，尤其是老年人、儿童及室外工作者

3. 手部皮肤皲裂的处理

手部皮肤皲裂指手部皮肤的干燥和裂开，在体力、脑力劳动者身上均可发生。若引起疼痛、出血甚至感染，则妨碍学习、工作

方法：为了预防手部皮肤皲裂的发生，应尽量减少劳动中的直接摩擦，最好戴手套，经常用温水洗手，局部涂搽润肤膏、护肤膏、蛤蜊油或动物油类（如猪油）。用刀片轻巧削去增殖明显的角质层，再涂上角质剥离剂（硫酸锌 10 克、水杨酸 10 克、凡士林加至 100 克），并积极治疗原有的皮肤病

方法：为了保暖防冻，冬季室外活动时可戴上手套，并做搓手按摩，跑步运动。此外，适量的饮酒也可增快血液循环，御寒防冻。《摄生三要》言："酒能动血，人饮酒则面赤，手足俱红，是扰其血而奔驰之也。"膳食中有些作料如葱、姜、胡椒粉等做汤，不仅能调味，还可温中散寒，有一定的御寒效果

修剪指甲的正确方法：在修剪指甲之前，将指甲或全手在温水中泡一会儿，进行指甲的按摩，待指甲及附近皮肤水分吸收充分，指甲具备弹性时再开始修剪。指甲不宜剪得过短，最好是剪成椭圆形，使指甲缘的软组织能显露出来。这样指甲不易折断，手指也好看。指甲缘的两端，也不能过度向下深剪，防止形成嵌甲，导致感染

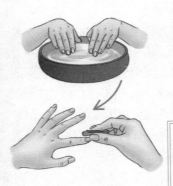

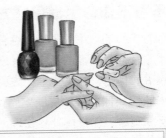

4. 保护指甲

鉴于指甲油内含有一种使指甲薄层变脆折裂的物质，不宜经常使用它，也不宜涂后很长时间不更换，1周左右要清理更换一次，使指甲有休息的间隙。更不能把丙酮涂在指甲上，丙酮会使指甲变得更加干燥

5. 正确处理肉刺

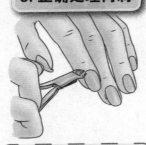

在干燥的环境里工作或洗手过度，指甲周围容易产生肉刺。处理肉刺不宜用手撕脱，正确的办法是用指甲剪的根部将其剪除

6. 手起疱怎么办

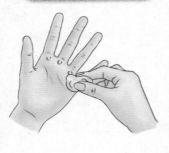

平时劳动锻炼少的人，经过一次较强的劳动之后，手上常常起疱，多数是水疱，也可能是血疱，如果随便找根针将其刺破，很容易导致感染。正确的方法是用75%乙醇将局部消毒一下，再用无菌的注射针头在水疱基底部将其刺破，待液体流尽，涂以红药水干燥即可

手掌部的老茧，即胼胝，多是劳动中逐渐形成的，也是手掌部皮肤对劳动中局部摩擦所形成的一种保护性反应。因此，一般来说，手上长满了老茧，是有利于劳动的，不必太在意，但如果老茧形成太厚，对触摸物体则有影响

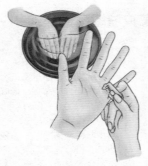

7. 正确削剪老茧

正确处理办法是：先将手在温水中浸泡，使其软化，然后用清洁快刀片一层层地削剪，一次不宜削得过深，以免损伤健康组织；若有出血，用75%乙醇消毒后，涂上红药水包扎即可

　　手反映了一个人的身心健康状态，是我们身心健康状况的真实记录者，有一双健美柔润的双手无疑能给我们增色添辉。通过手部按摩、手的锻炼、手的保健，可使它更好地为我们防病治病。精心地照料自己的双手吧，哲人说："是否能成为干练的人，只要看她的那双手。"

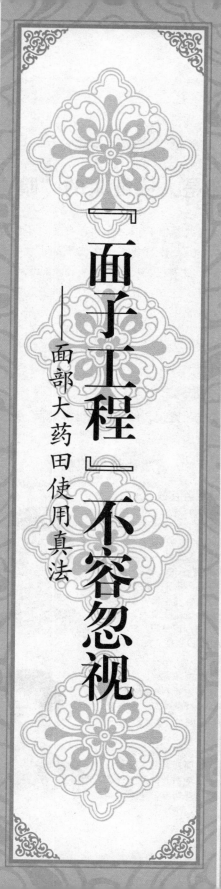

第五章

『面子工程』不容忽视

——面部大药田使用真法

第 1 节

头面部是人体健康的"晴雨表"

在我们的身上，处处都有福田，头面部自然也不例外，而且它上面的福田还不少呢。其实这不是到了现代人们才发现的，也不是外国人发现的。早在两千多年前，我们的祖先就发现了我们头面上的秘密，并记录了下来，比如说《黄帝内经》中就有这样的描述。您对您的头了解吗？您对它了解多少呢？让我们一起重新认识一下它吧。

看看面色就知道病变在哪

古有"望面色，审苗窍"之说，即从面相可辨疾病。那么，该如何根据自己的面相审视其中透露出的疾病呢？

观面色知疾病

1. 脸色苍白

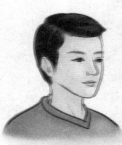

白色见于两眉之间，是肺脏有病；甲状腺功能减退症、慢性肾炎患者的面色，较正常人苍白，铅中毒时，患者面色灰白，寄生虫病、白血病患者，长期在室内工作及营养不良者亦见此色；肠道寄生虫病，面部可见白点或白斑。此外，脸色苍白也是贫血的表现

2. 脸色赤红

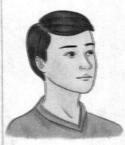

如两颧部呈现绯红色，则是结核病的信号，尤以下午症状更明显。面颊与腮边出现赤色是心脏病的表征。面颊如出现对称的"蝶斑"，则为红斑狼疮病症的表现

3. 脸色潮红

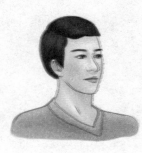

这种潮红有生理性的与病理性的两种。生理性脸部潮红与饮酒、日晒、剧烈运动或情绪活动、愤怒或害羞等有关；病理性面部潮红主要是由于感染引起的高热性疾病，如伤寒、疟疾、肺结核、肺炎等

4. 脸色发黑

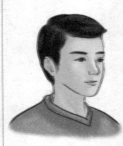

面部呈现黑色是慢性病的表征，应引起特别注意。中医认为，面部呈现黑色的原因为肾精亏损，可用补肾药物进行治疗。因生理现象而形成的脸色变黑、老年性色素斑、妇女妊娠斑等，则属于正常现象，不是疾病

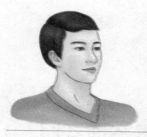

5. 脸色发绿

是脾脏疾病的表征。易感染痢疾、肠伤寒、白血病

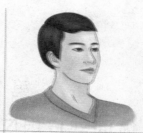

6. 脸色发橙

脸色呈橙色是胆结石、胆囊病的表征

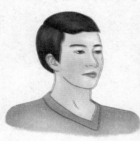

7. 脸色青紫

脸部及嘴唇青紫，是皮下瘀血所致，可见于严重的哮喘、肺气肿、肺炎、肺梗死、慢性支气管炎、气管异物及小儿高热等。低氧引起的剧痛、肺源性心脏病、先天性心脏病、心力衰竭等都可能引起面色青紫

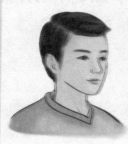

8. 脸色发黄

进食过多胡萝卜素后，胡萝卜素转化为维生素A的过程发生障碍，会导致鼻旁发黄。如果不是进食引起的发黄，则有可能是黄疸病症状。钩虫病病人由于长期慢性失血，也会面色发黄

警惕不祥的面部斑点

雀斑为淡黄色、浅褐色、暗色斑点或黑色斑，呈圆形或椭圆形，大小不等。多发于面部。从面部斑点的部位来分，常见的面部斑点有以下几种：

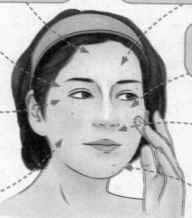

1. 发际边斑点和妇科疾病有关，常预示女性激素不平衡、内分泌失调等

5. 额头斑点多见于性激素、肾上腺皮质激素、卵巢激素异常者

2. 眼皮部斑点多见于妊娠与人流次数过多及女性激素不平衡者

6. 眼周围斑点多见于子宫疾患、流产过多及激素不平衡引起情绪不稳定者

3. 太阳穴、眼尾部斑点和甲状腺功能减弱、妊娠、更年期、神经质及心理受到强烈打击等因素有关

7. 鼻下斑点多见于卵巢疾患

4. 面颊部斑点多见于肝脏疾患，更年期老人、肾上腺功能减弱者面部也有显现

8. 下颌斑点见于血液酸化、白带过多等妇科疾患

长雀斑的女性在饮食上应经常食用富含维生素C、维生素A、维生素E、维生素B_2的食物，如香菜、油菜、青椒、苋菜、芹菜、白萝卜、黄豆、枣、杧果、牛奶、优酪乳及奶油等。少吃不易消化或刺激性强的食物，并少喝、少吃浓茶、咖啡等可增加皮肤色素沉着的饮料及食物。

第 2 节

认识人体面部反射区，打开健康幸福之门

中医认为："十二经脉，三百六十五络，其血气皆上于面而走空窍……其气之津液，皆熏于面。"面部汇聚了人身各部气血，是全身脏腑、肢节、经络的反射区，并能灵敏地反映体内的疾病。人体有病时，不仅可以在面部看出状况，也可以从面部进行调理。

善用面部反射区，驱走病魔保健康

知道了头面部反射区的位置，就相当于找到了打开健康的钥匙，我们可以利用这个武器驱病保健。

通过在面部的反射区或经络腧穴等部位上，进行手法按摩或借助按摩工具对这些部位加以刺激，可以达到预防和治疗疾病目的，这就是面部反射区按摩保健法。它主要是在古代医学"面部脏腑与肢节定位关系"学说的基础上确立起来的，同时结合了中医学的脏腑经络理论与现代医学的解剖定位理论，体现了面部反射区与人体脏腑肢节的对应关系，同时也体现了面部反射区与人体脏腑经络理论与现代医学的解剖定位理论，通过对这些反射区进行按摩等刺激，调整人体阴阳平衡，从而起到治疗和预防的作用。

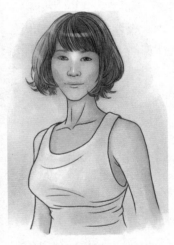

人体在发生病变的时候，在面部相应的区域就会出现色泽和形态的变化，通过观察面色及形态异常的部位所在，可以判断出具体病变的脏腑。比如说两眉之间是肺区，肺部疾患常在此处出现异常。肺气不足的话，肺区呈现苍白

面部反射区不但可以用来诊断疾病，也可以辅助治疗，可以用针刺、指压或按摩面部的相应区域来治疗疾病。面部反射区的选用方法如下。

首先，可以根据疾病的相应部位选取。按照病变的脏腑器官选取相应的反射区。如咳喘可选肺区，痛经可选子宫区。其次，还可以根据面部的反应点选取。当有病时，在面部相应反射区常出现色泽或形态的变化，或出现压痛点，即反应点。比如，胃痛的时候常在胃区有变化，此时可选取胃区治疗胃痛。根据中医理论辨证选取。如胃痛，属于肝火犯胃者，除选取胃区外，还可选取肝区。

下面说说一些常见的病症在面部的表现，供大家参考。

发际一圈有小痘痘，或者和面部其他部位颜色不一样，说明心理压力比较大；出现斑，说明心脏有疾病；有痣、瘊子，可能心脏功能先天不足
如果在鼻梁处出现横纹或横纹比较明显，说明心脏状况不太好；要是出现的横纹深，而且舌头上面也有很深的竖纹（沟），可能是有比较严重的心脏病
如果嘴唇发紫，则是心脏或者肺脏的功能不太好
两眉头之间出现竖纹，竖纹很深并且本部位发红的话，此人可能心脑血管供血不足
若额头中间比较凹，且颜色晦暗或发青，或有斑，说明肺部有疾病；如有粉刺，证明近期患过感冒或嗓子疼。若两眉头部位有痣、瘊子或发白，则可能有咽喉炎或扁桃体炎，或胸闷气短等
两眼角与鼻梁之间晦暗或发青，说明胸闷气短。女性此部位晦暗或发青，说明她经期时乳房胀痛。如果女性上眼皮内侧部位有痣、瘊子或闭上眼睛时有粉痘状的突起，说明乳房有乳腺增生的可能性
肝反射区青暗，或有黑褐色斑点、斑片，可能有脂肪肝；有青春痘证明肝火旺；高处有斑，可能是肝火大；皮肤青黄，伴面色晦暗，多为肝病；出现如蟹爪状的毛细血管扩张并向眉心延伸，多为肝硬化
胆反射区有红血丝、青春痘，或晨起后嘴里发苦，说明胆部有炎症；若有斑，可能有胆囊炎；若有痣、瘊子，胆功能先天不足。眼下面胆区有一对明显的斑或有痣、瘊子，是胆结石
肾反射区有红血丝、青春痘或斑，证明肾虚；有很深且大的斑，极有可能是肾结石；有痣或瘊子，证明肾功能先天不足，也会有腰、腿及背部酸疼。眼角有很深的鱼尾纹，耳旁有竖褶子，也是肾虚的表现
人中沟狭长，易出现痛经、子宫下垂；上窄下宽，多提示子宫后倾或后位，常有月经时腰酸；短浅，男性可有阳痿、遗精之患；色黑，可见于肾病综合征及尿毒症；颜色灰暗，没有光泽，多见于男性不育、阳痿、房劳过度、遗精及男性泌尿系疾病，以及女性宫颈炎、附件炎、卵巢囊肿等
长期喝酒的人，鼻头及鼻翼会比较红，说明脾胃湿热。鼻头黄而无光泽，为脾气虚有痰；色白，为气血虚少，孩子脾虚泄泻、乳食不化；脾胃虚弱、消化不良的人鼻及其周围的皮肤发黄
大肠反射区如果有红血丝、青春痘、斑、痣、瘊子，说明大肠排泄功能失调，一般会大便干燥或便溏的问题。如果在这里出现呈半月状的斑，证明此人是便秘或痔疮。鼻根下部线和外眼角下垂线交点处是直肠反射区，此处有斑是痔疮，若此处发红或有白点，有直肠癌变的可能，需提高警惕
小肠反射区有红血丝、青春痘、斑、痣或瘊子，证明小肠吸收功能不好，人一般会比较瘦弱

总的来说，脸上长痣、瘊子表示该部位脏器先天功能不足。如果脸上长斑，表示该部位长期慢性耗损形成的慢性疾病（3～5年形成）。如果脸上长青春痘，表示该部位脏器现阶段正存在炎症病变（短期形成）。如果全脸长青春痘、斑，是内分泌失调或肝脏免疫功能下降。

当您出现上述问题的时候，可以选择相应的反射区进行按摩。按摩的时候，不必只揉面部的，可以配合耳部、手部、足部的有关反射区，这样效果会更好。

从头到脚的缩影——头面部反射区的分布

下面先介绍一下传统的面部反射区，这是来源于祖国传统医学的反射区位置，把头面部看作人体从头到脚的一个缩影。

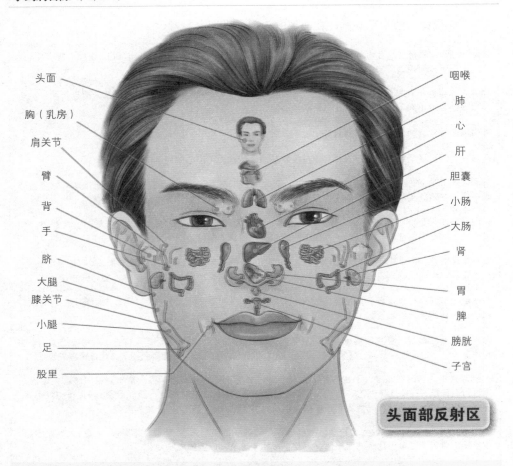

头面 | 咽喉
胸（乳房） | 肺
肩关节 | 心
臂 | 肝
背 | 胆囊
手 | 小肠
脐 | 大肠
大腿 | 肾
膝关节 | 胃
小腿 | 脾
足 | 膀胱
股里 | 子宫

头面部反射区

头面部反射区

1. 头面部反射区	主治：头面部的疾病，五官疾病、脑病等	
2. 咽喉反射区	主治：急慢性咽炎、喉炎、梅核气等	
3. 肺反射区	主治：咳嗽、哮喘、气管炎、支气管炎、肺炎等呼吸系统疾病	
4. 心反射区	主治：心悸、失眠、心烦、多梦、心前区不适等	
5. 肝反射区	主治：各种肝病，如脂肪肝、酒精肝、肝炎、肝硬化等，以及两胁疼痛等	
6. 胆囊反射区	主治：胆囊炎、胆石症、消化不良等	
7. 脾反射区	主治：食欲不振、腹胀、消化不良、腹痛等	
8. 胃反射区	主治：各种胃病，如急性胃炎、浅表性胃炎、萎缩性胃炎、胃溃疡等引起的胃痛、胃胀、泛酸、胃灼热、恶心、呕吐、黑便等	
9. 膀胱反射区	主治：各种泌尿系统疾病，如膀胱炎、泌尿系统结石等，还可用来治疗小腹疼痛、腰痛等	
10. 子宫反射区	主治：痛经、月经失调、崩漏、腰痛等	
11. 大肠反射区	主治：便秘、腹痛、腹泻等	
12. 小肠反射区	主治：小便黄、尿量少、腹泻等	

13. 肾反射区	主治：肾炎、肾结石、尿频、尿急、排尿困难、血尿、蛋白尿等
14. 脐反射区	主治：腹痛，尤其是脐周疼痛、脐疝等
15. 胸（乳房）反射区	主治：胸痛、胸闷、产后乳少等
16. 背反射区	主治：各种原因引起的腰背部疼痛，如急性腰扭伤、腰椎间盘突出、腰肌劳损等
17. 肩反射区	主治：肩臂疼痛、肩周炎等
18. 臂反射区	主治：臂部的各种病症，如肩臂部肌肉疼痛、上肢活动不利等
19. 手反射区	主治：手部的各种症状，如手肿胀、疼痛、活动不利、腱鞘炎等
20. 股里反射区	主治：大腿内侧疼痛等
21. 大腿反射区	主治：大腿疼痛或活动不利
22. 膝关节反射区	主治：各种原因，如骨性关节炎、类风湿性关节炎、髌骨软化、半月板损伤等疾病引起的膝关节肿胀、疼痛疼
23. 小腿反射区	主治：小腿疼痛、抽筋、下肢活动不利等
24. 足反射区	主治：各种原因，如外伤、痛风等引起的足部肿痛

面部反射区疗法的十大注意事项

我们一再强调，因为面部离大脑非常近，面部反射区疗法需要格外谨慎，否则不仅疾病得不到根除，反倒把原有的健康破坏了。一般来说，在施用面部反射区疗法的时候，一定要注意以下十点：

1. 因面部居于身体首要部位，血管又非常密集，应注意严格消毒，防止感染；要避开瘢痕组织，以免引起出血或疼痛

2. 由于面部皮肤细嫩，按摩时最好采用按摩介质以减少对皮肤的损伤

3. 面部神经丰富，非常敏感，面部反射区刺激方法以手部按摩为主，尽量不要使用其他工具

4. 面部反射区按摩刺激手法应尽量轻柔，避免手法过重和刺激过强，以减少疼痛，以患者适宜为度

5. 在进行面部按摩之前，最好先清理面部污垢，保持面部清爽，否则这些污垢可能在按摩过程中侵入皮肤，形成体内毒素

6. 用面部反射区治疗比较重大的疾病，不能急于求成，增加按摩幅度，否则可能产生不良后果

7. 面部按摩不能在大量出汗之后进行

8. 进行面部按摩之时，不应在寒冷的地方，否则寒邪可能会侵入人体

9. 面部反射区治疗，最好不要在晚上，因为刺激面部可能会让人兴奋，影响睡眠

10. 进行面部反射区治疗，要有规律，并且要坚持下去，不能三天打鱼两天晒网，否则是没有效果的

常见病面部反射区自愈处方

下面，我们再为大家开出几则常见病的面部反射区自愈处方，使大家调出我们的面部大药，为健康保驾护航。

1. 打嗝的面部反射区自愈处方

（1）选用反射区：胃区、肝区、脾区

（2）操作方法：在面部涂抹按摩介质，用拂法和拇指平推法使面部放松并产生温热感。中指揉、点胃区3～5分钟，每分钟60～100次，至局部产生温热感。点按脾区、肝区3～5分钟，每分钟100～200次，至局部产生酸痛感。做面部放松。结束治疗

2. 眩晕的面部反射区自愈处方

（1）选用反射区：头面区、心区、肝区、肾区、膺乳区

（2）操作方法：在面部均匀涂抹按摩介质。用拂法和拇指平推法使面部放松并产生温热感。中指揉、点首面各3～5分钟，每分钟60～100次，至局部产生温热感。点按心区、肝区、肾区各3～5分钟，每分钟100～200次。接着点揉膺乳区3～5分钟。做面部放松。结束治疗

3. 痔疮的面部反射区自愈处方

（1）选用反射区：大肠区、肝区、胆区、脾区、胃区

（2）操作方法：在面部均匀涂抹按摩介质。用拂法和拇指平推法使面部放松并产生温热感。中指揉大肠区3～5分钟，每分钟60～100次，至局部产生温热感。点按肝区、胆区、脾区、胃区3～5分钟，每分钟100～200次，至局部产生酸痛感为度。做面部放松。结束治疗

4. 胆结石的面部反射区自愈处方

（1）选用反射区：胆区、肝区、脾区、胃区

（2）操作方法：在面部均匀涂抹按摩介质。用拂法和拇指平推法使面部放松并产生温热感。中指揉、点胆区3～5分钟，每分钟60～100次，至局部产生温热感。点按肝区、脾区、胃区3～5分钟，每分钟100～200次，至局部产生酸痛感为止。做面部放松。结束治疗

5. 月经不调的面部反射区自愈处方

（1）选用反射区：子宫区、肝区、脾区

（2）操作方法：在面部均匀涂抹按摩介质，用拂法和拇指平推法使面部放松并产生温热感。中指揉、点子宫区3～5分钟，每分钟60～100次，至局部产生温热感。点按肝区、脾区各3～5分钟，每分钟100～200次，至局部产生酸痛感为止。做面部放松。结束治疗

6. 妊娠呕吐的面部反射区自愈处方

（1）选用反射区：子宫区、胃区、肝区、胆区

（2）操作方法：在面部均匀涂抹按摩介质，用拂法和拇指平推法使面部放松并产生温热感。中指揉、点子宫区3～5分钟，每分钟60～100次，至局部产生温热感。点按胃区、肝区、胆区3～5分钟，每分钟100～200次，至局部产生酸痛感为止。做面部放松。结束治疗

7. 斜视的面部反射区自愈处方

（1）选用反射区：首面区、肝区

（2）操作方法：在面部均匀涂抹按摩介质，用拂法和拇指平推法使面部放松并产生温热感。中指揉、点首面区3～5分钟，每分钟60～100次，至局部产生温热感。点按肝区3～5分钟，每分钟100～200次，至局部产生酸痛感为止。做面部放松。结束治疗

8. 慢性咽炎的面部反射区自愈处方

（1）选用反射区：咽喉区、肺区、首面区、肝区、脾区

（2）操作方法：在面部均匀涂抹按摩介质，用拂法和拇指平推法使面部放松并产生温热感。中指揉、点咽喉区3、5分钟，每分钟60～100次，至局部产生温热感。点按肺区、首面区、肝区、脾区3～5分钟，每分钟100～200次，至局部产生酸痛感为止，做面部放松。结束治疗

9. 脱发的面部反射区自愈处方

（1）选用反射区：首面区、肾区、脾区、肺区

（2）操作方法：在面部位均匀涂抹按摩介质，用拂法和拇指平推法使面部放松并产生温热感。中指揉、点首面区3～5分钟，每分钟60～100次，至局部产生温热感。点按肾区、脾区、肺区3～5分钟，每分钟100～200次，至局部产生酸痛感为止。做面部放松。结束治疗

10. 眼圈青黑的面部反射区自愈处方

（1）选用反射区：首面区、肾区、肝区

（2）操作方法：在面部均匀涂抹按摩介质。用拂法和拇指平推法使面部放松并产生温热感。中指揉、点首面区3～5分钟，每分钟60～100次。至局部产生温热感。点按肝区、肾区3～5分钟，每分钟100～200次，至局部、产生酸痛感。做面部放松。结束治疗

　　面对紧张的工作，当你的身体出现不适时，不妨参考上面介绍的这些面部反射区自愈处方，对症施治，做自己的医生。

第3节

头面部十大要穴，为健康保驾护航

除了反射区，头面部的穴位也有很多，其中有一些很重要、很常用的穴位，如承泣穴、地仓穴、晴明穴、攒竹穴等，有着非常神奇的功效。下面就让我们具体了解一下吧。

太阳穴——缓解抑郁的能手

喜怒哀乐本是人的基本情绪，每一个人都经历过伤心、焦虑、沮丧和抑郁等消极情绪。这些消极情绪往往可以随着时间的流逝而得到自我治愈，而按压太阳穴则可以加快恢复正常情绪的速度。

当人们患感冒或头痛的时候，用手摸这个地方，会明显地感觉到血管的跳动。这就说明在这个穴位下边，有静脉血管通过。因此，用指按压这个穴位，会对脑部血液循环产生影响。对于头痛、头晕、用脑过度造成的神经性疲劳、三叉神经痛，按压太阳穴都能使症状有所缓解。

按太阳穴缓解头痛抑郁

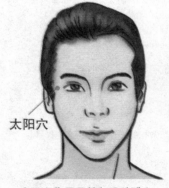

太阳穴

太阳穴位于眉梢与眼外眦之间向后1寸许的凹陷处

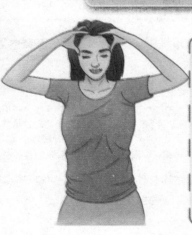

操作方法：按压太阳穴时要两侧一起按，两只手十指分开，两个大拇指顶在穴位上，用指腹、关节均可。顶住之后逐渐加力，以局部有酸胀感为佳。产生了这种感觉后，就要减轻力量，或者轻轻揉动，过一会儿再逐渐加力。如此反复，每10次左右可休息较长一段时间，然后再从头做起

四白穴——美白养颜就找它

四白穴有"美白穴、养颜穴"之称。每天坚持用手指按压它，然后轻轻揉3分钟左右，一段时间以后，脸上的皮肤会变得细腻，而且比以前更白。四白穴也可用来治疗色斑，如果再加上指压人迎穴，一面吐气，一面指压6秒钟，重复30次，天天如此，经过一段时间后，脸部的小皱纹就会消失，皮肤也会变得更有光泽。这就是经络通畅的神力。

另外，因为四白穴在眼的周围，坚持每天点揉还能很好地预防眼花、眼睛发酸发胀、青光眼、近视等眼病，还可以祛除眼部的皱纹。

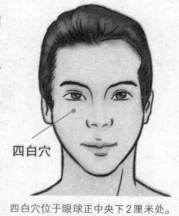

四白穴

四白穴位于眼球正中央下2厘米处。当你向前平视的时候，沿着瞳孔所在直线向下找，在眼眶下缘稍下方能感觉到一个凹陷，这就是四白穴

美白养颜按揉四白穴小方法

按摩四白穴时，为增强效果，首先要将双手搓热，然后一边吐气一边用搓热的手掌在眼皮上轻抚，上下左右各6次，再将眼球向左右各转6次

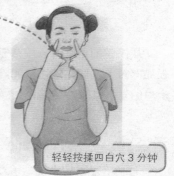

轻轻按揉四白穴3分钟

睛明穴——让你不再眩晕

到目前为止，还没有人能说清楚眩晕症的真正成因，但却有无数人深受其害。它发作起来或头晕目眩，或天旋地转，轻者闭一会儿眼睛就好了，重者如坐舟车，站立不稳。

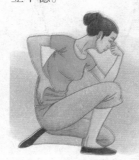

对眩晕症治疗有效的穴位主要在头部，包括睛明、印堂、太阳、听宫、翳风、风池、百会等。找到这几个穴位后，就可以按以上顺序加以按揉。需要注意的是，在按揉睛明穴时，最好连带着按揉一会儿眼睑；按揉太阳穴时，最好连带着推抹一下前额，这样效果会更好一些。以上方法要反复进行，每次应坚持10分钟左右

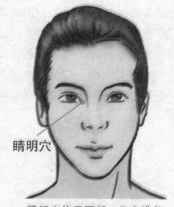

睛明穴

睛明穴位于面部，目内眦角稍上方凹陷处

经过按揉之后，如果眩晕症状有所改善，就可以进行一些辅助治疗。对于眩晕症有辅助疗效的穴位有合谷、内关、外关、足三里、三阴交等。对它们进行按压时，没有什么顺序要求，时间长短不限，只要手法轻柔就行。

迎香穴——呼吸疾病的克星

春天是呼吸道疾患的好发季节，做好这类疾病的预防工作十分必要。采用按摩迎香穴的方法，对很多呼吸道疾患都有一定的预防作用。

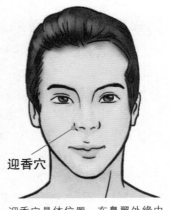

迎香穴具体位置，在鼻翼外缘中点 5～8 毫米处，左右各一个

迎香穴治疗鼻塞

按迎香穴可以通鼻。如果遇到鼻塞，我们可用右手示、中二指，同时按揉或左右方向轻推迎香穴，通常 10～20 次就可有效，但推揉时要避免摩擦皮肤。如果患者是儿童，则应当轻轻按摩，时间可以长一些，次数多一些

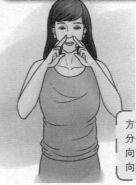

迎香穴解决呼吸疾病

方法：双手拇指分别按于同侧下颌部，中指分别按于同侧迎香穴，其余三指则向手心方向弯曲，然后使中指在迎香穴部沿顺时针方向按摩 36 圈，每天 3 次，天天坚持

从医学的角度讲，按摩迎香穴，可有效地改善局部及其临近组织的血液循环，增强局部对天气变化的适应能力和对病邪的抗击能力，如果天天坚持，将对减少呼吸道疾患的发生具有特定的作用。

承泣穴——治疗眼部疾病的法宝

对于治疗眼病来说，承泣是非常重要的穴位之一，具有祛风清热、明目止泪之功效。按摩承泣穴，可以治疗近视、夜盲、眼睛疲劳、迎风流泪、老花眼、白内障、青光眼、视神经萎缩等各种眼部疾病。当然还需要配合一些相关穴位一起治疗。经常按摩还可有效促进眼部周围气血循环，改善眼睛疲劳状态，防止眼袋松弛。

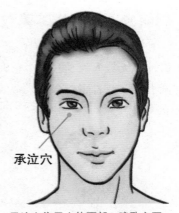

承泣穴

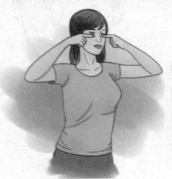

如果你想有一双明亮的眼睛，可以每天早起坚持做眼的保健按摩。早起时用示指肚按摩承泣穴 36 次，使之有酸重感即可

承泣穴位于人体面部、瞳孔之下，眼球与眶下缘之间，是足阳明胃经上的穴位。眼泪流出来的时候，受到重力因素影响，最先流到这个地方，所以这个穴位被称为"承泣穴"

在日常生活中，也可以通过一些日常调整来保护视力：

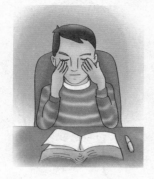

1. 防止用眼过度，近距离用眼以一次不超过50分钟为宜，每个小时应休息10分钟

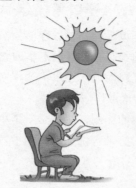

2. 不要在阳光直射下或暗处看书，不要躺着、趴着或走动、乘车时看书

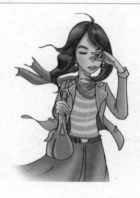

3. 注意个人用眼卫生，保持眼睛周围清洁

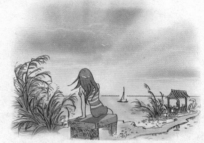

4. 提倡户外活动性休息，经常进行远眺，每日3～4次，每次5～10分钟

攒竹穴——制止打嗝的奇效穴

攒竹穴在眉内侧，就像竹叶从这里开始长出来，而且眉头是眉毛最粗的地方，就好像将所有的眉毛攒在一起，所以称为攒竹。它是止打嗝的奇穴，

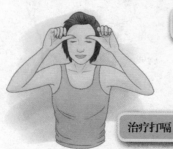

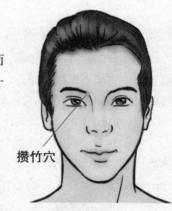

攒竹穴

攒竹穴的功效

治疗其他疾病

治疗打嗝

方法：当打嗝的时候，用双手大拇指直接按压双侧的眉头，使劲一点儿，按压下去几秒钟，再松开。然后再按压，松开，反复几次，打嗝就停止了。比起喝水的方法更健康安全

1. 五官科系统疾病：近视眼、泪囊炎、视力减退、急性结膜炎、眼肌痉挛

2. 精神神经系统疾病：头痛、眶上神经痛、面神经麻痹、膈肌痉挛

3. 其他：腰背肌扭伤

地仓穴——治疗孩子口角流水

地，脾胃之土也。仓，五谷存储聚散之所也。该穴名意指胃经地部的经水在此聚散。本穴物质为胃经上部诸穴的地部经水汇聚而成，经水汇聚本穴后再由本穴分流输配，有仓储的聚散作用，故名。

地仓穴有很大的作用，尤其是对于小孩子来说，更是值得引起注意的一个穴位。因为，本穴是治疗口角流水、口角炎、面瘫最好的穴位。

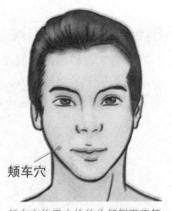

地仓穴

地仓穴位于人体的面部，口角外侧，上直对瞳孔

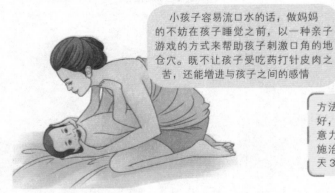

小孩子容易流口水的话，做妈妈的不妨在孩子睡觉之前，以一种亲子游戏的方式来帮助孩子刺激口角的地仓穴。既不让孩子受吃药打针皮肉之苦，还能增进与孩子之间的感情

方法：按摩本穴力度适中为好，给孩子按摩的时候要注意力度，不可太用力。每次施治时间为 3 ~ 5 分钟，一天 3 次左右

颊车穴——治疗牙齿疼痛效果好

人体颊车穴位于面颊部，下颌角前上方约 1 横指（中指）处，当咀嚼时咬肌隆起，按之凹陷处即是。定位该穴位时一般让患者采用正坐或仰卧仰靠姿势，以方便施治者准确地找寻穴位和顺利地实施各种按摩手法。

颊车穴有个很大的作用就是可以治疗牙痛，我们也知道合谷穴也可以治疗牙痛，它们是有分工的。颊车治疗上牙齿痛，而合谷穴则是治疗下牙疼痛的好手。

颊车穴

颊车穴位于人体的头部侧面下颌骨边角上，向鼻子斜方向约一厘米处的凹陷中

颊车穴治疗牙疼

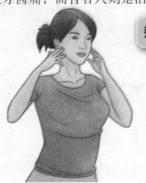

方法：当感觉上牙齿痛的时候，鼓起腮帮子，找到颊车穴，轻轻地按摩 3 ~ 5 分钟。颊车穴可以缓解牙齿因为咬硬物产生的腮痛。这个时候，人们往往认为是牙齿出现了问题，会看牙医，其实我们自己就可以按摩颊车穴，效果也会不错。值得注意的是，点、按颊车穴时力度稍大，使之有酸胀之感即可。对本穴的施治时间一般为 2 ~ 3 分钟即可，每天 2 ~ 3 次

人中穴——急救时少不了它

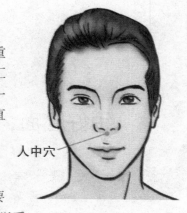

人中穴

人中是人体上一个很重要的穴位，它关涉两个重要的经脉：人体从前阴和后阴的中间叫汇阴穴，从汇阴穴的里面延伸出一条经脉，叫督脉，这是人体的一条大阳经，而且是最重要的阳经；从前胸正中线一直上来，到头部这里也有人体的一条重要的阴经的脉，叫任脉。人中就是这两条最重要的任督二脉的交汇处，在古代这个穴位叫"寿宫"，就是说长寿与否看人中；还有叫"子停"，就是将来后代的发育情况如何也要看人中，也就是说人中是阴经和阳经的沟渠，从它可以看出阴阳的交合能力如何。人突然晕倒时掐人中就是通过刺激这个穴位，使其阴阳交合，从而苏醒。相面时，人中也是一个重要的观察点。人中在古代的相面学中是非常有讲究的，要求长、宽、深。如果人中又平、又短、又浅，好好地休息几天就可以改善，人中的沟渠会慢慢变深。人中的深浅可以修，但是长短不能改变。古代相面时认为，人中特长的人会做官，而且长寿，后代的发育也会比较好。如果人中是歪的，就说明你的阴阳交合出了问题，会出现腿痛或者脊背痛的问题，这也是中医"望闻问切"中的望诊。

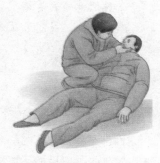

有人突然晕倒时，掐他的人中，他就会苏醒了

印堂穴——清头明目，通鼻开窍

这个穴位在我国医籍中早有记载。在《素问·刺疟》就有"刺疟者……先头痛及重者，先刺头上及两额、两眉间出血"的记载。这里提及的"两眉间出血"实际就是今天所说的印堂穴。在金元时期王国瑞在《玉龙经》中正式提出了印堂穴的穴名及其所在位置，印堂穴在"两眉间宛宛中"。

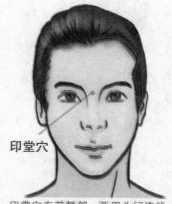

印堂穴

印堂穴主要治疗头部疾病，如头晕目眩，神志不清。按摩时可用大拇指指腹轻柔地回旋按摩，力度要适中，不是深力度按压，每天施治时间3~5分钟即可，每日2~3次

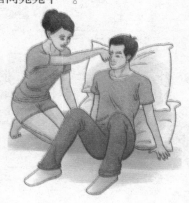

印堂穴在前额部，两眉头间连线与前正中线之交点处

第 4 节

护好脸面，全力打造"面子工程"

脸上的皮肤是非常敏感的，因此，面部护理就显得非常重要了。我们都说："人活一张脸，树活一张皮。"要面子，可不仅是说的心理上的需要，也是说的健康的需要。"面子工程"做得好不好，跟我们的健康也是有关系的。对于脸面，我们千万不能忽视了健康的生活方式和每天规律的日常护理。

面疗五法，让健康扑面而来

面部是我们人体的一个全息胚，经常对面部进行按摩，不仅可以使我们的面部皮肤血管扩张，血液循环加强，面部温度升高，使皮肤有效地吸收养分，从而让皮肤光滑红润，减少皱纹，而且对我们整个的身体健康都是非常有帮助的。

下面，我们针对面部不同的部位，给大家介绍五种面部按摩的方法：

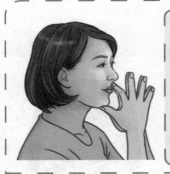

1. 嘴部按摩

端坐，两手五指分开，掌心相对，大拇指按下颌处。用两手示指从人中处开始向两侧轻轻推摩至大拇指处，然后，又用示指从下巴处正中开始向两侧轻轻推摩。做 4 个 8 拍

2. 鼻部按摩

两手指按于两眼内角处，自上而下沿着鼻翼两侧向下轻轻推摩，做 4 个 8 拍

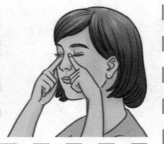

3. 眼部按摩

端坐，两手掌心相对，大拇指按于两侧太阳穴；反过来用两手示指从内眼角处开始，沿着眼眶向两侧轻轻刮摩至太阳穴，做 4 个 8 拍

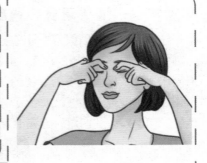

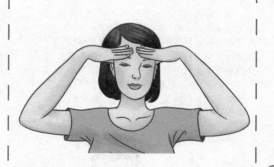

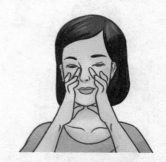

4. 额部按摩 端坐，两手掌心相对，大拇指按于太阳穴，两手其他手指位于前额正中，手指从前额正中开始，分别向左右轻轻推摩至太阳穴，并用两手示指在太阳穴轻轻按摩 4 次。如此反复做 4 个 8 拍

5. 面部按摩 端坐，两手掌心相对，大拇指位于下颌处，两手中指位于鼻翼两侧。两手中指向上推摩至前额正中，随后，向两侧推摩至太阳穴，用两手的示指和中指分别沿着自己的脸向下轻轻推摩至下颌处，共做 8 个 8 拍

按摩面部注意事项

1. 按摩前应把手清洗干净，将指甲修齐。冬季按摩时，手温不能低于面部温度

2. 按摩时应顺着肌肉纹路的方向

3. 当按摩部位的皮肤出现损伤时，应暂停按摩

4. 人处于饥饿状态时，不宜按摩

洗脸方法不当会揉出皱纹

　　作为一项最基础的清洁和保养皮肤的工作，洗脸很有讲究。正确的洗脸方法可以帮助你更好地清洁和保养皮肤，不正确的洗脸方法则会损伤皮肤，加速皮肤的老化。

正确的洗脸方法

1

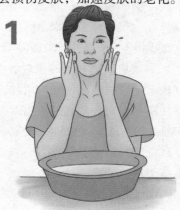

首先，用中指和无名指洗脸。手掌的粗糙表面和力道都不适合女性细致的面部肌肤，而中指和无名指是女性的美容手指，无论是洗脸、面部按摩还是涂抹护肤品，都应该用这两个手指来操作

133

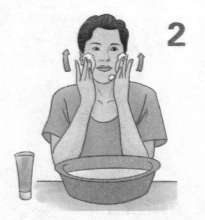

2

其次，用洗面乳洗脸时，手指轻揉的方向并不是毫无规律的，应该是顺着毛孔打开的方向揉，即两颊由下往上轻轻按摩，从下巴揉到耳根，两鼻翼处由里向外，从眉心到鼻梁，额头从中部向两侧按摩。只有这样，才能够将毛孔里的脏东西揉出来，并且起到提升脸部肌肉的作用。不正确的手法不但清洁不干净，还会揉出皱纹，加速面部肌肤松弛

3

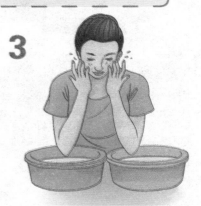

最后，用冷热交替法洗脸。凉水具有清凉镇静的作用，但用来洗脸清洁得不够彻底。因为凉水会刺激皮肤的毛细血管紧缩，使脸上的污垢甚至是洁面产品的残余不易清洗干净，而残留在毛孔内，久之会堵塞毛孔，引发各种肌肤隐患。正确的方法应该是先用温水，让毛孔张开，然后涂上洗面奶把毛孔里的脏东西洗出来，再用冷水洗，以收缩毛孔

完成了上面几步，脸部的清洁工作就算是结束了。但是如果你想让肌肤更白更嫩，那么可以再用醋水洗一遍：放少许醋于温水中，轻轻搅拌后开始蘸水拍打脸部，最后用清水冲洗掉脸上的醋味即可。

面霜，早晚该分开用

现在有些面霜分日霜和晚霜两种，有些人觉得都是面霜，只要抹上就有效果了，不必分白天晚上，所以早晚都用一款。其实身体运作时段不同，对保养品的需求也不同。例如白天时，情绪变化、工作压力及外在空气污染和紫外线照射，对肌肤细胞造成损害，使肌肤看来疲倦、晦暗、干燥，并且导致肌肤老化。晚间时，身体进入休息状态，修护功能也相应增加，此时最好使用品质成分良好的晚霜，在睡眠中对肌肤进行修护、滋润并补充必要养分。

所以，要想让面霜发挥应有的功效，拥有美丽的脸庞，首先必须让日霜晚霜回到自己的岗位上去，各司其职。

若晚上使用日霜，经过一整天的能量消耗而疲劳受损的皮肤细胞，得不到足够的营养补给和修复，再加上日霜的成分停留于皮肤表面，阻碍了睡眠时所产生的新陈代谢废物的顺利排出，长此以往，皮肤就会出现暗沉、细纹等未老先衰现象

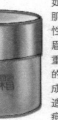

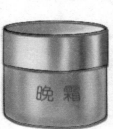

如果白天用晚霜，不仅使肌肤失去了防护，而且油性肌肤、混合性皮肤的美眉在夏天使用的话，会加重原本就代谢旺盛的皮肤的负担，晚霜丰富的营养成分皮肤吸收不了，反而造成毛孔堵塞，粉刺和青春痘，成为逃避不了的噩梦

清晨三步打造脸部粉嫩清爽

"一日之计在于晨"，早晨是一天当中的黄金时刻，养护容颜至关重要。

2. 洗漱完毕后喝上一杯淡盐水

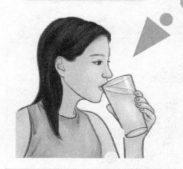

1. 用 5 分钟的时间来洗脸

睡了一晚上，早上起来脸上油油的，如果这时候不认真洗脸，很容易长黑头、痘痘。所以，贪睡的姐妹们不妨每天早起 5 分钟，好好洗个脸

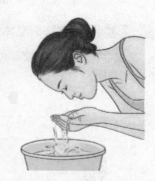

洗漱完毕后为身体补水，既有助于血液循环，还能润滑肠道，帮助机体排出体内毒素，滋润肌肤，让皮肤水灵灵的。所以，即使很忙，也花上两分钟的时间喝上一杯淡盐水吧，很快你就能发现身体的变化

3. 拍上爽肤水后轻轻按摩 1 分钟

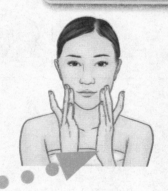

很多人以为把爽肤水涂在脸上就可以了，其实在拍完爽肤水后，还应该轻轻按摩 1 分钟，这不仅有利于皮肤很好地吸收，还可以有效地防止肌肤下垂

双手摩面就能让你永远年轻

在晚上睡觉之前，两手相互使劲搓，感觉手搓热了的时候，就趁热将手捂到脸上；然后轻轻摩擦，摩擦十来下之后，继续搓手，手搓热以后继续捂到脸上轻轻按摩，这样重复几次就可以了。长期坚持用手摩面，脸上的皮肤就会红润光泽，不生雀斑、痘痘之类的东西，还可以抚平皱纹，延缓衰老，可以称得上最简单易行的养颜方法。女性们在晚上临睡前抽出几分钟的时间做几次摩面，一段时间后定会看到效果。

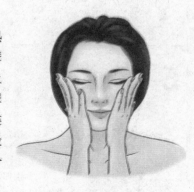

搓脸也是一种很好的养生方法。在感觉疲劳或者困倦的时候，我们下意识地搓搓脸，就会感觉精神一些，这就是因为通过搓脸的动作无意中按摩了面部的经脉和穴位，使其气血畅通、循环无碍。经常搓脸，人就可以变得脸色红润、双眼有神。

搓脸不必拘于时间和地点，疲劳时、困倦时、不舒服时，都可以搓一搓。先把双手搓热，然后用搓热的双手去搓脸。可以从上往下，也可以从下向上，每次都把下颌、嘴巴、鼻子、眼睛、额头、两鬓、面颊全部搓到，可快可慢，以自己感觉舒服为宜。

最简易的瘦脸按摩术

很多人因天生肥嘟嘟的脸而伤心，这里为大家介绍几种较快、较有效的按摩手法。

简易的瘦脸按摩术

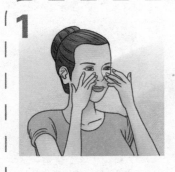

1 双手中指、无名指交替轻按鼻翼两侧，重复1~2次

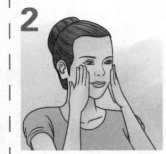

2 以螺旋方式按摩双颊：由下颌至耳下，耳中、鼻翼至耳上部按摩，重复2次

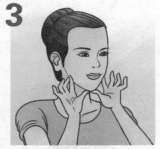

3 以双手拇指、示指交替轻按下颌线，由左至右重复3次

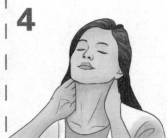

4 以双手掌由下向上轻抚颈部，然后沿耳后向上升，在头顶交汇于百会穴，用指尖轻轻按压两分钟

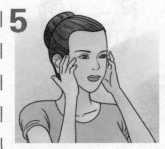

5 手指移至眼睛与眉毛间的侧面，向后约1横指处，快接近发际处轻轻按压3分钟，能促进面部新陈代谢

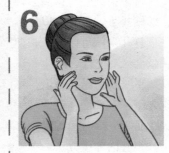

6 沿脸部下颌轮廓向上滑，就可发现一凹陷处（颊车穴），它可以有效消除摄取过多的糖分所造成的肥胖

只要你长期坚持上面的脸部按摩，就可以减少面颊的皮下脂肪而使脸形变瘦。

第六章

身体处处皆福田

——其他大药田的神奇功效

第1节

健康之河的中流砥柱——躯干部大药田

在我们的身体上，处处都有大药田，不但在头面部、耳朵上、手脚上有，连我们躯干部分也有。比如说脊柱，不但对我们保持直立起着重要的支撑作用，对于我们身体的健康来说，也是重要的保护神。西医讲，这里有我们的神经中枢。中医也认为躯干和我们的内脏有着重要的关系，通过脊柱可以诊病、治病以及保健。躯干部位的大药田，是我们健康之河的中流砥柱。

气血运行的大枢纽——脊柱反射区

脊背中间的脊柱，是人体的中线，也是大脑的延伸，大脑通过脊髓指挥全身的活动。脊背是督脉循行的部位，而督脉则是总管全身阳气的一条经脉。脊背两旁是足太阳膀胱经循行的部位，膀胱经是人体循行部位最广的一条经脉，阳气最多，而且跟肾经相表里，肾主水，膀胱主管全身的水液代谢。可以说，脊背是全身气血运行的大枢纽。

膀胱经还有一个特殊的作用：联系其他的脏腑。肺俞、厥阴俞、心俞、膈俞、肝俞、胆俞、脾俞、胃俞、三焦俞、大肠俞、小肠俞、膀胱俞都分布在膀胱经上。"俞"就是"输"，肺俞就是肺脏的转输、输注之穴，对于保养肺部和治疗肺脏的疾病都有极其重要的作用。其他腑脏的腧穴也是如此。所以脊背是人体治病养生的大药田。

1. 捏脊疗法治百病

中医认为，人体的很多疾病都是气血不通引起的，脊背作为气血循行的主干道，最害怕堵车了，而我们平时负重或者伏案时间长了，就会使这个主干道出现淤积，于是要么出现脑部供血不足，导致头痛，要么使身体其他部位的气血失调，从而造成身体不适。只有脊背这个枢纽通了，气血运行通畅了，才能带走淤积，使得身体上下得到滋养，祛除疾病。捏脊就是在此理论的指导下产生的，捏脊能够治百病。

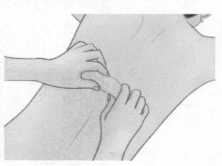

操作的时候，患者取俯卧位，术者两手沿着患者脊柱的两旁，用捏法把皮捏起来，边提捏，边向前推进，由尾骶部捏到枕项部，一般从长强穴开始，一直捏到大椎穴或风府穴，重复3～5遍

需要注意的是，捏脊一般应在空腹时进行，饭后不宜立即捏拿，需休息2小时后再进行。施术时室内温度要适中，手法宜轻柔。患者一定要趴平、趴正，保持背部平坦松弛。脊柱部皮肤破损，或患有疖肿、皮肤病者，不可使用本疗法。伴有高热、心脏病或有出血倾向者也应慎用此法。

捏脊疗法简便易学，操作者只要掌握动作要领就可操作，不需医学专业知识，在家中就可以相互按摩。而且这种疗法，不需打针吃药，没有副作用，容易为大家所接受。

2. 脊柱反射区

人体的脊柱由24个椎骨、骶骨（用S表示）和尾骨借椎间盘、椎间关节及许多韧带连接成一个整体，既坚固又柔韧。其中，椎骨包括7块颈椎（用C表示），12块胸椎（用T表示），5块腰椎（用L表示）组成。从侧面观察脊椎，可以见到脊椎呈S形，这是因为脊柱有颈、胸、腰、骶4个生理弯曲，这些弯曲的出现，更进一步增强了脊椎的弹性和支持功能，对跑、跳所产生的震荡，起着弹簧一样的缓冲作用。椎体之间有椎间盘，它有很强的弹性和韧性，可吸收震荡，增加脊柱的灵活性。各个椎体由关节和韧带等紧密连接而成。整个脊柱起着支持体重，传递重力，保护脊髓、脊神经根及其血管的作用，并参与构成胸腔、腹腔和盆腔，也是某些骨骼的起止点，各椎体的上、下关节突组成了椎间孔，有31对脊神经前支，副交感神经，后支交感神经或自主神经通过各椎间孔，其中，颈神经8对，胸神经12对，腰神经5对，骶神经5对，尾神经1对。

正是因为脊柱和神经密切相关，脊柱的反射区可以用来诊断和治疗疾病。

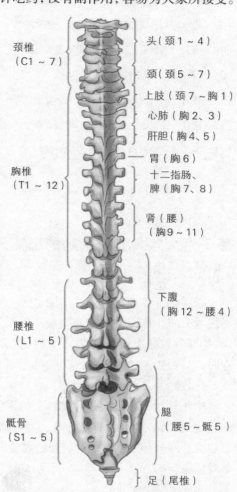

颈椎（C1～7）
头（颈1～4）
颈（颈5～7）
上肢（颈7～胸1）
心肺（胸2、3）
肝胆（胸4、5）
胃（胸6）
十二指肠、脾（胸7、8）
胸椎（T1～12）
肾（腰）（胸9～11）
下腹（胸12～腰4）
腰椎（L1～5）
腿（腰5～骶5）
骶骨（S1～5）
足（尾椎）

脊柱反射区

C1：失眠、后头痛、视力下降、血压异常（高血压或低血压）等	C2：偏头痛、高血压、眩晕、上牙痛、耳鸣、耳聋、落枕等
C3：高血压、牙痛、低热、嗳气、三叉神经痛、面神经麻痹等	C4：下牙痛、耳聋、甲状腺疾病、鼻塞、鼻炎、三叉神经痛、扁桃体发炎等
C5：咽喉炎、喉痛、扁桃体炎、心动过速或过慢、声音嘶哑、网球肘等	C6：百日咳、气管炎、肩周炎、心律失常（包括心动过速或心动过缓）等

C7：咽喉炎、贫血、甲状腺、低血压、不孕不育	C8：气管炎、心律不齐等
T1：气管炎、咳嗽、呼吸困难、胸闷等	T2：心功能不全、胸前区痛、手软无力等
T3：感冒、气管炎、肺炎、肺气肿等	T4：心脏神经官能症、心胸痛、胆囊炎等
T5：食管炎、肝炎、怠倦、心胸痛、心慌气短、心律不齐等	T6：打嗝、胸闷、胃脘胀满、胃中烧灼感等
T7：慢性胃炎、胃溃疡、消化不良、糖尿病等	T8：手脚冰冷、糖尿病、胃炎、肝炎、胆囊炎等
T9：肝炎、胆囊炎、胰腺炎、胃下垂等	T10：风湿病、胃肠炎、脾胃疼痛、胃肠胀气等
T11：糖尿病、肾虚等	T12：下腹部胀痛、胃肠功能紊乱、风湿病等
L1：便秘、腹泻、消化不良、胃肠功能紊乱等	L2：膀胱炎、便秘、下肢静脉曲张等
L3：腹痛、腹泻、生殖器疼痛、痛经、膝关节炎	L4：月经不调、子宫炎、膀胱炎、前列腺炎等
L5：关节炎、前列腺炎、尿少、尿分叉等	S1：大肠功能紊乱、排尿无力、尿频、尿急、尿失禁等
S2：大便功能紊乱、小便无力、尿失禁等	

躯干六大穴，五脏六腑的忠实守护神

心俞穴——心脏的保护神

老年人身体虚弱、免疫功能下降，患感冒后病毒侵入心肌，往往会导致心肌炎，甚至会出现心绞痛、心衰等致命疾病，若抢救不及时，就会危及生命。这时，只要快速按摩心俞穴，就可起到缓解病情的良好疗效。

中医认为，心俞穴是膀胱经上的重要穴位，主治心肌炎、冠心病引起的心绞痛、心内膜炎、膜积液、心包炎、胸痛等疾病。因此，患心肌炎时按摩此穴是对症施治的。

在治疗期间，患者应杜绝烟酒及任何辛辣刺激性食物，可以多吃些新鲜蔬菜和水果及豆制品和海产品。另外，坚持每晚用热水泡脚25分钟，可促进身体早日康复。

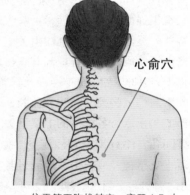

心俞穴

位于第五胸椎棘突，旁开1.5寸

具体操作方法：患者脱掉上衣后，趴在平板床上，双下肢并拢，双上肢放入肩平横线上。术者或家属可利用双手大拇指直接点压该穴位，患者自觉局部有酸、麻、胀感觉时，术者开始以顺时针方向按摩，坚持每分钟按摩80次，坚持每日按摩2～3次，一般按摩5次左右，可起到明显疗效，再按摩2～3天可起到治疗效果

神阙穴——生命的根蒂

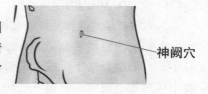

神阙穴

神阙穴也就是我们的肚脐的位置，因此也被叫作"脐中"。它是全身数百个穴位中唯一可以清清楚楚看得见、摸得着的穴位。神阙穴是任脉上非常重要的一个穴位，它和后背的命门穴前后相应，是调整脏腑、平衡阴阳的枢纽。也有人认为，这里是人体的元气和元神居住的地方，是人身阴阳相交的地方，也是气血汇聚的地方，是生命的根蒂，因此也被称为"命蒂"。

经常按摩神阙穴能调和脾胃、益气养血、温通元阳、醒神固脱，具有良好的养生保健作用，有病可以治病，无病可以强身，是养生家的重要修炼方法。

用神阙穴养生或疗病，方法很简单：只要用手指压在肚脐眼上，不需要进行任何揉动，根据自己的舒适程度调整一下按压力度的大小就行了，如果感觉压得太紧，就放松一点儿，如果感到太松了没感觉，就压重一点儿。按压时要平心静气，把意念集中在肚脐眼儿上，数自己的呼吸，数到100次就够了，每天压1次即可

神阙穴的养生方法

一是揉中法：每晚睡前，将双手搓热，双手叠放于肚脐，顺时针揉转360下（女子相反）

二是聚气法：端坐，放松，微闭眼，用右手对着神阙空转，意念将宇宙中的真气能量向脐中聚集，以感觉温热为度

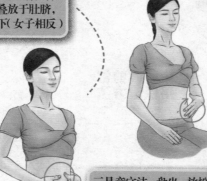

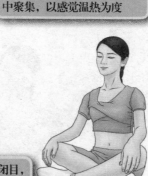

在按摩时要求动作和缓，力度适中，以腹部发热、无不适感为宜，按摩范围以神阙穴为中心，逐渐扩大至整个腹部，可以在早起和晚睡前进行。但腹部有急性炎症、恶性肿瘤的患者不能采用此法

三是意守法：盘坐，放松，闭目，去除杂念，意念注于神阙穴，每次半小时以上，久之可凝神入气穴，穴中真气发生，可启动元神

除了按摩神阙穴外，还可以配合按摩上腹部和下腹部的其他穴位，如上脘穴、中脘穴、下脘穴、天枢穴、气海穴、关元穴、中极穴等，这些穴位对人体来说都是很重要的保健穴位。长期坚持这些部位的自我按摩，能刺激脾、胃、小肠、大肠、前列腺、膀胱等器官，可调节胃肠功能，促进消化液的分泌和营养物质的吸收，还能保持大小便的通畅，从而补益元气、调理肠胃、提高免疫力，起到有病治病、无病健身的作用。经常摩腹还有助于腹部减肥。

气海穴——大气所归的性命之祖

气海穴就是武侠作品里经常说的丹田。

本穴主治性功能衰退，对妇科虚性疾病，如月经不调、崩漏、带下，或者男科的阳痿、遗精，以及中风脱症、脱肛都有很好的防治作用，特别对中老年人有奇效。古代医家认为丹田之气由精产生，气又生神，神又统摄精与气，作用非常重要。精是本源，气是动力，神是主宰，丹田内气的强弱，决定了人的盛衰存亡。刺激丹田穴可用按揉或艾灸的方法，还可以通过腹式呼吸达到保健功效。

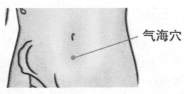

气海穴

丹田穴位于身体前正中线上，肚脐正中下1.5寸

日常生活中，人们多是靠胸廓的起伏达到呼吸的目的，即多用胸式呼吸，这样肺的中下部就得不到充分的利用，同时也限制了人体吸入的氧气量。而腹式呼吸是加大腹肌的运动，常有意识地使小腹隆起或收缩，从而增加呼吸的深度，最大限度地增加氧气的供应，就可以加快新陈代谢，减少疾病的发生

腹式呼吸法

正确的腹式呼吸是：首先放松腹部，用手抵住气海，徐徐用力压下；在压时，先深吸一口气，缓缓吐出，缓缓用力压下，6秒钟后再恢复自然呼吸。如此不断重复，则可强身健体、延年益寿

中脘穴——治疗胃病的专家

中脘穴主治各种胃腑疾患。适宜绝大多数的胃及十二指肠疾病，如胃及十二指肠溃疡、慢性胃炎、萎缩性胃炎、胃下垂等，尤其对缓解胃痛和治疗消化不良十分有效。

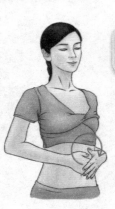

中脘穴的常用保健方法

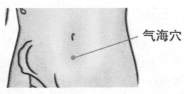

中脘穴

中脘穴位于上腹部，前正中线上，脐中上4寸处。是四条经脉的汇聚穴位，同时号称胃的"灵魂腧穴"，具有健脾和胃，补中益气之功

摩揉法：双掌重叠或单掌按压在中脘穴上，顺时针或逆时针方向缓慢行圆周推动。注意手下与皮肤之间不要出现摩擦，即手掌始终紧贴着皮肤，带着皮下的脂肪、肌肉等组织做小范围的环旋运动。使腹腔内产生热感为佳。操作不分时间地点，随时可做，但饭后半小时做最好。力度不可过大，否则可能出现疼痛和恶心

会阴穴——促进体内气血循环的养生大穴

顾名思义，会阴就是阴经脉气交会之所。此穴与人体头顶的百会穴为一直线，是人体精、气、神的通道。百会为阳接天气，会阴为阴收地气，二者互相依存，相似相应，统摄着真气在任督二脉上的正常运行，

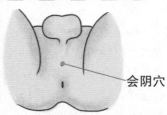

会阴穴

会阴穴位于人体肛门和生殖器的中间凹陷处

维持体内阴阳气血的平衡。会阴是人体生命活动的要害部位。

经常按摩会阴穴，能疏通体内脉结，促进阴阳气的交接与循环，对调节生理和生殖功能有独特的作用，同时还可治疗痔疮、便血、便秘、妇科病、尿频、溺水窒息等症。会阴穴的保健方法有：

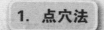

1. 点穴法

睡前半卧半坐，示指搭于中指背上，用中指指端点按会阴108下，以感觉酸痛为度

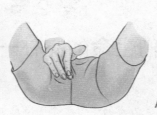

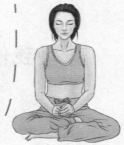

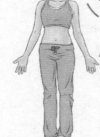

2. 提肾缩穴法

取站式，全身放松，吸气时小腹内收，肛门上提（如忍大便状），会阴随之上提内吸，呼气时腹部隆起，将会阴肛门放松，一呼一吸共做36次

3. 意守法

姿势不限，全身放松，将意念集中于会阴穴，守住会阴约15分钟，久之，会阴处即有真气冲动之感，并感觉身体轻浮松空，舒适无比

命门穴——温肾壮阳，延缓衰老

现代医学研究表明，命门之火就是人体阳气，从临床看，命门火衰的病与肾阳不足证多是一致的。补命门的药物又多具有补肾阳的作用。

锻炼命门穴可强肾固本，温肾壮阳，强腰膝固肾气，延缓人体衰老，并对阳痿、脊强、遗精、腰痛、肾寒阳衰、四肢困乏、行走无力、腿部水肿、耳部疾病等症有良好的治疗作用。

一般来讲，命门穴的保健方法有两种：

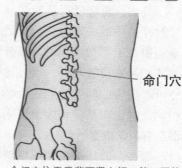

——命门穴

命门穴位于后背两肾之间，第二腰椎棘突下，与肚脐相平对的区域，为人体的长寿大穴，其功能包括肾阴和肾阳两方面的作用

一是掌擦法

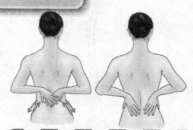

用掌擦命门穴及两肾，以感觉发热发烫为度，然后将两掌搓热捂住两肾，意念守住命门穴约10分钟即可

二是采阳消阴法

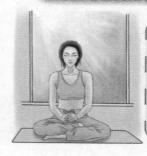

方法：背部对着太阳，想象太阳的光、能、热，源源不断地进入命门穴，心意必须内注命门，时间约15分钟

第2节

摸摸我们生命的支柱——腿部大药田

双腿对人类的活动有着重要的影响。正是由于双腿的存在，人们才能够站立、行走、奔跑，人类的生活也才变得更加丰富多彩。但是，您有没有想过，在人们的腿上还有药田啊？听到这个说法，您会不会觉得很奇怪啊？确实是这样，双腿对于人类来说，不仅仅起着重要的支撑作用，同时还有我们健康的大药田。下面一起来认识一下人体上既熟悉又陌生的双腿吧。

"没心没肺"的反射区——腿部反射区的分布

其实，腿部反射区疗法属于足部反射疗法中的一部分，治疗的疾病主要集中在下半身。同时，部分反射区和某些腧穴位置相同，通过比较我们也可以发现，两者之间主治功用基本相同，这也在某种程度上证明了两者都是有科学依据的。

那么，为什么说腿部反射区没心没肺呢？人身上大部分的脏器在小腿上都有反射区，唯独心和肺没有。而且，小腿反射区不光"没心没肺"，它还有一个特点就是完全没有器官，只有脏腑。也就是说，像眼睛、鼻子这些器官在小腿上是都没有反射区的。不过瑕不掩瑜，这并不妨碍小腿反射区在防治某些疾病上的神奇功效。下面，一起来看看腿部的反射区到底有哪些吧。

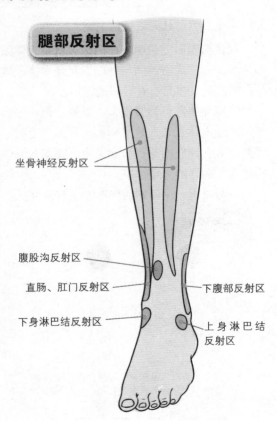

腿部反射区

坐骨神经反射区

腹股沟反射区
直肠、肛门反射区
下身淋巴结反射区

下腹部反射区
上身淋巴结反射区

腿部反射区

1. 下腹部反射区	定位：位于双足腓骨外后方，自外踝向上延伸四横指的带状区域，与足内侧的直肠及肛门反射区相对
	主治：腹痛、腹胀、痛经、闭经、月经不调、子宫肌瘤等妇科疾病
2. 直肠、肛门反射区	定位：位于双足胫骨内侧，踝后沟内，从内踝后方向上延伸四横指的带状区域
	主治：痔疮、肛裂、肛瘘、便秘、便血、直肠炎症、直肠脱垂、直肠息肉等肛肠疾病
3. 坐骨神经反射区	定位：内侧坐骨神经反射区位于双足内踝后方，沿胫骨后缘向上至胫骨内侧髁下；外侧坐骨神经反射区位于双足外踝外缘，沿腓骨前侧向上至腓骨小头处
	主治：坐骨神经痛、腰椎间盘突出、急性腰扭伤、双下肢末梢神经炎、静脉曲张、双下肢肌肉萎缩、中风后遗症、糖尿病的神经病变等
4. 腹股沟反射区	定位：位于双足内踝尖上方两横指、胫骨内侧凹陷处
	主治：阳痿、早泄、不孕、不育、性功能低下、疝气、精索静脉曲张、月经不调、闭经、白带异常等
5. 上身淋巴结反射区	定位：位于双足外踝与腓骨、距骨间形成的凹陷部位
	主治：各种炎症、发热、囊肿、肌瘤、蜂窝织炎、癌症等
6. 下身淋巴结反射区	定位：位于双足内踝与胫骨前肌肌腱形成的凹陷部位
	主治：和上身淋巴结反射区一样，主治各种炎症、发热、囊肿、肌瘤、蜂窝织炎、癌症等。不同的是，两者一个主要治疗上半身的疾病，一个主要治疗下半身的疾病，各有所侧重

如何从腿部反射区取药治病

人体的双脚和双腿，对人体来说起着重要的支撑作用，而且对人体的行走、奔跑等活动也有着极其重要的作用。因此，双足和双腿和人体的健康有着密切的关系。而这种关系，不仅仅局限于支撑和运动，而且还和经络、反射区、神经反射等有关。因此，如果腿脚上的大药被科学地运用，将对于人体健康有着相当重要的意义。

腿部反射区是足部反射区的一部分，从腿部反射区取药治病，自然就和足部反射区的取药方法存在内在的一致性。

人体是一个统一的有机整体，当身体的某一部分出现问题的时候，在四肢的末端也会有一定的表现。比如说在经络上的皮肤出现变红、变暗，或者皮下出现结节、包块等，都提示身体的某个部分可能出现了某种问题，需要引起重视。

从腿部药田取药治病还可以借助于腿部相对应的反射区，然后施以按摩就可以了。

经络疗法和反射区疗法，两者之间存在许多共性，比如说这两种都是自然疗法，都对人体没有伤害，都很简便、容易操作等。实际操作的时候，两者之中是有重合点的，这种重合并不仅仅是因为二者在理论上的相通性，还体现在按摩位置的重合，比如说坐骨神经反射区和阴陵泉、阳陵泉就是重叠在一起的。

所以，在利用身体上的药田取药的时候，不必拘泥于书本上的知识和方法，而要灵活变通。做到知常达变，才能收到更好的效果。

腿部八大仙穴，各显神通

腿上的穴位有很多，对于我们来说，如果把每一个穴位的定位、主治、功能特点都记住，可能有点困难。因此，在这里只选取了几个比较重要，也十分常用的穴位，共有8个，这八大穴位可谓"仙穴"，在防病治病上各有高招，各显神通。

足三里

足三里——人体保健好帮手

足三里号称人体保健第一大穴，这主要是因为足三里可以调节人体脾胃的功能，帮助消化。中医讲脾胃为气血生化之源，后天之本，脾胃的功能好了，身体才能健康。消化不好，会导致身体血气的不足，从而间接影响到身体的健康。现代研究也证实，刺激足三里穴，可使胃肠蠕动有力而规律，并能提高多种消化酶的活力，增进食欲，帮助消化；此外，刺激足三里穴还可以改善心脏功能，调节心律，增加红细胞、白细胞、血红蛋白和血糖量；在内分泌方面，对垂体—肾上腺皮质系统有双向良性调节作用，并能增强机体的免疫功能。这些足以证明足三里具有对人体的保健长寿的重要作用。

找到足三里这个穴位并不是很难，它在小腿上、犊鼻下3寸，也就是犊鼻直下四横指，离胫骨有一横拇指宽的地方。按上去的时候会有一点儿酸胀的感觉，那就是足三里的所在了

按揉足三里穴能预防和减轻很多消化系统的常见病，如胃十二指肠球部溃疡、急性胃炎、胃下垂等，解除急性胃痛的效果也很明显，对于呃逆、嗳气、呕吐、肠炎、痢疾、便秘、肝炎、胆囊炎、胆结石、肾结石引起的绞痛以及糖尿病、高血压等，也有很好的作用

敲打足三里

按揉敲打足三里，一只手或者用一个小按摩锤什么的就可以操作了。每天用大拇指或中指按揉足三里穴5～10分钟，每次按揉尽量要使足三里穴有一种酸胀、发热的感觉。这些都是很好的保健方法，一般坚持两个星期，就能很好地改善胃肠功能，会感觉吃饭也香了，饭后也不觉得肚子胀、疼了，脸色也变得有光泽了，整个人显得精神焕发，精力充沛

足三里养生方法

艾灸足三里

艾灸时让艾条离皮肤大概2厘米或者两指那么高就行，灸到局部的皮肤发红，并缓慢地沿足三里穴上下移动，感觉到烫或者疼的话，就移开一些，不要烧伤皮肤就好。每星期艾灸足三里穴1～2次，每次灸15～20分钟比较好

如果人的胃肠功能不好，虽然把很多营养的东西都吃到肚子里了，但是吃进身体里的食物经常会因为无法吸收而直接排出，吃再好的东西也没有多大作用的。如果有这种情况，最好的方法就是常按足三里，坚持每天用手指按揉5分钟，用不了几天，你就会发现自己的消化好了，饭量也增加了，饭后不会再有不舒服的感觉了，而且不会经常拉肚子了

阴陵泉——水肿尿少全能好

中医讲脾主运化，运化的是什么呢？就是水液，以及吃进来的食物中的精华部分。如果脾的功能出现问题，就好像是水流没有了动力，那水液就会停滞，聚积起来，这时人就会表现出许多问题。如果水停在四肢，就会出现水肿；如果停在腹部，就会出现腹胀、腹泻等。水液都停在体内了，那小便自然就会变少，出现尿少、排尿困难等许多症状。

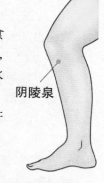

阴陵泉

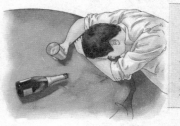

平时总喝酒的朋友，也应该经常按摩这个穴位。这是因为酒是湿邪，经常喝酒，就会使身体里湿热太盛，日久还能变生其他疾病。阴陵泉可以促进水湿的排泄，从而保护你的身体

阴陵泉这个穴位是足太阴脾经的合穴，在小腿内侧，胫骨内侧髁后下方的凹陷中就是它的所在

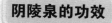

阴陵泉的功效

阴陵泉穴有健脾利湿、通利小便的作用。有些老年人小便排不干净，严重的可能小便点滴而出，甚至一点儿也排不出来。这在医学上称为"癃闭"。坚持按摩三阴交，对这种症状有一定的缓解作用

平时总是站着的人，比如说教师、售货员等，经常会觉得下肢很胀，严重的时候甚至用手一按还会留下个小坑，这是因为由于重力的作用，血液、淋巴液等回流有一定困难。如果时常抬起腿或弯下腰，揉揉阴陵泉，就可以促进血液和淋巴液的循环，帮助减轻肿胀的症状

阴陵泉不仅仅可以治疗尿潴留、尿少这些泌尿生殖系统的疾病，还可以治疗腹胀腹泻等消化系统的疾病，以及治疗下肢疼痛、麻木、无力等。总之，只要是和脾相关的疾病，都可以用阴陵泉来治疗。

梁丘——急性胃疼不用愁

梁丘是足阳明胃经的"郄穴"，"郄"就是"孔隙"的意思。阳经的郄穴一般是用来治疗急性病的，梁丘在治疗急性胃痛、胃痉挛方面效果非常好，更是治疗一般胃肠病的常用穴位。夏天的时候天气太热，很多人都喜

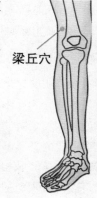

梁丘穴

在弯腿的时候，梁丘穴就在大腿前面髂前上棘与髌底外侧端的连线上，髌底上两寸的地方。可以治疗胃疼、下肢疼痛、活动不利、乳腺炎等疾病

欢吃凉的，如果过于贪凉饮冷，很容易出现胃部疼痛。这时我们就可以用手指按摩梁丘穴。这样做有很好的止疼作用。

现在很多人都不爱运动，或者没有时间运动，还有很多人冬天穿得少，年轻的时候还不觉得有什么不妥，但到了四五十岁毛病就都出来了，比如腰膝酸软无力、膝盖冰冷等。也可以用这个穴位来治疗，它能够促进下肢气血的运行，使经脉通畅，从而使疼痛得到缓解。

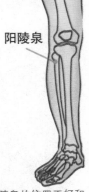

按揉梁丘穴治胃痉挛

对胃痉挛这种病，用手指按揉梁丘穴就有很好的效果。同时，按摩梁丘穴对胃炎、腹泻、痛经以及膝关节周围的病变和关节炎也有很好的效果。每天用艾灸梁丘穴 10～20 分钟，对于由于受凉而发生的疼痛，效果会更好

阳陵泉——胆囊问题好帮手

阳陵泉是足少阳胆经的合穴，是八会穴中的筋会穴，也是胆腑的下合穴，虽说可以治疗胁痛、口苦、呃逆、头痛、眩晕、半身不遂、下肢疼痛、小儿惊风等病症，但最常用来治疗的还是胆囊的疾病。

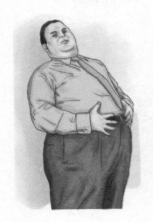

现代人生活水平比以前有了很大的提高，摄入的营养物质也比以前多很多，这应该说是一件好事，但是也带来了很多新的问题。比如说由于脂肪摄入过量，现在人们得脂肪肝、胆囊炎、胆结石的，要比以前多，而且发病年龄也越来越低。胆囊是储存胆汁的地方，胆汁对消化有着重要的作用，如果胆出了问题，上述疾病就会找上门来。所以，大家平时应该对按揉阳陵泉，给胆囊做做保健操，帮助消化，自然身体就会轻松许多

阳陵泉

阳陵泉的位置正好和阴陵泉相对，正好在小腿外侧，腓骨小头前下方凹陷处

中医讲肝与胆互为表里，胆附于肝，内藏胆汁，故肝胆多一起出现问题，肝郁气滞、肝胆湿热、肝胆实火等所引起的病症，都属阳陵泉的治疗范围。平时爱生气的人，常会觉得两胁胀痛，这时除了可取阳陵泉外，还可配以肝的原穴太冲，肝的募穴期门，一起按摩。这样做有疏肝解郁、通络止痛之功效。

三阴交——肝脾肾经都能保

中医特别重视三阴交这个穴位，因为它是肝、脾、肾三条阴经的交会穴。肾为先天之本，内藏人体的元阴元阳；脾为后天之本，气血生化之源；肝主藏血，又为女子之先天。可以说，这三个脏器对人体来说都有着非同一般的意义。而三阴交这一个穴位同时把这三个重要的脏器都联系了起来，按一穴就可以促进这三条经脉的气血流通，可以治疗很多和这三条经脉相关的疾病，而且每天坚持更可以起到强健体魄，益寿延年的作用。真可以说三阴交是上天给我们的恩赐。

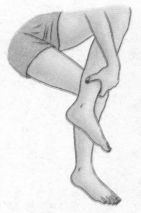

中医认为女子属阴，以血为用，以肝为先天，肝、脾、肾三脏对女性来说都极其重要。现代女性在生活和工作中有着越来越重要的作用，很多女性也因此成为高龄产妇，这其实对女性来说是存在一定危险的。平时坚持按揉三阴交，就可以帮助女性增强体质，减少高龄怀孕带来的风险。三阴交还可以帮助女性朋友美容，这是因为通过三阴交可以使肝脾肾的气血运行通畅，这样面色自然也就会变得红润有光泽了

三阴交这个穴位在小腿内侧下段，内踝尖直上3寸，胫骨内侧缘后方就是它的所在

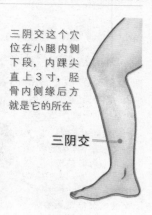

三阴交

三阴交这个穴位和肝、脾、肾都有关，因此，可以治疗的疾病就有很多，比如说有泌尿生殖系统的各种疾病，如月经失调、遗精、小便不利、遗尿等；消化系统的各种疾病，如肠鸣、腹胀、腹泻等；皮肤病、失眠、高血压、肢体疼痛、半身不遂、口舌生疮等。

丰隆——化痰消食兼减肥

丰隆穴是足太阴脾经的穴位，同时也是胃经的络穴。脾主升，胃主降，因此，在刺激这个穴位的时候，可以调和脾胃，从而沟通起到表里、上下的作用。

丰隆是健脾祛痰的要穴，凡与痰有关的病症，如痰浊阻肺之咳嗽、哮喘，痰浊流经经络之肢体麻木、半身不遂，痰浊上扰之头痛、眩晕，痰火扰心之心悸、癫狂等，都可配取丰隆穴疗治。

此外，丰隆穴还是减肥的一大重要穴位。

丰隆穴

身体肥胖的人，一般属于痰湿体质，也就是体内的痰湿比较盛，这和平时的饮食习惯和饮酒有一定关系。如果平时爱吃肥甘厚味，饮食没有节制，暴饮暴食，或者经常饮酒，就会对脾胃造成损伤，使水液代谢失常，聚而成痰。丰隆穴通过健脾的作用，使得水湿痰浊得以运化，脾胃强健了，自然也就不会有饮食积滞了

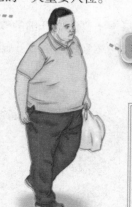

丰隆穴的功效

丰隆穴在小腿上，正好在外踝尖和横纹的中点位置，从外观看，这里的肌肉最丰腴，隆起最明显，就好像是个突出来的小山丘，所以被称作"丰隆"

丰隆穴还是瘦腰收腹的减肥良穴，经常按摩可以消食导滞，化痰消脂。这和丰隆穴的特殊功用是分不开的。前面已经说过了，丰隆穴既是脾经的穴，又是胃经的络穴，脾胃对于消化吸收来说十分重要，按摩丰隆穴，可以消食祛痰，从而起到帮助减肥的作用

经常灸丰隆的话，还可以缓解疲劳，预防中风。在治疗疾病的时候，可以根据病情，配合适当的穴位，加强疗效。比如说，眩晕的话，用丰隆配风池；如果感冒，咳嗽痰多，用丰隆配肺俞、尺泽。

血海——养血活血全靠它

血海这个穴位从名字上就可以看出来，和血有着密切的关系，血海就是血液汇聚的海洋。如果身体里血液运行不畅了，或者是血液不足，或者是有其他和血有关的疾病，都可以用这个穴位来治疗。

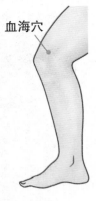

血海穴

大家都知道，在一生中女性会不断地重复生血和失血的过程，中医讲"女子以血为用"，可见，血对于女性来讲非常重要。因此，血海可以用来治疗女子和血有关的疾病，比如说月经量少、月经量多、痛经、崩漏、贫血等

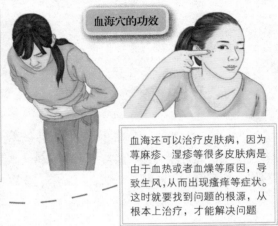

血海穴的功效

血海还可以治疗皮肤病，因为荨麻疹、湿疹等很多皮肤病是由于血热或者血燥等原因，导致生风，从而出现瘙痒等症状。这时就要找到问题的根源，从根本上治疗，才能解决问题

在取穴的时候，要把膝关节屈起来，这个穴位在大腿内侧，髌底内侧端上2寸，股四头肌内侧头的隆起处

承山——背负身体这座山

承山这个穴位很好找，在小腿后面正中，委中与昆仑之间。在伸直小腿或足跟上提时，腓肠肌肌腹下会出现一个尖角，这个凹陷处就是承山穴的所在了。

承筋穴在承山穴上面，它是凸起来的，就好像是山峰一样。承山穴在承筋穴的下面，就好像是山谷一样。从人的后面望去，承山穴就好像在下面托起一座山峰一样，因此被形象地称为"承山"。

承山穴

女性朋友，尤其是年轻女性，都希望自己有纤细的双腿，可是因为上班总是坐着，也没什么时间运动，总会在小腿上、腰腹部留下赘肉，到了夏天，更是明显，让人很苦恼。告诉您一个好方法，不需要去健身房，也不需要大把的时间和钞票，就可以轻松减掉赘肉，那就是平时上班的时候，不论是坐着或是站着都可以，把脚后跟抬起，使小腿肌肉保持紧张，只要这样一个小动作就足够了。这样可以充分刺激承山穴，不但能美化腿部线条，还能防止腰肌劳损，是个一举两得的好方法。

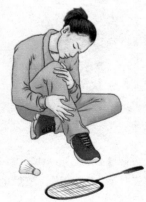

相信很多人都有过小腿抽筋的经历，其实这是很常见的，缺钙、受凉、劳累等情况都可以诱发抽筋。发作的时候往往很突然，而且很痛苦，如果是在游泳的时候，还可能会危及生命。而承山穴最大的作用就是可以防止小腿抽筋。不管是年轻人还是老年人，都可以在平时，尤其是运动前，按摩承山穴，揉到局部发热、发胀，这样就对抽筋有很好的预防作用

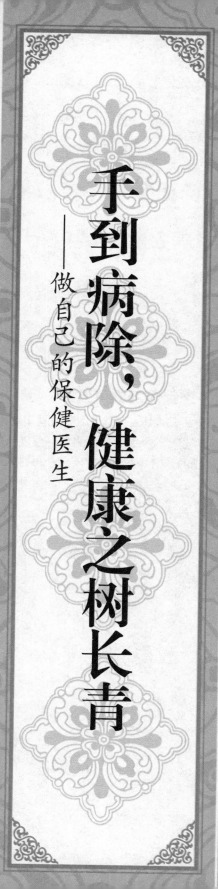

第七章

手到病除，健康之树长青

——做自己的保健医生

第 1 节

小手法，大"门面"——轻松拿下五官科疾病

其实，国人都很爱面子，但是生病是我们自己无法选择的，如果五官出现了问题，大家都能看得见，自己也很难受，所以有问题一定要及时解决，这面子上的问题可真是个比天还大的问题。虽然这问题看似比天大，可是解决起来却一点儿也不难，就看您肯不肯省下玩游戏、泡吧的时间，自己动手、综合调理了。

偏头痛其实很好治，敲敲胆经就可以

生活中，很多人都有这样的经历：突然莫名其妙地出现偏头痛，发作起来很痛苦，可以局限在某一点，也可以是半个头，疼得厉害的时候甚至想用头去撞墙，吃药也不怎么管事。自己痛苦，周围的亲朋好友也跟着着急。再遇到这种情况时，不妨试试下面两个方法。

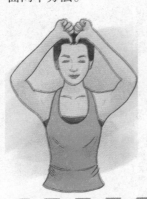
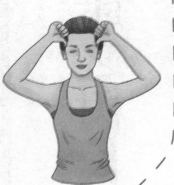

敲胆经 足少阳胆经走在人体头部的侧面，正好经过偏头痛的位置，所以敲胆经可以使胆经的经络通畅，气血调和，这样可以缓解偏头痛的症状，长期坚持就可以治愈偏头痛

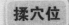
揉穴位 每天清晨醒来后和晚上临睡以前，先推神庭，用双拇指交替进行，从头发尖过神庭穴，直至入发际1寸，用力推10次；然后推太阳穴，双拇指分别用力按住太阳穴，用力推到耳尖为止，推10次；最后推头维穴，双拇指分别用力推头维穴10次。连续数日，偏头痛可大为减轻

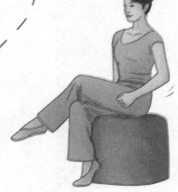

除了在头上做按摩以外，您还可以通过手上几个特效点对症治疗偏头痛。

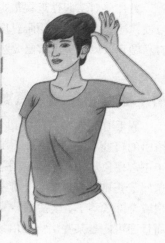

偏头痛可以先在头上找痛点，然后分别在痛点周围2厘米的上下左右四个点用大拇指按揉，先顺时针转9圈，再逆转6圈，最后在痛点用拇指顺时针按揉36圈，逆时针按揉24圈。经常用这个方法，坚持上一段时间，你就可以和偏头痛说拜拜了，甚至比吃药都好用

在手上示指的第二指指关节，靠近拇指的一侧用指甲掐，专治前额痛；在中指的指关节桡侧掐，专治头顶痛；在无名指的尺侧掐，专治对侧头的颞部疼痛；在小指的尺侧掐，专治后脑勺疼。

不过，使用这个方法要遵循"左病右治、右病左治"的原则，右侧的偏头痛要靠左手的这些部位来治，左侧的偏头痛要靠右手的这些部位来治，不要做反了。

偏头痛比较偏爱中青年女性，要想预防，平时要保持情绪稳定，均衡饮食，加强锻炼，避免受寒，保证睡眠。通过这些工作，一定可以帮您摆脱偏头痛的困扰。

炼成火眼金睛，睛明穴赶走假性近视

近视是指视远物模糊不清，视近物仍正常。发生近视除遗传因素外，多与青少年时期不注意用眼卫生，如灯光照明不良、坐位姿势不良、常躺着看书、在颠簸的车上读报、课程负担过重、印刷品质量太差、看电视时间过长或距离太近等有关。其他因素如营养不良、微量元素的缺乏、龋齿等，都与近视的发生有一定关系。

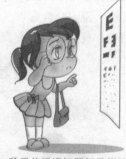

孩子的近视初期都是假性近视，而且假性的近视是可以扭转的

每个人的内眼角稍上方的位置有个小凹陷，这里就是睛明穴。其实每个人在长时间看书看电脑之后，出现眼睛疲劳时都会不自主地去用手掐按一下睛明穴。只不过没有人意识到而已，只是觉得是在捏鼻梁的两侧，可是这个位置恰恰是睛明穴。尤其是戴眼镜的人，在摘掉眼镜后，都会不自觉地去按压一下眼镜支撑的地方，那也是睛明穴。睛明就代表着人体五脏六腑的精气都汇聚在这个位置，所以无论眼睛出现什么样的不适，都可以通过睛明来调理。

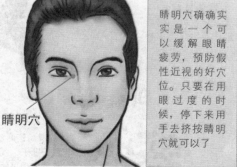

睛明穴

睛明穴确确实实是一个可以缓解眼睛疲劳，预防假性近视的好穴位。只要在用眼过度的时候，停下来用手去挤按睛明穴就可以了

患者必须注意用眼卫生，加强营养，积极根治龋齿等疾患，多参加户外活动，严格控制看书、看电视和用电脑的时间，从根本上减少各种导致近视的诱发因素。

另外，对于假性近视最重要的是预防，在平时家长应当纠正一些孩子的不良用眼习惯，注意不要造成用眼过度。这样一旦出现假性近视的现象，纠正治疗也会变得很容易做到，以后也没有必要为无法摘掉小眼镜而烦恼了。

眉毛脱落不用烦，膀胱经和肾经来帮忙

眉毛有的人多，有的人少，这和遗传有一定的关系。浓密的可能有一千多根，稀疏的也有数百根，这都属于正常现象。一般情况下，脱落的眉毛还会再长出来，这属于正常的新陈代谢。但是，有的人眉毛仅有数十根或全部脱落了，这就是异常现象了，不但影响美观，而且还可能是某些疾病的信号。

中医认为，眉毛属于足太阳膀胱经，它依靠足太阳经的血气来营养，只有膀胱经气血旺盛，眉毛才能浓密。此外，眉毛的浓密稀疏还和肾经有一定关系，肾为先天之本嘛。因此，眉毛浓密，说明肾气充沛，身强力壮。而眉毛稀淡，说明肾气虚亏，体弱多病。您发现了吧，眉毛和身体的健康有着密切的关系。

方法：用双手示指指腹面置于两眉中间的印堂穴上，然后向两侧推去，从眉头推向眉尾，做 10 ~ 20 次。也可以用双手示指或中指腹分别在眉间印堂、眉头的攒竹、眉中间的鱼腰、眉梢的丝竹空和太阳等穴位，做轻柔和缓的揉动，每个穴位揉 10 ~ 20 次。这两种方法都有一定的养眉、乌眉和美眉的作用，您只要坚持按摩，一定会发现眉毛越来越浓密乌黑

美眉小方法

1. 生姜美眉方

用适量鲜生姜，切片后涂擦眉部，可治疗眉毛稀少，长久不生

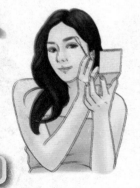

2. 茶水美眉方

用隔夜茶水（可以在里面加入少量蜂蜜调匀）每天涂刷眉毛，长久使用可使眉毛乌黑浓密，也可用来预防眉毛稀落

3. 黑芝麻美眉方

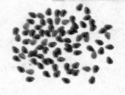

取黑芝麻60克，用黑芝麻油50毫升浸泡，每晚涂眉。黑芝麻子、花和油都有营养毛发和促进毛发生长的作用，长期使用可使眉毛乌黑亮泽。注意，这里一定要用黑芝麻。这是因为中医认为黑色入肾，而肾之华在发，所以，黑芝麻可以通过补肾，来达到使眉毛乌黑浓密的目的

除了按摩和小偏方，平时还要注意调整饮食结构，饮食要清淡，多吃新鲜蔬菜和水果，少吃油腻的食物，甜食和有刺激性的食物（如辣椒等）也要少吃。

最后再提醒您两点。第一是不要熬夜。熬夜会耗伤身体的气血，不但能引起眉毛脱落，还可能导致黑眼圈、皮肤松弛等一系列问题。第二是不要轻易拔眉毛。有的女性为追求弯弯的细眉，经常会拔去许多"不如意"的眉毛。这不但能引发局部疼痛、皮炎、毛囊炎等问题，还可能引起眼睑松弛、皱纹增多等。拔眉毛还有可能引起角膜炎和结膜炎，严重时可导致角膜溃疡。

双目舒坦，养精补肾

俗话说，眼睛是心灵的窗口。我们夸人漂亮时也会说她有一双动人的眼睛。这说明人的双眼是至关重要的。其实，一个人是否健康，只要看眼睛就能直接看出来，无论是五脏六腑，还是其他的器官的情况，都会在眼睛上有所体现。

对于双眼的影响最关键的是身体内部的肾脏，如果能很好地养精补肾，双眼自然就会时刻保持晶莹水润，而自己也会觉得非常的舒坦。

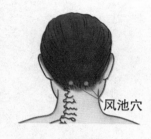

风池穴

人体风池穴位于项部，当枕骨之下，与风府穴相平，胸锁乳突肌与斜方肌上端之间的凹陷处

风池穴护眼补肾

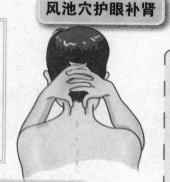

眼睛的保健方面，想要养精补肾，最重要的是掌握一个穴位——风池穴。这个穴位是非常重要的穴位，虽然补益作用并不强，但是对于眼睛的保护是很关键的

风池穴就位于人的脑后，如果先按摩眼睛的周围，再选择风池穴进行按摩，会感到眼睛特别的舒服。这是因为按摩眼周既可以刺激到眼周的穴位，又能放松双眼，最后再通过风池穴进行按摩，就完成了整个眼睛的保护。长时间的按摩有利于养精调血，也会使肾脏受到补益的作用。当然，一些其他的补肾方法只要是合理科学的，都可以用作养眼的方法

足三里防止衰老调养肾脏

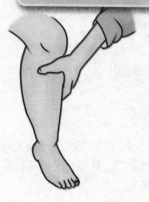

按摩足三里穴，这已经是被广泛推广的保健大穴。对于防止衰老，解决疲劳的问题，按摩足三里是非常有效果的。而这对于眼睛的作用却是被大家所忽略的，因为足三里可以使肾脏得到补充营养，对全身的其他经络血脉也有很好的调节作用。当然，眼睛也是需要血脉来补充的，而肾脏得到调养，眼睛也会更加有精神

双目精神饱满，自然整个人都焕发出新的风采。所以应该重视对双眼的保护，而日常就用眼过度的人群更是应该多多注意。只有双目舒坦了，人才能精神百倍地去工作和学习。

鼻子出了问题，问责于肺

鼻子会出什么问题？最简单的当然是流鼻涕。本来鼻涕就是鼻子正常的分泌物，正常的话应该很少的，但是有的人平常鼻子总是一抽一抽的，还会流浓鼻涕，不光影响形象，自己也是苦不堪言。

当鼻子出了问题，一定要从肺脏下手，这样才能治病之根本。那么，究竟应该如何来解决流鼻涕的问题呢。那就要靠神奇的反射区了。在双脚的脚底，分别有鼻、支气管、气管、肺这些反射区，每天都重点的在呼吸系统的反射区去刮按，再配以胸淋巴和上下颌反射区的推刮，坚持每天半小时以上，你一定会感到鼻涕在逐渐地减少。

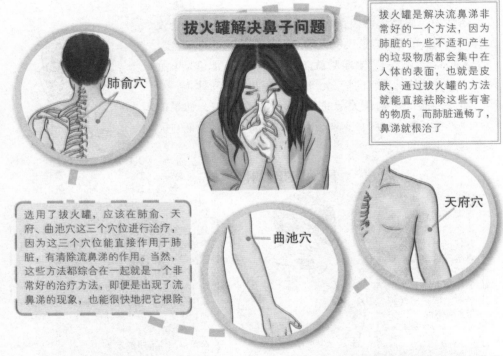

拔火罐解决鼻子问题

肺俞穴

拔火罐是解决流鼻涕非常好的一个方法，因为肺脏的一些不适和产生的垃圾物质都会集中在人体的表面，也就是皮肤，通过拔火罐的方法就能直接祛除这些有害的物质，而肺脏通畅了，鼻涕就根治了

选用了拔火罐，应该在肺俞、天府、曲池穴这三个穴位进行治疗，因为这三个穴位能直接作用于肺脏，有清除流鼻涕的作用。当然，这些方法都综合在一起就是一个非常好的治疗方法，即便是出现了流鼻涕的现象，也能很快地把它根除

曲池穴

天府穴

鼻子的问题当然不只是流鼻涕这一种，但是大多数人的流鼻涕都是鼻子出现异常的最初表现，所以只要能控制住流鼻涕，当然鼻子的其他问题也会得到控制。一些要发生的疾病也会在刚要萌发的时候就被消灭掉了。

所以，掌握这些问责肺脏的方法，一定要进行扩展，这些可以调理肺脏的方法都是可以借鉴的，以后出现了肺脏的毛病，直接使用这些方法，就可以把身体很快捋顺。

爱流鼻血不要慌，蒜泥外敷涌泉穴

所有的人都会出现流鼻血的现象，或者是外力作用撞击了鼻子，或者是感到天气炎热鼻子微微地流血。其实这些都是比较正常的现象，通常的情况也是仅仅出现一点点的血，立即就会止住，所以也不用采取太多的措施。

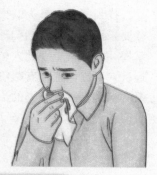

还会有一些人，经常性的流鼻血，或者经常是在晨起后就发现鼻子开始流血了，而且这种情况下，止血会需要一段比较长的时间，也会流很多的血。尤其是女性，会感到流血后头晕，身体不适。对于这样的情况就一定要采取迅速止血的方法。

从中医的理论中看，流鼻血跟肝、脾也有相当大的关系，综合起来就是因为体内的脏器出现问题了，例如肺脏最容易感到干燥，这时就会引起出鼻血。脾脏会管理血液的运行，它出了问题，血就会从鼻子流出来。

蒜泥外敷涌泉穴

在治疗的时候一定要"左病右治"，或者是"右病左治"。这是跟经络的走行有关系的，如果不按照这样的规则去做，就会没有效果。出血的时候，不要头向后方仰，或者是仰卧，这是一种非常错误的做法。最后一点就是一定要把蒜捣成蒜泥，让大蒜的作用充分发挥出来。如果用温水浸泡双脚后再贴敷蒜泥，效果会更加明显

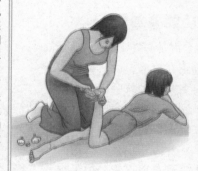

经常的流鼻血可以用蒜泥外敷涌泉穴的方法治疗：涌泉穴就是人足底的前脚心位置，使用时最好用独头蒜。如果是右侧流鼻血，就贴在左侧足底的涌泉穴；相反，左侧流鼻血，就贴在右侧足底。这种方法重要的是要引血下行，会很快地使鼻血止住，如果感到了足底有刺痛的感觉，就可以揭下来了

用蒜泥的方法是一种比较偏急性处理的方法，如果频繁流鼻血，一方面要及时去医院治疗，另一方面可以通过足部的反射区，找到鼻子和肺的反射区，再加上肝、脾的反射区一起刺激。这样就能减轻流鼻血的现象。

人体的血液是非常有限的，所以不能让血经常白流出来，流鼻血只要能多采用一些有效的方法，完全可以很好地祛除。

一窍不通不再烦，找到迎香治鼻炎

有人把患有鼻炎形象地比喻成一窍不通，虽然好像说人的鼻子有两个孔，仅仅是一窍不通也可以忍受了，但是患有鼻炎的人却是非常痛苦的，因为鼻子是人进行呼吸的通道，一旦出现了鼻炎，呼吸就会非常困难，而呼吸是无时无刻不在进行的。更重要的是，鼻炎还会严重影响人的嗅觉，造成日常生活中的诸多不便。

"肺开窍于鼻"，也就是说鼻子是肺脏进行呼吸的通路口，所以鼻炎的根本还是在人体的肺脏。想要根治鼻炎，当然也就一定要治理肺脏了。

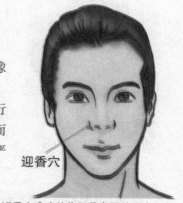

迎香穴

迎香穴准确的位置是鼻翼的两旁，如果说人的鼻子就像两个括号一样，那么括号的中点位置就是迎香穴

找到了发生鼻炎的根本原因之后，就要采用一个综合的调理法。首先需要掌握一个非常重要的穴位——迎香穴。迎香穴可以治疗所有跟嗅觉和鼻子有关系的疾病，所以鼻炎的治疗就一定要通过迎香穴进行。

经常刺激迎香穴，辅助足部的反射区按摩，坚持一段时间，就能发现一窍不通已经变成窍窍通畅了，呼吸也变得畅通无阻，嗅觉也越来越敏锐了。

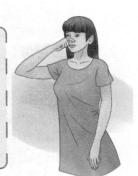

刺激迎香穴的方法也非常简单，用拇指和示指同时放在鼻翼的两侧，也就是迎香穴的位置，掐住鼻子，同时屏住呼吸，间隔五秒钟后，放松手指，进行呼吸。反复操作多次就可以达到刺激迎香穴的目的

清除口腔溃疡，脾的功能要加强

无论是谁得了口腔溃疡，都是一件十分烦心的事，吃不好，喝不好，无时无刻不在疼痛，说话都费劲。而且口腔溃疡最麻烦的是莫名其妙地就会出现，严重的甚至会月月发、年年发。到底为什么会出现口腔溃疡呢？虽然有很多医生都在强调口腔溃疡是一种自愈性疾病，即便是不采用什么治疗方法也会自己消失。但是太频发的口腔溃疡让人感到难以忍受，很影响平时的工作和生活。

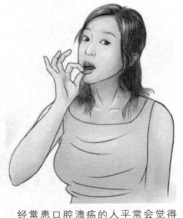

经常患口腔溃疡的人平常会觉得乏，吃饭后特别容易犯困，经常肚子胀，大便也不成形。这里面最根本的原因是严重的脾虚，因为"脾开窍于口"。还有一种可能就是胃太过亢奋，所以也影响到脾的功能

1. 足部反射区

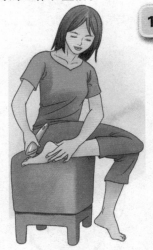

方法：每天晚上进行足部的按摩，也可以推按腿部的经络，通过穴位的刺激来增强脾的功能。实际上只要能每晚用热水泡脚，泡半个小时后用按摩棒按揉左脚的脾反射区。嘴上的口腔溃疡就会很快不疼了

2. 口服或外用云南白药

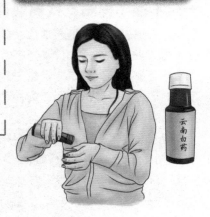

方法：口服的话，每次0.75克，每日3次。外用的话，就用云南白药直接涂擦患处，每日3～5次，直至溃疡愈合

3. 其他方法

除了采用上面说的方法以外，每天还要坚持敲打小腿的胃反射区 100 下。敲打完了以后按揉脾经上的血海、三阴交两穴以及脾经上的穴位痛点各两分钟，就能让溃疡很快地愈合。这种方法作用的原理就非常明确，所以效果也是一定会有的。用它对付口腔溃疡，不会像吃维生素那样时好时坏的，应该是要强很多倍的

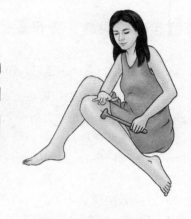

刺激内庭穴治口臭，让您吐气如兰

口臭是比较烦人的一件事情，因为每天都要跟人打交道，那么一定会跟别人说话。如果有口臭，别人肯定会找个借口走开，这样就心里不舒服，人际关系也受到影响。那么，为什么嘴里会出现很难闻的味道，不是葱蒜的味道就是吸烟饮酒出现的异味，而且大多数口臭的人都会感到嘴里非常的难受，就像有一团火在燃烧？

原因一

口臭出现在口里，就一定跟口有关。首当其冲的就是牙齿，牙齿的病痛都是几种原因引起的，如火气、蛀虫，还有就是肾虚。口臭如果伴有牙床或牙龈的问题，就一定是牙齿的问题引起的

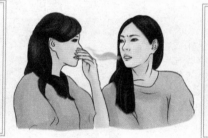

原因二

口臭的另外一个影响因素就是胃。口腔和胃都属于消化系统，当胃中有火气的时候，口腔中就会有难闻的气味。例如吃了特别油腻的东西，胃中湿热向上方走，就导致了口臭

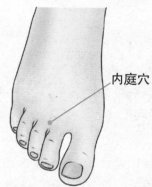

内庭穴

内庭穴就在脚背上。第二个脚趾和第三个脚趾之间的缝纹端，有个凹陷，这个地方就是内庭穴

内庭穴除口臭

重点刺激内庭穴就可以使脾胃的湿热得到治理，那么口臭也就慢慢消失了。在刺激和按摩内庭穴的时候，可以借助一些头部圆小的器具，但是不要过于尖锐，因为用手指在内庭穴进行按摩通常的效果不会很深透。如果有很严重的口臭，足部的反射区域在胃和脾的位置，会有比较明显的感觉

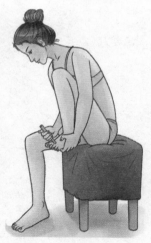

口臭虽然不是什么大病，但是会给人带来很多的麻烦。有过这样经历的人都会深有体会，大家都不喜欢近距离的接触或者是说话。其实只要多多注意一下，通过进行简单的穴位和反射区的刺激，就可以变得吐气如兰，那么大家也就会愿意相互接近了。

牙痛起来要人命，手是我们的大救星

牙疼不是病，疼起来要人命，谁都知道牙痛是非常难忍的，但是由于每天的冷热刺激和其他的影响，难免会出现牙疼的现象。那该怎么办呢？掌握一些牙疼的急救方与根治法是非常有必要的。

而且，遇见牙疼最主要的烦恼是没办法直接确定是哪一颗牙齿的问题，所以就更不知道应该如何来处理了。那么对于在牙疼的时候，分不清具体是哪颗牙疼，最快的解决办法就是在手上沿着每根手指的内侧和外侧找痛点和感觉有沙粒的地方。

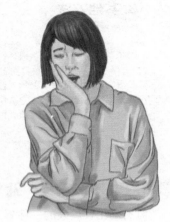

治牙疼的方法就是通过穴位施治，需要掌握几个治疗牙齿的常用穴。这些穴位都是人们长期总结出来的特效穴，适用于各种牙疼。

特效穴治牙疼

1. 颊车穴

颊车是减轻疼痛非常有用的穴位。颊车就位于耳下方，下颌角的位置，当作咬牙的动作时有肌肉隆起的地方就是颊车。颊车穴是治疗牙疼非常好的穴位，尤其是对于智齿引发的疼痛

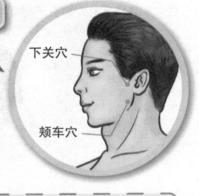

下关穴

颊车穴

2. 下关穴

其次是下关穴。当人张开口的时候，在耳朵前边有一个凹陷的地方，咬牙时会突起，这就是下关穴了。下关穴附近是颞部的神经，治牙疼特别管用。一般疼痛的时候在穴位附近找到一个痛点，按顺时针方向按揉几十圈，再逆时针方向按揉几十圈，就会明显感到疼痛地化解。长期牙疼的人，每天这样做2～3次，也是一种很好的保健方法

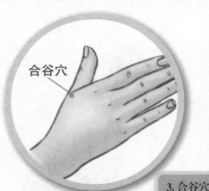

合谷穴

3. 合谷穴

另外一个重要的穴位就是合谷穴，也就是经常说的虎口的位置。在牙疼的时候用手手指用力地按压就能感到疼痛的缓解，并且能感到合谷穴有酸胀的感觉。当然还有其他的穴位也适合治疗牙疼，并且，穴位的治疗如果采用针灸的方法，效果会更加的明显

智齿疼痛是成年人非常常见的牙疼原因。一般牙疼原因是很复杂的，随时随地都有可能发生，但是有的人一到春夏季节就开始发作，甚至年年如此。发作时，整个后牙床都会肿得非常厉害。其实这就是智齿在作祟。如果真的出现了智齿的疼痛，那么一定要通过刺激穴位的方法来缓解疼痛，拔掉智齿的方法是不对的。

别让肾虚、胃火祸及牙龈——牙周炎防治很简单

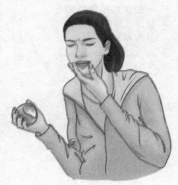

您知道吗，牙周炎已被医学界定为继癌症、心脑血管疾病之后，威胁人类健康的第三大杀手，也是口腔健康的"头号杀手"？

牙周炎是一种破坏性疾病，主要侵犯牙龈和牙周组织，形成慢性炎症。它的主要特征是牙周袋的形成及袋壁的炎症，牙槽骨吸收和牙齿松动。它也是导致成年人牙齿丧失的最主要原因。引起牙周炎的因素有很多，比如说牙菌斑、牙石、食物嵌塞、不良修复体、咬创伤等都可引起。牙周炎的症状，主要有牙龈红肿、出血。不仅在刷牙时出血，有时在说话或者咬硬东西时也会出血，甚至没有什么原因而自发出血。牙龈退缩也是牙周炎的症状之一，但往往不易被察觉。时间久了，

牙周炎的发生，和肾虚、胃火旺盛有关

问题就会越来越严重，还可能造成牙齿松动脱落。所以，牙周炎的治疗一定要尽早开始。下面教您几个小窍门，对预防牙周炎、坚固牙齿也有很好的作用。

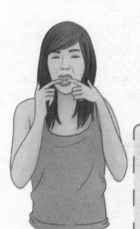

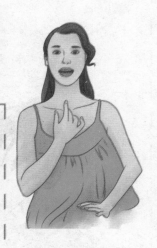

叩齿 每天早晚空口咬合数十次，这有增强牙周组织和促进血液循环的作用。经常叩齿可以使牙齿坚固而不痛

牙龈按摩法 刷牙后用洁净的双手示指在牙齿和牙龈表面做环形的转动按摩。可以从上下颌后牙开始，逐渐移向前方。早晚各一次，每次10分钟左右。但是，在炎症急性发作时不能按摩。牙石较多的话，此方法不能去除

我们平时也要做好防范工作。首先，要改掉挑食、咬东西、常喝碳酸饮料等坏习惯。其次，要养成早晚刷牙、饭后漱口的良好习惯。刷牙时方法要正确，忌横向来回刷牙。

耳朵嗡嗡响，应该补心肾

耳鸣是因听觉功能紊乱而产生的一种症状。患者自觉一侧或两侧耳内有各种不同的声音或响声，如蝉鸣、放气、水涨潮声等，在安静的环境中其感觉更为明显。这种声音时大、时小或不变，可呈持续性，也可呈间断性。耳鸣的发生主要是由于听觉的传导器、感音器、听神经传导通路的障碍、耳部疾患以及患有全身其他系统疾病。

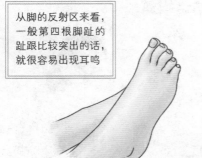

从脚的反射区来看，一般第四根脚趾的趾跟比较突出的话，就很容易出现耳鸣

在做足部的反射区治疗的时候，要注意一下左侧的耳鸣重点按摩右侧的脚，右侧耳鸣明显就按摩左侧的脚。然后点按脚趾的第四和第五脚趾之间的地方，对肾、输尿管、肾上腺、膀胱、尿道、大脑、前列腺、耳部以及肝胆的地方进行刺激，尤其是肾的反射区要做重点刺激

足部反射区

重点穴位治疗

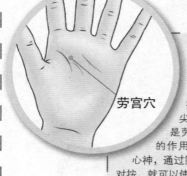

劳宫穴

劳宫穴是手掌心的地方，第二、第三掌骨之间。握拳屈指时，中指指尖指向的地方就是劳宫穴。劳宫穴的作用主要就是安定心神，通过简单的双手对掐对按，就可以使心的功能加强，治疗心神不宁引起的耳鸣

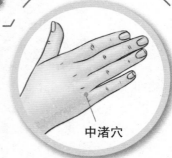

中渚穴

对手上的作用重点在几个穴位上，中渚穴就是其中之一。刺激中渚穴要采用推的方法，一只手的五指从指关节向手背用力地推，可以提前在手上涂抹一些润肤的东西，每次要推100下左右。如果感到很明显的疼痛，就稍做停顿

穴位和反射区结合治疗的方法

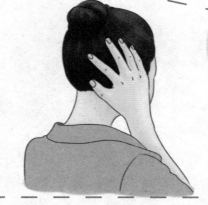

方法：将双手伸平，将劳宫穴的位置按压在耳朵上，用双手的示指去敲打头后的玉枕、风池穴位，每次敲打力量适中，大约50下

通过反射区和穴位的综合调治，耳鸣的现象一定会有所缓解，但是重要的是平时对心肾的调理。应该在没有出现耳鸣的时候就开始养生保健的活动，这样就不会因为耳鸣不止而越发的心烦气躁，形成恶性循环，导致治疗的效果也不明显。

另外，如果是由全身性疾病引起的耳鸣、耳聋，应积极治疗原发病；耳道有器质性病变需要手术治疗者，应及时进行治疗。禁止挖耳、保持耳道清洁、避免劳倦、节制房事，对治疗和预防均有积极意义。

须发早白鬃如霜，按摩、梳头来帮忙

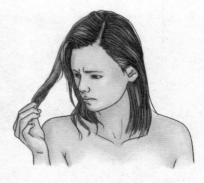

中国人属黄种人，一头乌黑浓密的头发说明身体健康强壮，但是有很多年轻人头发都已经花白，不但影响美观，还给不少人的心理造成影响。虽说这不是什么会影响生命的疾病，但是谁也不想被误认为是老头或者老太太。经常染发油只能掩盖一时，而且还会对头发和身体造成损伤。让人不知道该如何是好。

须发早白的原因十分复杂，目前还没有完全搞清楚，但是一般认为有两大类型，一种属先天性少白头，另一种属后天性少白头。在后天性少白头中有许多是伴随某种疾病发生的，有些则是精神过度紧张和营养不良所致。

想要治疗白发早生，可以采用以下方法：

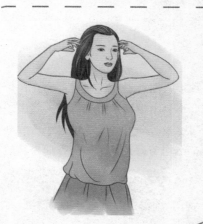

按摩头皮法

早晨起床后和临睡前用示指与中指的指腹在头皮上画小圆圈，并揉搓头皮。先从前额开始，经头顶，然后到后枕部，再从额部经两侧太阳穴到枕部。每分钟来回揉搓30～40次，刚开始时间可以较短，以后逐渐增加到5～10分钟。这种按摩可促进毛囊局部的血液循环，使毛乳头得到充足的血液供应。这样，头部的色素细胞营养得到改善，细胞活性增强，分裂加快，有利于分泌黑色素，从而使头发变黑

勤于梳头

勤梳头也是一种物理按摩法，由隋代医学家巢元方提出。他认为，产生白发的根源是身体虚弱，营养不良，故有"千过梳头，发不白"的设想，意思是说勤梳头可以防止头发变白。这是合乎科学道理的，因为勤于梳头，既能保持头皮和头发的清洁，又能加速血液循环，增加毛囊的营养，从而达到防止头发变白的效果

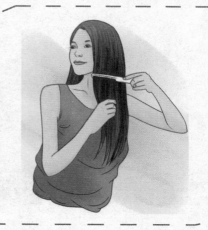

预防少白头最重要的是消除诱发白发的因素。如生了几根白发，不要精神过于紧张，保持良好的心态；不可过于紧张劳累；心胸宽广，情绪乐观；注意科学配餐，多吃粗食、杂粮、干鲜果品及各类蔬菜，不挑食不偏食；养成良好习惯，做到生活有规律等。

关爱身体的第一防线——常见皮肤病调治方法

皮肤作为我们身体的第一道防线，起着重要的防御作用，可以抵御外邪，保证身体内部免受侵袭。而且皮肤处在最外面，经常暴露在外面，也关系到我们的"面子问题"。下面介绍一些常见的和皮肤有关的问题，帮您搞好面子工程，也筑好身体的第一道防线。

痤疮不再烦，战"痘"秘籍在脾肺

痤疮最开始的名字应该叫"青春痘"，很多青年人在青春期的时候都会在面部长出小痘痘来，但是随着青春期一过，面部就基本上不会出现痘痘了。也有一些人，青春痘一直好不了，在脸上频繁地出现，甚至会引起感染。一般来说这种过了青春期出现的痘痘就是痤疮了，一方面与身体内部激素分布不均匀有关系，另一方面是肺脏和脾脏不好引起的。

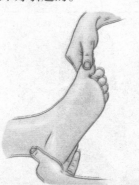

脸上有痤疮，按脚上面部反射区的痛点。长在右侧脸上的痤疮，取左脚的压痛来点按，长在左侧脸的痤疮，则取右脚的反射区。如果面部痤疮比较多，那就双脚的反射区同时刺激

人体几乎所有的皮肤病，都要首取肺的反射区

严重的痤疮，反复不愈的话，就要再加上耳穴等其他反射区来刺激。根据全息理论，人体的面部与手背、脚背是互相对应、互相关联的。在治疗的时候可以多在脚背上找，发现了明显疼痛的反射点就把它记下来，重点刺激按压。按压耳穴时，反射点一般会选用脾、神门、肾上腺、肺、枕、面颊

神门　肾上腺　脾　肺　枕　面颊

另外，痤疮之所以有一定的顽固性，跟体质有关。大多数人都是因为体内湿热太多了，痤疮才不容易去除。所以，治疗痤疮还要注意祛除体内的湿气才行，那么脾脏就是至关重要的了，在足部和耳朵的反射区选择脾脏的反射区配合使用，效果很好。

顽固脚癣、手癣欲根除，两个步骤要遵循

顽固的脚癣和手癣非常难祛除，但是实际上人体的反射区中有一个专门治疗顽癣的区域，大家并没有很好地利用，只是四处地寻医问药，却又找不到一个能根治的方法。这个反射区就在脚后跟的位置，在子宫、坐骨神经以及生殖腺反射区之间的一个三角地带。了解了这个治疗顽癣的反射区，好好地利用起来，什么牛皮癣、荨麻疹等顽固性的皮肤病都会得到很好的治疗，减轻症状，甚至能彻底祛除。

因为癣症一般很难祛除，所以在进行治疗的时候一定要按照严格的步骤来操作。

1. 反射区按摩，足部和免疫系统

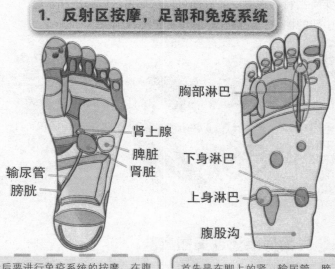

胸部淋巴
肾上腺
脾脏
肾脏
输尿管
膀胱
下身淋巴
上身淋巴
腹股沟

然后要进行免疫系统的按摩，在腹股沟、肾上腺、脾、上身淋巴、下身淋巴以及胸部淋巴做一百次以上的按摩。按摩时力气要大点儿，以使皮肤上的不良物质走到体内，逐渐被代谢到体外

首先是在脚上的肾、输尿管、膀胱反射区进行重点的按摩，最好每次能做二百次以上，因为着重地刺激这些反射区，会使得体内停留的毒素被排出体外，就减少了皮肤病引起的内脏不调

治疗皮肤病实际上有两个大的方向：一方面是让这些火毒能够尽快地发散，即在皮肤的表面代谢出去；另一方面就是把引起疾病的有害物质引领到内部，通过消化道排泄出去。实际上这两种方法都是正确的，但是因为很多有脚癣手癣的人都是很长时间都没有得到调理的，所以身体表面的皮肤也就淤阻了很多，功能也丧失了很多。这样，想通过皮肤自己将有毒的物质排出去就很难，当然把有害物质从消化道排泄出去就是最好的方法了

2. 穴位刺激，选择背部的脾俞和肺俞

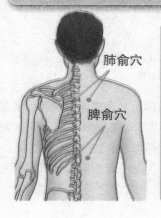

肺俞穴
脾俞穴

肺脏不好，皮肤就会出毛病。同样地，脚癣和手癣首先伤害的也是肺脏。所以，治疗脚癣和手癣，当然要恢复肺脏的功能。另外，要把有害的物质排出体外，还要借助消化系统，当然也就要找到脾脏了

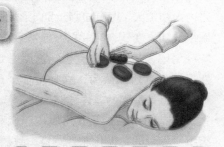

在具体操作的时候非常简单，选择背部的脾俞和肺俞，分别进行拔罐，或者用砭石来刺激这两个穴位。总之，找到肺脏和脾脏，就找到了肺俞和脾俞，那么治疗脚癣和手癣也就知道了方向

来者不惧、祛之有道，荨麻疹被消灭很简单

荨麻疹跟人体的肺脏关系最大，肺的功能出了毛病，肌肤表面就会被禁锢。这种禁锢可能在一部分的地方出现，也可能在很多地方出现，而且这种禁锢有时候是散开的，身体会冒虚汗，有时候长时间，关闭着，会出现硬皮病。所以，一定要理解身体的毛发跟肺脏的关系非常密切，对于这种皮毛的开合，肺脏是总开关。有时候身体不光肺脏不好，脾脏也出现问题，就会加重皮肤的问题，那身体里的水汽就没有地方发泄，所以只能在皮肤的表面反复较劲，较来较去就出现了荨麻疹等皮肤病。

中医治疗荨麻疹确实有独特的地方。一方面可以从反射区做肺脏和脾脏的刺激，另一方面通过几种常用中药的擦洗，就能让荨麻疹真正地被消灭。

蛇床子、明矾、百部、苦参这四味中药是对皮肤科疾病最有效的药物，只要能用这个方子每天浸泡双脚，让药物的作用通过足底的涌泉穴进入身体，荨麻疹很短的时间就能彻底治好。蛇床子可以祛风燥湿，对于荨麻疹的一个个风团，它的疗效特别好，而苦参则可以祛除身体内部的湿气，不让肌肤表面发生郁闭

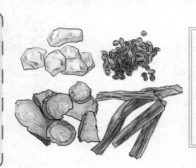

荨麻疹有一定的顽固性，通过这个洗方祛除肌肤表面的风团之后，最好间隔一段时间再洗一次，一般也就一个月的时间。这样复发也就会被遏制，荨麻疹当然就彻底被治好了

疔疮、疖痈有热毒，异病同治还原美丽皮肤

疔疮是好发于颜面和手脚上的一种皮肤病变。开始的时候，一般有一个像小米那样大小的脓头，发病往往很迅速，它的特征是根很深，好像钉子一样扎在皮肤里。发病以后，局部有红肿热痛的感觉，几天之内硬结增大，疼痛加剧，继而形成脓肿，硬结也随之变软，疼痛减轻。脓肿破溃以后，脓腔塌陷，然后逐渐愈合。这就是疔疮的发展过程。西医认为，这是由于金黄色葡萄球菌感染引起的急性化脓性炎症。

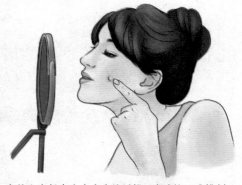

有的人在长出疔疮疖痈的时候，喜欢挤压或挑刺，这样很容易引起扩散

疖是一个毛囊及其所属皮脂腺和周围组织所发生的急性化脓性感染，致病菌大多是金黄色葡萄球菌和表皮葡萄球菌，常发生于毛囊和皮脂腺丰富的部位，如颈、头、面部、背部、腋部、腹股沟部及会阴部和小腿。多个疖的融合，在皮下脂肪筋膜组织中形成多个互相沟通的脓肿，则称为痈。

疔疮和疖痈都是皮肤的化脓性炎症，虽然表现不同，但是有着相同的病机，都是火热内盛，因此治疗时也可以选择同样的方法。这就是中医的特色之一——异病同治。

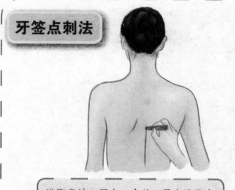

牙签点刺法

选取身柱、灵台、合谷、委中这几个穴位，清热解毒，行气活血，为加强刺激，可以用牙签来刺，但是注意不要刺破皮肤，以免感染

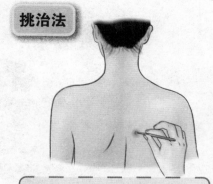

挑治法

"挑治法"，在脊柱两旁寻找丘疹样的阳性点，或者取心俞、脾俞等，然后做局部消毒，用三棱针或者粗针挑取白色纤维样物质，每次取2～4处

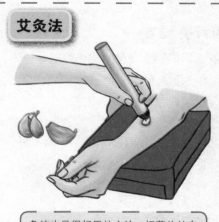

艾灸法

灸法也是很好用的方法，把蒜片放在疖肿上面，然后用艾灸，每天灸1次。如果病情较轻，3～4天就可痊愈

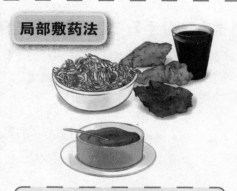

局部敷药法

在局部外用一些清热解毒的药物，比如说金银花、玄参、生地等研末后，用醋调，敷在患处。也可以去药店买如意金黄散，然后调成糊状，敷在患处

使用这些方法，可以起到清热解毒，调和气血的作用，使得疔疮和疖肿迅速消退，还皮肤以本色。

需要提醒您注意的是，在疔疮疖痈刚刚起来的时候，一定不要挤压或者挑刺，红肿发硬的时候，也不适合手术切开，以免引起感染扩散。

汗也是心血的结晶，肺俞调理自汗有妙效

出汗是人体的正常生理现象，在天气炎热、穿衣过多、饮用热饮、运动奔走之后都会出现出汗量增加，这属于正常现象。感冒生病之后，身体就会努力出汗，这是在驱赶邪气，帮助身体恢复正常。可是如果什么原因也没有，就不停地出汗，如果稍微一动，就汗如雨下，就属于有问题了，中医把这种情况叫作自汗。

多汗的原因

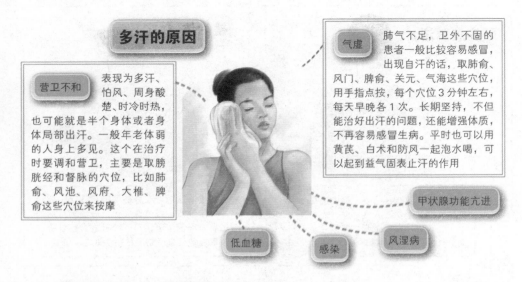

营卫不和 表现为多汗、怕风、周身酸楚、时冷时热，也可能就是半个身体或者身体局部出汗。一般年老体弱的人身上多见。这个在治疗时要调和营卫，主要是取膀胱经和督脉的穴位，比如肺俞、风池、风府、大椎、脾俞这些穴位来按摩

气虚 肺气不足，卫外不固的患者一般比较容易感冒，出现自汗的话，取肺俞、风门、脾俞、关元、气海这些穴位，用手指点按，每个穴位3分钟左右，每天早晚各1次。长期坚持，不但能治好出汗的问题，还能增强体质，不再容易感冒生病。平时也可以用黄芪、白术和防风一起泡水喝，可以起到益气固表止汗的作用

甲状腺功能亢进

低血糖　　**感染**　　**风湿病**

是谁在睡梦中偷了您的气血，治疗盗汗有秘方

盗汗和自汗都是出汗量多，但是它们还是有区别的。自汗是白天出汗明显，盗汗是晚上睡着以后出汗量多，等醒来了汗就不出了。中医认为，盗汗一般是阴虚引起的。阴虚则内热，迫使身体里面的津液蒸腾于外，所以就表现为多汗。

中医讲，津血同源，汗是津的一部分，所以出汗多，会导致津液的丧失，同时也必然会引起血液的流失。中医还说血能载气，意思是说血是气的载体，如果血丢失了的话，气也会随之耗散。如果汗出得太多，势必造成气血的丢失。

盗汗的原因

1. 阴虚火旺，除盗汗之外，一般还会有心烦失眠、两颧发红、手脚心热、下午潮热、口渴、想喝水、小便黄、大便干等伴随症状。既然是由阴虚火旺引起的，治疗就要滋阴降火来达到止汗的目的。选取然谷、中府、涌泉、太溪、照海等穴位，每天早晚按摩，按摩时最好穴位能有酸麻胀痛的感觉，或者感觉有气传导，这样效果会更好。这样的患者平时适合用生地、麦冬、五味子、党参、百合等来泡水喝，代替茶水，频频饮用

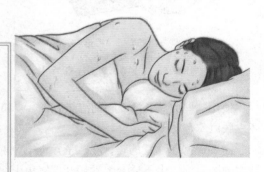

汗出的时候，我们的毛孔都是张开的，这时很容易感受外邪。所以，自汗和盗汗的患者都应该注意避风寒，以防感冒。出了汗之后，要及时把皮肤擦干。有的人出汗量很大，甚至衣服和被子都湿了，这时应该及时更换，避免受凉并保持清洁。

2. 湿热太重了，除了盗汗之外，还可能有面色红赤、烦躁、口苦、小便黄、眼睛巩膜黄，甚至连出汗都是黄的。这时治疗，就要清利湿热。湿热邪气的产生一般和脾胃肝胆有关，所以在按摩时也要选择这几条经脉上面的穴位，比如阳陵泉、阴陵泉、丰隆、条口、三阴交、内庭等

第 3 节
手足腿臂四肢健——千方百计调理四肢疾病

四肢作为我们身体的一部分，对于我们的各种活动有着很重要的作用。如果四肢出了问题，我们可能会一下子觉得自己变成了残疾人，就连平时走路吃饭这种小事，也变成了大问题，甚至生活都不能自理了。看来不管是身体的哪部分出问题都不行啊。下面，一起来了解一下四肢疾病应该怎么调理吧。

治疗颈椎病，找到脚上四个点

颈椎病又称颈椎综合征，是颈椎增生刺激或压迫颈神经根、颈部脊髓、椎动脉或交感神经而引起的综合征。根据压迫的不同部位和临床症状，颈椎病可以分为神经根型、脊髓型、椎动脉型、交感神经型和混合型等五型。其中以神经根型最为多见，约占颈椎病的65%。主要症状有颈项僵硬、活动受限、有一侧或两侧颈肩臂放射痛，并伴手指麻木、肢冷沉重、感觉迟钝等。

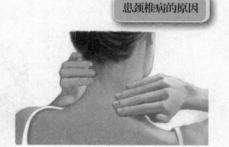

患颈椎病的原因

原因一：上班族、学生，尤其是学历越高的人，颈椎没有问题的人就越少。也就是说，这部分人群最易得颈椎病，只是程度有深有浅罢了。凡是颈椎病人，颈椎附近都有筋结，把这些筋结揉散揉开就行了

原因二：绝大多数都是长时间的伏案工作、学习，姿势不正确，让颈部的气血流通不顺畅，因为颈部是连接大脑唯一的通路，所以影响非常明显

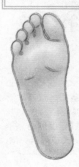

治疗颈椎病，只要能多压一压脚上的四个点即可。在脚的四、五趾后边和第三、四脚趾后边各取一个点，在脚踝与脚跟腱的中点内侧与外侧各取一个点。这四个点分别对应颈椎各个阶段。每次用手指按压5分钟以上。在按压的过程中，可能会觉得几个点上的感觉有的强烈一些，有的很微弱。这就说明颈椎有些位置发生了病理性改变。记住感觉最强的那个点，回过头来重新进行按压

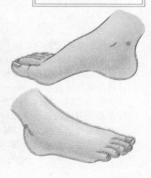

颈椎病在刚开始出现的时候，仅仅是一个警告，敦促人们赶紧治疗调理。但是太多的人都没有意识到或感觉这并不是很严重的病，就这样让人浑然不觉地，颈椎病潜伏在气血通向头部的交通要道上了，偷偷消耗着人体大量的能量，并且阻碍气血上行到大脑。

因此，一旦患病，一定要注意，不宜低头动作过久，也要避免不正常的体位，如躺在床上看电视等，避免头顶或手持重物。睡枕不宜过高、过低、过硬，并注意局部保暖。

配合适当的颈部功能锻炼，如颈部的前屈、后伸、左前伸、右前伸及环转等运动，每天早晚各1次，每次10分钟。患者可以自用双手拿捏颈肩部的肌肉，以消除酸痛和紧张

别拿骨刺当回事儿，肝经、肾经来征服

骨刺其实并不是医学上的名词，是我们老百姓给起的名字，在医学上应该叫作"骨疣"，是骨头上的软骨被磨损破坏以后，自身进行修复，但是修复得没有原来那么好，结果从拍的片子上看就像是长了一根根的刺。一般来讲，老年人才会由于骨头老化、骨质增生而形成骨刺。但是现在有许多年轻人也有这个麻烦，这和工作有一定关系，还可能与姿势不正确有关。

中医讲肝主筋，肾主骨，所以骨质增生的发生，和年纪增长，肝肾逐渐变得虚弱有关。找到病根，我们就可以在平时多按摩肝经和肾经，并重点按摩那些疼痛部位附近的穴位，这样可以强筋壮骨，疏通经络，理气活血，疼痛自然也就会随之缓解。

下面介绍两种缓解骨刺疼痛的方法：

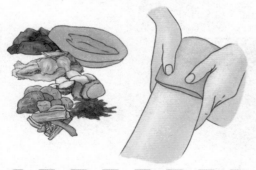

取当归、红花、乳香、没药、川椒、羌活、白芷、骨碎补、续断、防风、木瓜、透骨草、黄檗、茄根各30克，磨成粗碎末，用白酒二两拌均匀，装成三个布袋；将布袋放锅上蒸透后，取出一个放在骨刺处蒸烫，凉后换一个；前三天每天一次，三天后可根据病情改成隔天一次；每次上锅蒸前在布袋上淋些白酒，这样有助于药效的发挥。这一服药可用到不痛为止。这也是中医一种很古老的治疗方法，但是对缓解疼痛很有效

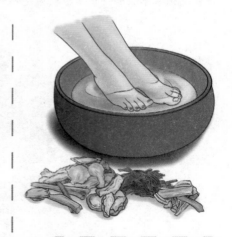

泡脚也是一个不错的选择。可以用独活、苏木、当归、红花、透骨草等，用水煮沸后再煎10分钟，熏蒸疼痛部位。等到温度合适的时候再泡脚。可每天或隔天一次

我们不但要知道得了病怎么办，还要知道如何预防：比如说尽可能避免长时间久坐、久站，如果无法避免，可适时活动筋骨；平时也应注意坐姿及站姿，避免因为不正确的姿势，增加腰椎负荷；控制体重，减轻下肢骨骼负担；多吃含钙量高的和胶原蛋白含量高的食物。

驱寒祛邪、引血下行，膝关节从此不再痛

膝关节连接着我们的大腿和小腿，对身体起着重要的支撑作用，同时也对运动有着很重要的作用。如果膝关节出了问题，轻的可能就是肿胀疼痛，要是严重的话，就会卧床不起。对此，我们不妨尝试以下方法治疗。

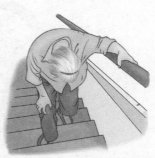

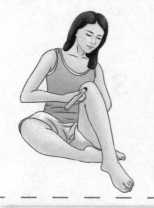

艾灸膝关节

用艾条熏灸膝关节，同时配合按揉附近的膝眼、委中、足三里、阳陵泉、阴陵泉等穴位，可以驱邪散寒，并引血下行，改善局部的血液循环。这种方法对膝关节疼痛且伴有怕冷症状的人比较合适

膝关节疼痛的常见原因是膝关节的各种炎症，比如骨性关节炎、风湿性关节炎、类风湿性关节炎等。除此之外，膝关节部位受凉、受风、受潮等，都会损伤肌肉筋骨，引起疼痛。还有很多膝关节疼痛的朋友，每到阴天下雨或者是刮风的时候，疼痛就会加重，很是无奈

穴位按摩治疗膝关节痛

膝关节疼还可以求助于委中穴。委中穴在膝关节的背面，横纹的中点处。把下肢伸直，用手指在这里来回摩擦，可以适当用力，直至局部有热感

委中穴

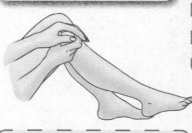

治疗膝关节疼痛，首选的穴位就应该是膝眼。膝眼穴就在我们的膝关节处，在按摩的时候，把大拇指和示指先圈成一个圈，然后把手心放在膝盖上，同时用手指揉髌骨的两侧，有很好的治疗效果。膝关节工作负担很重，很容易出现退化，按揉膝眼，就可以增强关节的润滑，防止膝关节老化

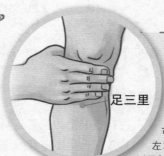

足三里

足三里这个穴位对膝关节疼痛也有很好的治疗作用。这个穴位有强壮身体的作用，可以帮身体增强抵抗力，驱赶外邪。按摩的时候可以用手指按揉100次左右，每天早晚各一次，以局部有酸麻胀痛的感觉为宜

平时要注意膝关节保暖，女性朋友要少穿高跟鞋。要是膝关节已经有了退化，最好少登山，可以选择慢跑等其他运动方式，避免进一步损伤膝关节。

三步按摩法，随手把落枕"拿掉"

在生活中，我们经常会遇到这样的情况：某天早晨起床突然感到脖子痛，头只能歪向一侧，不能自由旋转后顾，如向后看时，须向后转动整个躯干。这时我们就知道自己"落枕"了。

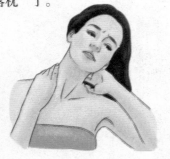

落枕一方面可因肌肉扭伤而产生，如夜间睡眠姿势不良，或睡眠时枕头不合适使头颈处于过伸或过屈状态，引起颈部一侧肌肉紧张，久后即发生静力性损伤，从而导致肌筋强硬不和，气血运行不畅，局部疼痛不适，动作明显受限等；另一方面可为外感风寒所致，如睡眠时受寒，使颈背部气血凝滞，筋络痹阻，以致僵硬疼痛，动作不利

下面介绍国医大师邓铁涛教授的一套按摩手法：

1 第一步，先用拇指指肚或大小鱼际在病者患侧的颈肩部做上下来回较大面积的推按摩擦，手法要轻，动作要柔和一些，必须使患侧肩颈部的皮肤潮红有热感。这样做的目的在于促进患部的血液循环，活跃经络气血

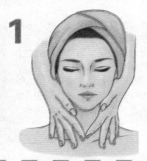

3

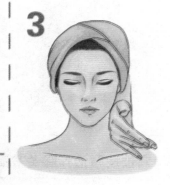

第三步，收功，可用掌背抽拍患侧肩颈背部，此法可与第一步的手法相结合，交替各做 2 ~ 3 次便可收功

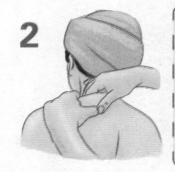

2 第二步，在患部寻找痛点。落枕患者，必然在患处有一个或多个痛点，痛点下面大多有筋结，是风寒湿热瘀等因素痹阻经脉，肌肉痉挛收缩导致的。用手指对痛点下的筋结进行提拉弹拨，点揉推按，各种手法可交替使用，由轻渐重，再由重转轻，时间视病情轻重而定，筋结变软松解，疼痛消失即可

腰痛不再犯，双手双膝上面有大药

劳累得多了，腰部就会感到很沉重，尤其是对于经常进行体力劳作的人。中医里讲，"腰为肾之府"，肾气的盛衰直接决定腰的灵活性、健康度。大多数人年轻的时候，肾气旺，腰椎一般没有问题，但一旦上了年纪，人体的气血和先天活力都在走下坡路了，就会出现不同程度的肾虚，腰的毛病也就花样百出了，轻则腰酸、弯腰困难，重则腰椎间盘突出，更要命的是，腰老是容易闪着、扭着。腰痛一般有以下几种起因：

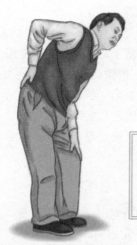

一是由于寒湿邪气阻滞经络，这种腰痛是慢性的

二是因为肾虚遇到阴雨天更为明显，这种腰痛起病缓慢，隐隐作痛，连绵不已

三是因为扭伤。当然，腰上寒湿凝滞、气血不通的人或者肾虚的人，更容易扭伤腰；反过来，扭伤了腰部或腰部气血不通也会对肾造成伤害；肾虚或腰扭伤的人也更容易气血不通，因此，这3个病因有时候是夹杂交错的

肘部和腿弯处就是现成的治疗各类腰痛的穴位。但凡腰部的疾病，都可以在双手和双膝上寻找治疗的穴位。腰痛最直接的原因就是腰部气血出现阻滞，所以在按压反射区的时候，要边按压边揉动

手部按摩治疗

手部按摩对于腰椎是大有裨益的。其中，手背上有合谷、后溪等穴位，还有对应腰的反射区，手掌上则是内合谷、内后溪、腰点的反射区

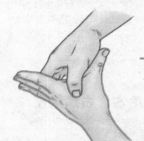

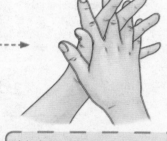

方法：一手拇指和示指捏另一只手的内外两个穴。先按合谷与内合谷，再按后溪与内后溪，最后按腰的反射区。时间可以长一些，力度以有酸痛感为宜

十指交叉，第二指关节相交，这样就是在按压手指上的整个头部的反射区了。因为刺激大脑就是在刺激脊髓，所以按压可以增强脑髓、脊髓和骨髓的活性，能健脑强腰

做这个按摩的运动，一定会获益匪浅。但是很多腰痛的人老是以工作太忙为借口，三天打鱼，两天晒网，或者是年纪大，总是记不住。所以，采用哪一种保健的方法都需要长时间的坚持，要有一个持之以恒的精神。

都是肾虚惹的祸，足跟痛要追根治疗

有不少人都有足跟痛的毛病，一般都是中年人，男性比较多。足跟痛的人都很痛苦，一走路就会疼，站在那也会疼，早晨起来双脚没有接触到地面还没有感觉，只要一站在地上立即会感到说不出来的痛。对于足跟痛，有些人通过 X 光片检查后可以知道确实是在脚跟的部位出现了骨刺，也就是骨质增生。如果骨刺特别大的话，还会在脚后跟的地方鼓出来一块。但是有一些人却是做 X 光片也检查不出什么，一样是疼痛难忍。所有的足跟痛都与肾虚有直接的联系。

大鱼际

对应双脚足底的地方是双手的大鱼际，所以只要一出现足跟痛就到手上大鱼际的地方寻找痛点，找到痛点后再上下左右分别按揉，最后再对痛点进行按揉。这样足跟痛就会得到缓解，坚持做几天，早晨起来双脚不想着地的状况就会消失

左病治右、右病治左，扭伤自有独特解药

扭伤您有没有遇到过啊，比如弯腰搬重物的时候，不小心扭了一下腰，或者走路的时候不小心崴了一下脚，等等。有的时候很幸运，没什么事，稍微活动活动就好了。有的时候就没那么幸运了，受伤的部位马上就肿起来了，疼得要命，根本没法动。这时不动还好，稍微一碰疼痛难忍，根本不可能按摩。这时到底该怎么办呢？

不管是哪个关节受伤了，首先应该去医院检查一下，看看骨头有没有问题。如果没问题，再用这些办法。

1. 冰袋冷敷

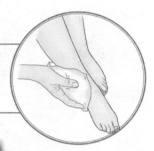

不管是哪里扭伤，如果有条件的话，要用冰袋冷敷，这样可以减少渗出，肿得也就不那么厉害。这时候要是没搞清楚状况，用了热水，那问题可就严重了，第二天这里肯定是变成紫色了，而且肿一定也没有消

2. 左病治右、右病治左

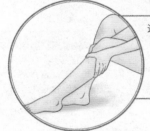

这时，疼痛肿胀的地方我们不能碰，但是我们可以在对侧的相应部位找解药。比如说有人左脚崴了，肿痛难忍，这时，可以在右脚的相应部位来寻找敏感点，然后在这个敏感点上做按摩，一般几分钟以后那个受伤脚的疼痛就会好很多，20 分钟基本上就能好

3. 药酒按摩

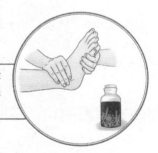

按摩的时候也可以用药酒，如果没有药酒，白酒也行，不过度数最好高一些，用红花油代替也可以。蘸上药酒来进行按摩，可以更好地疏通经络，从而起到止疼的作用

4.24 小时后热敷

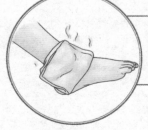

另外需要提醒您的是，急性期的时候为了减少渗出，要用冷敷。如果经过按摩，疼痛没有完全缓解，等过了24 小时，就应该用热敷了，这样可以促进局部血液循环，加速康复

腿脚抽筋不用怕，按摩泡脚加拔罐

腿抽筋和脚抽筋算是一个小毛病，我们不会去医院单单治疗这些抽筋，即使是去了医院，很多医生也会说是缺钙。难道人体就那么容易缺钙吗？不是每天的饮食就可以完成补钙吗？实际上腿脚抽筋有一部分的原因是体内的心脏和肝脏出了问题。即便是身体内部真的缺钙，也是血中的钙不足，而不是骨质中的钙不足了，所以根本还是在于心脏。又因为人身上的筋络都是要通过肝脏来调节的，腿脚的抽筋就与肝脏脱离不了干系了。

脚抽筋最佳的解决办法是药物的浸泡

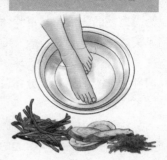

在腿部有一些非常重要的穴位，它们都会影响到治疗腿脚抽筋，例如丰隆、承山、委阳、承扶，还有环跳穴，这些穴位都是分布在腿部的肌肉腠理中间，分别会影响到深层次的气血。所以刺激这些穴位也能预防和治疗腿脚突然的抽筋

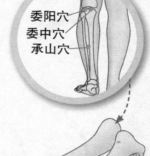

委阳穴
委中穴
承山穴

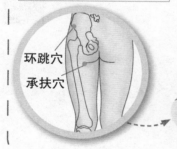

环跳穴
承扶穴

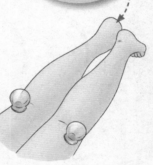

选用优质的藏红花、伸筋草、伸筋藤。用水稍微煮沸，然后把双腿放在热水上面用药气熏蒸腿部和双脚，到了温度合适的时候直接浸泡双脚，尽量能使温水到达小腿部。每天浸泡半个小时，只需要几天就能缓解反复的抽筋

拔罐解决腿脚抽筋

在穴位上用拔罐的方法是效果非常不错的，委阳一般只要拔个十分钟就能收到明显的疗效。因为拔罐一方面是对穴位的刺激，另一方面也祛除了体内的寒凉，抽筋当然会被抑制

按摩加运动解决腿脚抽筋

局部的运动，因为肌肉的痉挛会跟寒冷有一定的关系，进行局部的运动，无论是用手在腿脚上来揉搓，还是做蹬腿的动作，都能提高局部的热量，让肌肉痉挛得到缓解

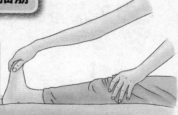

从运动学的角度来看，肌肉的痉挛是以收缩为主的，那就意味着突然抽筋的时候除了按揉肌肉，还要把小腿绷直，然后脚趾向上挑起，用手扳住脚趾用力向回扳。这样就拉伸了承扶内部的肌肉，抽筋的现象也就好了

一定会有人问：腿上这么多的穴位怎么掌握啊，拔罐需要如何拔呢？其实因为这些穴位大多都分布在腿的后方，所以没有必要把每个穴位的位置都掌握住，只要从臀部开始一直向下，均匀地按揉，一直到小腿的底部，就可以收到想要的效果了。当然如果能知道这些穴位的具体位置，更有针对性地进行治疗，效果也会更加明显的。

类风湿性关节炎不可怕，祛湿是强筋壮骨之首务

类风湿性关节炎是一种自身免疫性疾病，患者以 20 ~ 45 岁的青壮年为多，女性约为男性的 3 倍，儿童和老年少见。病变部位一般多在手指、手腕这些小关节，但是大关节也会有影响。病变的关节部位会有肿胀疼痛，全身也会有发热、贫血等许多表现，而且关节会不断破坏，最后导致关节畸形、关节功能丧失，生活不能自理。类风湿性关节炎的患者十分痛苦，生活质量和生命质量都受到严重影响，很多人把它称为"不死的癌症"。

中医认为，类风湿性关节炎属于"痹证"，是机体感受风寒湿邪气所引起的。既然是感受风寒湿邪气引起的病，我们治疗时也要从这里着手。

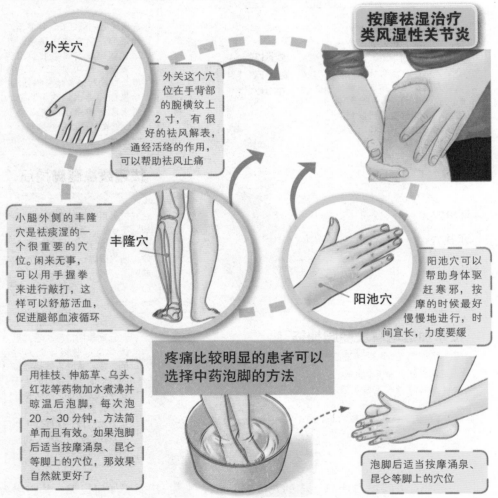

外关穴

外关这个穴位在手背部的腕横纹上 2 寸，有很好的祛风解表，通经活络的作用，可以帮助祛风止痛

按摩祛湿治疗
类风湿性关节炎

小腿外侧的丰隆穴是祛痰湿的一个很重要的穴位。闲来无事，可以用手握拳来进行敲打，这样可以舒筋活血，促进腿部血液循环

丰隆穴

阳池穴

阳池穴可以帮助身体驱赶寒邪，按摩的时候最好慢慢地进行，时间宜长，力度要缓

用桂枝、伸筋草、乌头、红花等药物加水煮沸并晾温后泡脚，每次泡脚 20 ~ 30 分钟，方法简单而且有效。如果泡脚后适当按摩涌泉、昆仑等脚上的穴位，那效果自然就更好了

疼痛比较明显的患者可以选择中药泡脚的方法

泡脚后适当按摩涌泉、昆仑等脚上的穴位

邪气赶走了不等于疾病就没有了。外因通过内因起作用，所以强身壮骨还是很重要的。这时可以选择的穴位有很多，比如说关元、足三里、涌泉、三阴交、阳陵泉等都可以，只要是有强壮作用的穴位就行。

类风湿性关节炎的患者在平时要注意保暖，避免去阴冷的地方，同时要注意营养。适当进行体育锻炼。类风湿性关节炎虽然目前没有彻底治愈的办法，但是我们可以控制住症状，不让它疼，也不让关节变形。

战"风"斗"湿"，打败纸老虎——风湿性关节炎

风湿性关节炎是比较常见的一种疾病，是风湿热的一种表现。它是由 A 组乙型溶血性链球菌感染所致的全身变态反应性疾病，在得病之初可能有感冒等症状。它典型的症状是轻度或者中度发热，膝、肩、肘等大关节红肿、灼热、疼痛，并且是游走性的，没有固定位置，常由一个关节转移至另一个关节。抽血化验血沉加快，抗"O"滴度升高，类风湿因子阴性。不典型的病人可能仅有关节疼痛而无其他炎症表现。急性炎症一般会在 2～4 周后消退，没有后遗症。但这个病可能会反复发作。如果风湿活动影响心脏，则可发生心肌炎，甚至遗留心脏瓣膜病变。

中医认为，风湿性关节炎是久居潮湿、寒冷地带或汗出当风、冒雨、涉水及产后受风寒等因素所致的一种肢体关节炎症，属于"痹证"的范畴。

风湿性关节炎的治疗方法

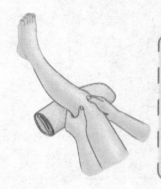

按摩疗法：可以先用推法、揉法等，轻轻按摩，先使病变部位肌肉松弛，气血通畅；继而对疼痛部位使用点、按、捏、拿手法，达到舒筋活络，消肿止痛的目的；最后用摇、滚、揉等手法，再次放松肌肉，条畅气血。每次治疗时间 15～30 分钟，2 到 3 天一次

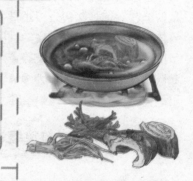

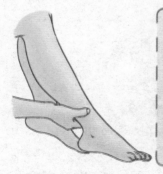

点穴疗法 取风市、环跳、阳陵泉、足三里、三阴交、申脉等穴位，以及病变部位附近的穴位，如肩关节疼痛取肩井、肩贞等穴，肘关节疼痛取曲池、手三里等穴，当然也可取阿是穴。用拇指或示指点压按揉，指力由轻到重，各强压 1～2 分钟，反复操作 2～3 次。每天或隔天 1 次，按压后运动运动关节

中药泡脚法：用伸筋草、秦艽、桑树根各 30 克，加清水 2000～3000 毫升，煎沸 10 分钟后将药液倒入脚盆薰蒸患处，水变温后泡脚半小时，每天 1 次。泡脚后做些足部按摩，可选取肾、输尿管、膀胱、心脏、颈椎、胸椎、腰椎、骶椎、阴陵泉尾骨、肩等的反射区进行

中医认为，药补不如食补，得了风湿性关节炎也可以用饮食疗法来辅助治疗，加快康复进程。中医治疗的基本原则，有虚者补之、实者泻之、寒者热之、热者寒之等。配膳时要根据个人的阴阳、虚实、寒热来选择不同的药膳配方。

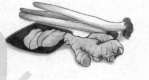

一般而言，关节疼痛游走较明显的，适合用葱、姜等辛温发散之品

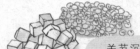

关节有灼热感的患者，药膳宜采用黄豆芽、绿豆芽、丝瓜、冬瓜等食物，不宜吃羊肉及辛辣刺激性食物

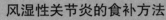

风湿性关节炎的食补方法

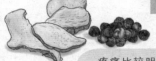

疼痛比较明显的应该用胡椒、干姜等湿热之品，并且忌食生冷

关节沉重较明显的患者，则适合用茯苓、薏苡仁等健脾祛湿之品，并且要少吃油腻的食物

不痛并快乐着，细谈防治痛风

只要是年纪接近五十岁的人，多多少少都会出现痛风的症状。这是因为现在的生活水平高了，物质也丰富了，在饮食上会细致地处理，而一些海鲜长时间地熬煮，就会释放大量的嘌呤。这种嘌呤过多正是引起痛风出现的罪魁祸首。当人体内的嘌呤积累到一定的程度后，往往会聚集在膝关节以下的关节或者脚上，引发膝盖疼痛、脚趾疼痛，严重者会引起脚趾变黑。有些人认为啤酒也是引起痛风的一种原因，所以类似这样的能使身体积累过多的嘌呤需要及时地避免。

肾脏
输尿管
膀胱

足部的反射区按摩：减轻痛风的疼痛，一定要对整个足部做按摩。然后选择重点梳理肾、输尿管、膀胱、尿道的反射区，这些反射区的作用可以促进人体排出过多的嘌呤

车前草缓解疼痛，预防痛风

车前草研成粉末，用醋调成糊状，贴敷在足底涌泉穴上。治疗的效果也很不错，但是在使用时需要注意，车前草有小毒，尽量使用小剂量，内服的时候更要控制用量。最合适的方法就是采用少量开始，逐渐根据自己的感觉来调整，一般来讲药物三天左右就会有明显的改善

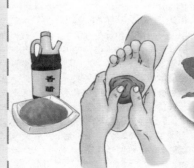

车前草可以利尿排毒，有助于嘌呤的代谢。在痛风发作的时候，用50克左右的车前草熬煮药汁来浸泡双脚，会感到非常的舒服。小剂量的车前草也可以内服，预防痛风，缓解疼痛

当然控制痛风最重要的是从控制入口开始。哪些东西含嘌呤比较多，哪些东西有助于代谢嘌呤，区分清楚，就可以绕开讨厌的嘌呤，身体就可以充分享受无痛的感觉了。

做做"足桑拿"，手脚发胀发麻去无踪

做桑拿很多人都有所体会，虽然当时会热得难受，但是全身上下会出很多的汗，用水冲一下后会立即感到非常的舒服，身体精力异常的充沛。这是因为人体内的寒凉积攒多了的话会使阳气郁闭，气血的运行也会变慢，当然疲劳、闷重感觉都会随时出现，甚至会感到呼吸都需要多用一些力量。桑拿通过比较高的温度，让身体大量地出汗，体内的寒凉一边被消除一边被汗液带出体外。寒凉都赶走了，人体的阳气就振奋了，气血运行得格外有力，所有的疲劳都会消失掉。

那么，究竟怎样才能给足部做个桑拿？难道要到桑拿房吗？没有这个必要，只需自己在家中就完全可以单独给足部做个桑拿，把手脚发胀、发麻的现象彻底治好。

做足桑拿消除疲劳

方法：准备一些伸筋草、川椒、藏红花和鸡血藤。把这几种药物放到锅中煮沸，然后立即倒入盆中熏蒸双脚，等到水温合适的时候就浸泡双脚，但是如果直接暴露在空气中，会让热量很快就散发掉，所以可以用厚布或者是塑料将双腿和盆子一起围起来，这样热气就在不停地熏蒸腿和脚，药物的力量就会从皮肤的毛孔渗透进去

如果感觉非常麻烦，还有个简单的小方法：用药液将腿和脚都完全弄湿，然后用保鲜膜把腿和脚包裹起来，只要五分钟，就会感到腿上的汗在不停地出，效果真的和做桑拿是一样的

这是一种最直接有效的方法，当然在家庭中还可以采用拔罐等方法来治疗手脚发胀、发麻。但是，在自我治疗的时候一定要抓住关键的原则，那就是祛除体内的寒凉之气，所以温度和出汗都是非常重要的。一方面，只有温度足够才能消除深层的寒气，也只有足够的温度才能保证汗液会大量地排出，另一方面，多出一些汗会帮助清除寒凉，弥补温度的不足。

每天进行足底的涌泉穴按摩也是非常好的消除麻胀的方法，因为涌泉穴是身体强身健体的大穴，刺激这里就可以帮助从上到下地振奋阳气，祛除内部的寒湿。

手脚颤抖、麻木冰凉怎么办

手脚颤抖与手脚麻木冰凉需要分别来对待一下，如果是老年人出现了手脚颤抖，就应该观察一下是否是小脑的萎缩引起的。因为小脑的萎缩是身体衰老的一个比较普遍的症状，且小脑主要控制人体的运动性和协调性，所以一开始就会出现手脚颤抖。这种颤抖一般都是无端的哆嗦，严重了会影响到拿东西，而且颤抖会伴随其他的一些问题一起出现，比如走路方向感差。这些都是小脑萎缩的表现。

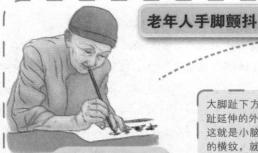

老年人手脚颤抖

老年人手脚颤抖是
小脑萎缩的症状

大脚趾下方，连接脚掌的关节部位，向第二脚趾延伸的外侧会出现一条横线，或者说是横棱。这就是小脑出现问题的表现。如果发现了明显的横纹，就直接用手用力地在这个地方进行推按，一般老年人都会感到非常的疼，但是多做一些这样的动作，就可以抑制衰老对小脑产生的损害，当然手脚颤抖的现象也可以控制

气冲穴

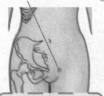

女性手脚冰凉

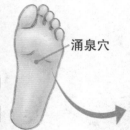

涌泉穴

结合穴位和反射区的综合治疗中，按摩涌泉穴和气冲穴就是针对女性最合适不过的方法

手脚的麻木和冰凉会比较多地出现在女性身上，很容易引起月经不调或生理痛，有时，更会成为不孕的原因。手脚冰冷的原因有低血压或贫血等，不过最多的仍然是自律神经失调

像花椒这种厨房中常见的调料，是治疗冻疮的一种重要药材，而对于轻微的手脚发凉甚至麻木，可以少量地使用花椒水浸泡，这是可以很快收效的好方法

内分泌

四肢
脾脏
四肢

无论是哪种情况，都可以多增加一些足底的四肢和内分泌的反射区治疗。如果女性朋友身体比较虚弱，还可以推按一下足底脾的反射区。只要能长时间地做，都会有不错的效果

单纯的出现脚麻的情况，可能跟坐骨神经有关

环跳

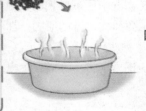

承扶

可以适当地每晚在脚后跟部位的臀部和坐骨神经反射区进行推按，每次持续五分钟，看看是否有所改善。如果确实是坐骨神经引起的脚麻，就要加以注意了，不重视的话，会引起更麻烦的病症。可以选择环跳和承扶这两个穴位进行拔罐

轻松解决腓肠肌痉挛，小腿健康又漂亮

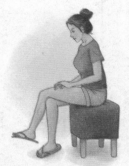

很多人都习惯跷起二郎腿，经常是不知不觉中就把腿抬了起来。先不说跷二郎腿是否有不雅观的问题，在跷二郎腿的时候一定会对上面的那条腿产生挤压，而且是不自觉的长时间挤压，造成血液循环不好，神经也受到压迫，关键就在于挤压的位置正好是小腿的腓肠肌，非常容易引起腓肠肌痉挛。

跷二郎腿容易引起腓肠肌痉挛

解决腓肠肌痉挛的方法

对经常出现了腓肠肌痉挛，最好的解决办法就是改掉跷二郎腿的习惯。如果没办法改掉，或者是在短时间内难以改变，那腓肠肌出现了痉挛也不能就忍受着啊，所以就每天都抽出来一刻钟的时间进行按揉小腿吧

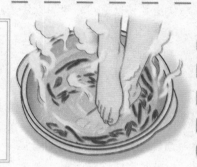

具体操作方法：一般以小腿腿肚子为中心。每天在睡觉前要用药水泡脚，把红花、伸筋草等药物用水略微煮一下，然后用水的热气熏蒸小腿，等到水温合适的时候再进行浸泡。每次每种药物20克左右

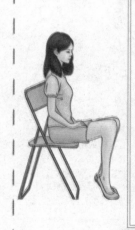

办公室的白领一族，可以在办公或者开会的同时，双脚并立，向上提拉脚跟。这样腓肠肌处在收缩的状态，承山穴就受到了刺激。这样做的好处还在于能对腰部产生作用，这也是有口皆碑的。爱美的女士如果多做这样的动作，还能使小腿变得纤细，穿起裙子来就会更加的好看

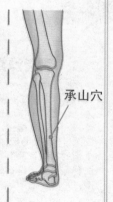

承山穴

在小腿上后方有一个穴位，叫作承山。只要伸直小腿，或者是将脚跟向上提起，在小腿后面的肌肉隆起的地方就能看到一个尖尖的凹陷，这里就是承山穴，而隆起的肌肉就是小腿的腓肠肌。所以，可以想象，当腓肠肌痉挛的时候，承山穴有多重要的作用。年轻人运动过度的时候，或者老年人小腿抽筋的时候，找到承山穴，用力按压一下，揉一揉，直到有些发热酸胀，抽筋也就随之消失了

千万不要以为腓肠肌痉挛很快就能消失，不用在意。因为腓肠肌的痉挛是会逐渐加重的，如果初期不注意，很难一次性解决，并且很容易连带影响其他部位。

长期坐办公室的人，不自觉地跷起二郎腿不仅会使腓肠肌受到伤害，时间久了腰椎、骨盆还有腰肌都会扭曲，腰椎间盘突出和腰肌劳损就会出现，而自己又根本不知道为什么这些病症会出现在身体上。所以千万不要总保持一个坐姿，更不要随随便便就跷起二郎腿。

第 4 节

心病外治，日日神清气爽——神志病自愈疗法

在中医理论中，身心是相通的，身体的不适往往会导致神志的失常，反过来，内心的不畅也会造成身体的疾病，所谓"七情致病"说的就是这个道理。从这个角度来说，神志病完全是可以通过外治的方法来解除的。当然，患者自身在心理上也要积极地配合。

四大妙招，让你从郁闷情绪中解脱

生气郁闷时，很多人会习惯性地拍打胸脯，更为奇怪的是，这样一拍打还真管用，心里会觉得舒服许多。

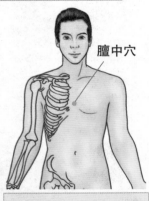

膻中穴

控制情绪的方法

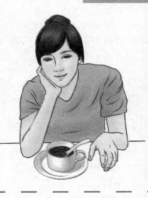

1. 手指弹桌

双眼微闭，手指有节奏地敲打桌面就能缓解抑郁情绪。为什么呢？十指肚皆是穴位，叫十宣，能开窍醒神，一直被历代大医当作高热昏厥时急救的要穴。十指的指甲旁都有井穴，古人以失神昏聩为"病在脏"，所以刺激井穴最能调节情志，怡神健脑

膻中穴位于两个乳头连线的中点，是心包经上的重要穴位。谁都不可避免地会产生这样或那样的情绪。拍打膻中穴可从一定程度上帮助自己乐观豁达，逐渐远离自闭心理的烦恼

2. 按压太阳穴

太阳穴位于眉梢与眼外眦之间向后1寸许的凹陷处。在这个穴位下面，有静脉血管通过。所以，按压此穴会对脑部血液循环产生影响。不光是烦恼郁闷，头痛、眩晕、用脑过度造成的神经性疲劳等都可借此得到缓解

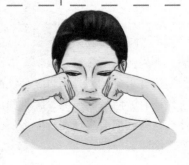

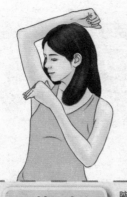

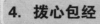

3. 双手合十

我们知道佛家对人表示问候和尊重时，都会双手合十。其实，从中医的角度来说，双手合十其实就是在收敛心包。双手合十的动作一般停在膻中这个位置，那么掌根处正好是对着膻中穴。这样做，人的心神就会收住，一合十，眼睛自然会闭上，因为心收敛了，眼睛自然也会收敛

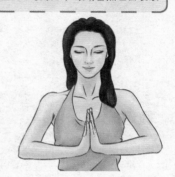

4. 拨心包经

腋窝下面有一根大筋，用手掐住然后拨动它。每天晚上拨 10 遍，这样坚持下去就可以排去郁闷和心包积液，增强心脏的活力，从而增强身心的代谢功能

另外，对经常处于萎靡状态、有忧郁倾向的人来说，每天上午接受日照半小时，每周到郊外呼吸一下新鲜空气，对缓解不良情绪也很有效。

简易按摩，彻底放松你的内心

中医按摩是通过手法刺激调节机体阴阳、气血紊乱状态，使阴阳平衡，血气流通，神志安宁。现代医学研究表明，按摩手法对神经系统所产生的兴奋和抑制作用与治疗效果密不可分，特别是按摩法，在对皮肤作用的同时，还对神经系统产生镇静作用，以达到抗焦虑效果。

下面介绍几种简便易行的方法：

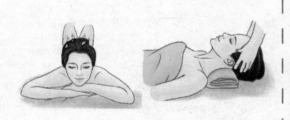

2. 头颈部按摩法

术者站于患者之右侧，用右手五指分别置于头部督脉、膀胱经及胆经上，自前发际推向后发际 5 ~ 10 次，然后术者站在患者之后，沿两侧之胸锁乳头肌拿捏 3 ~ 5 次，拿肩井穴 3 ~ 5 次

1. 头部按摩法

术者用拇指在患者头部上方百会穴上按揉 3 ~ 5 分钟，然后双拇指分别抵于两侧太阳穴，换用余下四指推擦脑后部风池穴 1 分钟，最后用屈曲的示指桡侧在眉棱、前额各抹 10 次

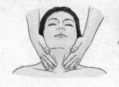
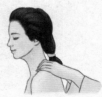

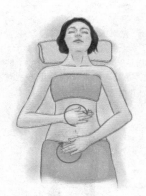

4. 手腕按摩法

我们的手腕上有个穴位叫内关穴，属于心包经，按揉这一穴位对于稳定情绪、缓解焦虑有很好的效果。将右手三个手指头并拢，把其中的无名指放在左手腕横纹上，右手示指和左手手腕交叉点的中点就是内关穴。每次按揉20～30分钟，按揉时用左手的拇指尖按压右内关穴上，左手示指压在同侧外关上，再用右手按压左侧的穴位

3. 腹部按摩法

患者仰卧于床上做细而均匀的深呼吸10～20次，然后用左右手掌面置于上下腹部，两手交替做顺时针环行揉动，动作宜柔和缓慢，用力更要均匀协调，旋摩30～50次，有助于和胃安神，缓解焦虑

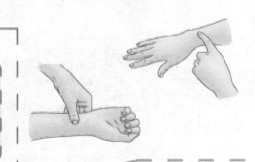

5. 足底按摩法

用足部按摩疗法治疗焦虑，常选用头、甲状腺、十二指肠、胰腺、肝脏、肾脏、输尿管、膀胱、小肠、结肠、直肠等反射区，手法以拇指推法为主，可结合点法、压法、按法、揉法、捏法、握法，以及借助其他物体刺激。每次治疗时间不少于20分钟，每日1次，连续10天为1个疗程

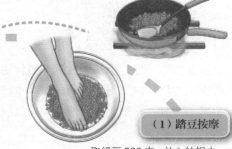

（1）踏豆按摩

取绿豆500克，放入炒锅中，用小火炒热，倒入脸盆中，将双脚洗净擦干，借盆中绿豆余热，用双脚踩踏绿豆，边踩边来回摩擦。每天睡觉前1小时开始踩踏，每次约30分钟

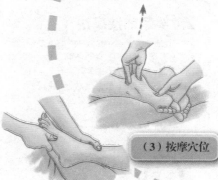

（3）按摩穴位

持续揉按脚背上的厉兑、照海、行间、太溪、隐白等穴10～15分钟，重点揉按涌泉穴。然后捻摇各个脚趾，摩擦足心正中线

（2）拍涌泉穴

每天晚上睡觉前，将双脚洗净擦干，端坐床上，先用右手拍打左脚涌泉穴120次，再用左手拍打右脚涌泉穴120次，每次力度均以感到微微胀痛为度，可消除焦虑

焦虑了，试试刮痧吧

刮痧是中医传统的自然疗法之一，是以中医的理论为基础，用刮痧板在皮肤相关部位刮拭，从而达到疏通经络、活血化瘀的目的。刮痧的机械作用可以使人皮下充血，毛细血管扩张，污浊之气由里出表，使邪气宣泄出来，从而使血脉畅通，起到治疗疾病的效果。

以刮痧疗法治疗焦虑，一般选督脉、足太阳膀胱经为主，通过刺激体表腧穴，调整机体的阴阳平衡，振奋阳气，达到"阴平阳秘，精神乃治"。方中百会穴有醒脑开窍，宁心安神，升举阳气之功。背俞穴为脏腑经气所聚，与中枢神经关系密切，刮拭背部腧穴可调节脏腑功能，协调中枢神经的功能活动。方法如下：

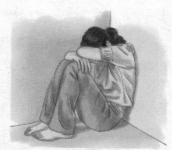

焦虑是大脑中枢神经长期过度紧张，致高级神经活动功能障碍的一种疾患。中医认为，气血阴阳失和、脏腑功能失调为焦虑的主要病机。"脑为元神之府"，"心主神"，故本病与心、脑关系密切，同时亦涉及肝、脾、肾

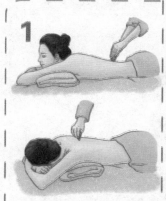

患者可以坐着或俯卧，在患者身上抹上刮痧油，刮拭督脉（自上而下）、足太阳经（自下而上），并刮拭身柱、肝俞等穴位，至痧痕出现为宜

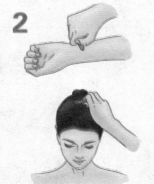

患者端坐，在身上抹上刮痧油，刮拭百会、神门、三阴交、太溪（内踝高点与跟腱之间凹陷中）、照海（内踝下缘凹陷中）、申脉（外踝下缘凹陷中）等穴，至痧痕出现为止

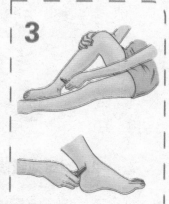

待患者失眠症状逐渐消除，睡眠好转后，再刮拭三阴交、太溪、照海等穴15～20次，以巩固疗效

刮痧对焦虑症有较好的疗效，但并非所有人都适合用刮痧治疗，以下这些是绝对不可以刮痧的：

1. 孕妇的腹部、腰骶部，妇女的乳头，禁刮

2. 白血病、血小板少，慎刮

3. 心脏病出现心力衰竭者、肾功能衰竭者、肝硬化腹水患者、全身重度水肿者，禁刮

4. 凡刮治部位的皮肤有溃烂、损伤、炎症者，都不宜用这种疗法，大病初愈、重病、气虚血亏及饱食、饥饿状态下也不宜刮痧

失眠了，不妨试试拔罐

　　拔罐疗法是传统中医常用的一种疗法，以罐为工具，利用燃烧、蒸汽、抽气等方法，使罐子吸附于相应的部位，产生温热刺激，使局部发生充血或瘀血的现象，具有逐寒祛湿、疏通经络、祛除瘀滞、行气活血、消肿止痛、拔毒清热的功能，而且还可以调整人体的阴阳平衡、解除疲劳、增强体质等。下面就介绍几种治疗失眠的拔罐方法：

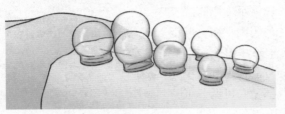

取穴：心俞、膈俞、肾俞、胸至骶段脊柱两侧全程膀胱经内侧循行线及周荣穴

1. 火罐法

用法：以拇指指腹在心俞、膈俞、肾俞上进行往复重力揉按5次左右，然后于两侧膀胱经上各拔罐4个（均匀分布），留罐30分钟，起罐后即在周荣穴的范围内再拔罐30分钟。每周治疗2次，6次为1疗程

2. 刺络拔罐法

取穴：肩胛间区到腰骶关节脊柱两侧距正中线0.5～3寸的区域

用法：在以上区域内常规消毒后，用皮肤针或滚刺筒进行轻刺激，使局部皮肤潮红，然后在其上排列数个罐（排罐法）。留罐10～15分钟。每周治疗2～3次，待病情好转时，可减至每周1～2次

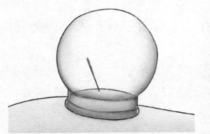

取穴：背部自风门到肺俞，每隔2横指取1处；内关、足三里、三阴交及其上下每隔2横指各取1处；外关、合谷、涌泉、太阳

3. 针罐法

用法：将青霉素空瓶磨掉底部后制成小抽气罐，置于以上所选用的穴位处，紧贴皮肤上，用10或20毫升注射器将小罐中的空气抽出，罐即紧于皮肤上。然后再注入4～5毫升清水，保持罐内皮肤潮湿，避免负压过高造成皮肤渗血。留置10～15分钟后，将罐取下，擦干局部。7次为1疗程，每次更换穴位

注意事项

1. 高热、抽搐、痉挛等证，皮肤过敏或溃疡破损处，肌肉瘦削或骨骼凹凸不平及毛发多的部位不宜使用；孕妇腰骶部及腹部均须慎用

2. 使用火罐法和水罐法时，要避免烫伤病人皮肤

3. 针罐并用时，须防止肌肉收缩，发生弯针，并避免将针按压入深处，造成损伤。胸背部腧穴均宜慎用

4. 起罐时手法要轻缓，以一手抵住罐边皮肤，按压一下，使气漏入，罐子即能脱下，不可硬拉或旋动

5. 拔罐后一般局部皮肤会呈现红晕或发绀色瘀血斑，此为正常现象，可自行消退，如局部瘀血严重，则不宜在原位再拔。由于留罐时间过长而出现的皮肤水泡，小水泡不需处理，但要防止擦破而发生感染；大水泡可用针刺破，放出泡内液体，并涂以甲紫药水，覆盖消毒敷料

防治失眠，足疗帮你忙

失眠症是中枢神经系统失调的一种反应。失眠可以表现出多种多样的情况，如难以入睡、早醒、睡眠中易醒、醒后难以再度入睡、睡眠质量下降（表现为多梦）、睡眠时间明显减少等。每周至少发生 3 次，并持续 1 个月或更多的时间，又并非脑器质性病变、躯体疾病或精神疾病症状的一部分，即可诊断为失眠症。足部按摩治疗失眠的效果极佳，不妨试一试。

1. 按摩的反射区及穴位

（1）反射区：基本反射区（肾、输尿管、膀胱、尿道、腹腔神经丛等 5 个）、前额、大脑、小脑、脑干、肾上腺、甲状旁腺、甲状腺、生殖器、子宫（男性为前列腺）、心、肝、胆、脾、胃肠道、失眠点、脊椎，各淋巴结（头颈淋巴结、胸部淋巴结、上下身淋巴结），膈等反射区

（2）穴位：足三里、三阴交、涌泉、太溪、太冲等

2. 按摩的程序与方法

（1）用示指关节刮压基本反射区 3 ~ 5 分钟。重点刮压肾、腹腔神经丛等反射区

（2）用拇指腹按揉前额、大脑反射区各 2 ~ 3 分钟

（3）用示指关节点按或按揉垂体、小脑、脑干、甲状旁腺、甲状腺等反射区各 30 ~ 50 次

（4）用拇指腹推压胃肠道、子宫（男性为前列腺）、生殖器、脊椎、膈反射区各 30 ~ 50 次

（5）用示指关节点按心、脾、肝、胆，各淋巴结反射区各 30 ~ 50 次

（6）用示指关节按揉失眠点 2 ~ 3 分钟

（7）用拇指点按三阴交、太溪、太冲、涌泉、足三里各 50 次

（8）重复刮压 5 个基本反射区各 1 ~ 2 分钟

失眠、焦虑不用愁，按按揉揉就赶走

面对健康杀手——失眠，我们也有一套专门对付它的方法，下面我们就一起来看一看吧。

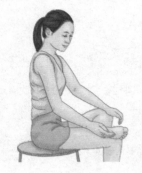

1. 用右手中间三指摩擦左足心，然后用左手中间三指摩擦右足心，可消除疲劳

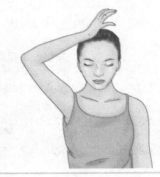

2. 用手掌根部轻轻拍击头顶，可舒缓情绪

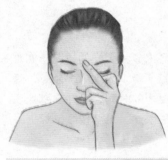

3. 脱去衣服，仰卧于床上，闭上双眼，用中指轻轻揉按眉心约2分钟，可镇静安神

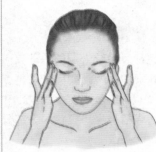

4. 用双手示指、中指轻轻揉按攒竹穴、太阳穴约1分钟，可清肝明目，镇静安神

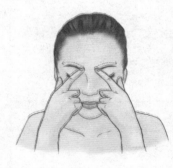

5. 用两手示指侧面，反复从两眉内侧推向外侧眉梢约半分钟，可安神催眠

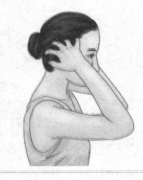

6. 用双手示指、中指、无名指、小指分别沿两侧耳朵上方，来回按摩约半分钟，可很快镇静

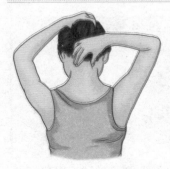

7. 两手中指轻轻揉按脑后颈部枕骨下的风池穴（在枕骨隆凸直下凹陷处与乳突间）2分钟，可镇静助眠

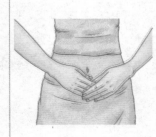

8. 两手叠放在腹部，用拇指根部的大鱼际（即拇指根部的隆起部分）轻轻揉按上腹部。两手移至下腹部，用手掌大鱼际徐徐揉按丹田（肚脐下3～5厘米），可镇静安神

其实，按摩治疗失眠是一种比较实用的自然疗法。它成本低，实用性强，无任何副作用，而且简便易学，患者自己就可以通过自我按摩将失眠治愈。按摩的作用就是通过一定的手法，刺激人体的某些穴位或部位，经过经络传递到其连属的脏腑，起到激发经气、调节脏腑、疏通气血、平衡阴阳的作用。

药枕是最好的中医助睡工具

什么是药枕呢？真有这么神奇吗？药枕，顾名思义，就是将具有挥发性、芳香性的中草药装入枕芯，做成药枕，让失眠者在睡觉时枕用，以达到治病目的。药枕内所用的药物，大多气味鲜香，具有升清降浊、化湿消暑、醒脾开胃、散风明目、健脑调神、避秽杀菌等功效。但是，凡事都没有绝对，失眠者选用药枕也要因人而异，失眠症患者可以根据不同的病情，选用不同的药物。

1. 黑豆磁石枕。取黑豆 100 克、磁石 100 克，将其打碎，装入枕芯，每晚睡觉时枕用，可安神助眠

5. 灯芯枕。取灯芯草 450 克，将其切碎，装入枕芯，每晚睡觉时枕用，适用于心烦不眠者

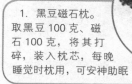

4. 消暑催眠枕。取青蒿、藿香、菖蒲、薄荷、菊花、茉莉花、白玉兰花、栀子花干品各等量，研为粗屑，拌匀，放入枕芯，每晚睡觉时枕用，夏季使用效果最佳

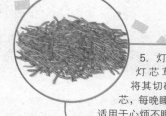

2. 菊花枕。取白菊花、合欢花、夜交藤、炒枣仁、生龙骨各 120 克，灯芯草、竹茹各 80 克，远志、石菖蒲各 60 克，冰片 10 克。将以上药物研成粗末，拌匀，装入枕芯，每晚睡觉时枕用

3. 决明子枕。取决明子、菊花、朱砂、灯芯草各 150 克，装入枕芯，每晚睡觉时枕用，可改善睡眠

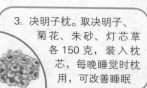

治疗失眠，不同病情选用不同材料的药枕

以上是 5 种比较常用的药枕，在治疗失眠过程中，都有一定的效果。其实，睡眠还是要先睡心，你要让心能够静下来。心能够先睡下，身体才能够听从心的安排，才能睡下。药枕只是辅助睡眠的一种外在的工具，真正主宰睡眠的恐怕还是我们的内心。只有身体内外相结合，才能将失眠这个"恶魔"彻底挡在门外。

消除头痛，你得这样按摩

头痛可由头部本身疾病（如颅内病变、五官疾患）或急性感染、心血管系统疾病、精神神经系统疾病所引起。中医学认为，外感六淫、情志刺激、肝阳偏亢、气血阴精不足、跌仆损伤、瘀血阻滞等，皆能引发头痛。足部按摩对高血压病头痛、血管神经性头痛、偏头痛、感冒头痛和一些原因不明的头痛有一定疗效，而对急性感染、颅内疾病、五官疾病、肿瘤等疾病引起的头痛，则无效果。

1. 按摩的反射区及穴位

（1）反射区：基本反射区（肾、输尿管、膀胱、尿道、腹腔神经丛等 5 个），前额、大脑、垂体、小脑、脑干、三叉神经、头颈淋巴结、肝、胆、胃、胰、十二指肠、小肠、颈项、颈椎、胸部淋巴结、上下身淋巴结等反射区

（2）穴位：涌泉、足窍阴、至阴、太冲、足三里等

2. 按摩的程序与方法

（1）用示指关节刮压基本反射区各 1～2 分钟

（2）用拇指按揉前额、大脑、垂体、小脑、脑干、三叉神经、头颈淋巴结各 1 分钟

（3）用拇指按揉颈项、颈椎各 30 次

（4）用拇指按揉胸部淋巴结、上下身淋巴结各 1 分钟

（5）前头痛者应加强按揉前额、胃、胰、十二指肠、小肠等反射区和足三里穴；偏头痛、三叉神经痛者重点加强按揉三叉神经反射区和足窍阴、太冲穴；头顶痛者应重点按揉前额、肝、胆、胸部淋巴结等反射区和太冲穴；后头痛者应重点按揉小脑、脑干、颈项、颈椎等反射区和至阴穴；全头痛者应重点按揉肾、大脑、前额等反射区和涌泉穴

（6）重复刮压基本反射区各 1～2 分钟

摆脱神经衰弱，拉一拉耳垂就有效

国外取消了"神经衰弱"这个说法，但这并不意味着没有人神经衰弱了，而是说神经衰弱被归入情绪问题范畴了。之所以这样归类，是因为神经衰弱者神经本身并没有出现生理的病变。有些处于神经衰弱状态的人，担心自己大脑会出问题，是不了解其中的原因所致。解决了其情绪困扰，精神状况自然会好转。

神经衰弱的人一般会表现出容易疲劳、烦恼、焦虑不安、容易发脾气、很敏感、对光和声音有不适感、经常向别人倾诉、感受到自己摆脱不了、出现睡眠障碍、头部有不适感、肠胃不舒服等症状

神经衰弱的多种表现

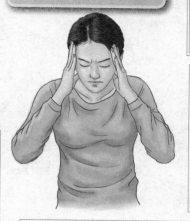

处在神经衰弱状态的人，十分担心自己的大脑出现问题，有一种不良的心理暗示，长期被不良的暗示所影响，自然就萎靡不振了

神经衰弱的人经常表现出恐惧和烦恼等多种情绪障碍，而且因为久治难愈，整天忧虑重重，闷闷不乐，还常把自己的病情变化做好记录交给医生看，担心自己得了大病。因而常询问医生自己得的是什么病，能不能治好

神经衰弱患者，一般易于兴奋也易于疲劳，所以有很多患者非午睡不可；稍微做一点儿费力的工作，就感到疲倦不堪；走不了多远的路，就觉得很累。有的患者说话声音低弱无力，情绪很不稳定；有时变得较为自私，如果别人对他疏忽了些，或没有按照他的意图办事，就大为不满或大发雷霆

神经衰弱的人在工作中也常常感到苦恼，看着别人工作起来那么有活力，自己却心有余而力不足，更为焦急、恐惧和苦恼。倘若听说自己的同学或同事不幸患病停学或去世的消息，就会马上联想到自己，唯恐自己也会有同样的结局，惶惶不可终日

拉耳垂治疗神经衰弱

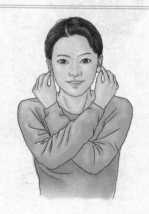

治疗神经衰弱，中医常用拉耳垂的方法：先将双手掌相互摩擦发热，再用两手掌同时轻轻揉搓对侧耳郭 2 ~ 3 分钟，然后用两手的拇指和示指屈曲分别揉压对侧耳垂 2 ~ 3 分钟，最后开始向下有节奏地反复牵拉耳垂 30 ~ 50 次，至耳郭有热胀感为止，这时全身也会产生一种轻松、舒适、惬意的感觉。照此法每天锻炼 3 ~ 5 次

抑郁了，压一压耳穴可缓解

　　熟悉经络学的朋友们都知道，十二经络都与耳部有直接联系。因此，当人体发生疾病时，耳壳的相应区域便出现一定的反应点。耳压疗法就是在这些反应点上进行按压，以达到治疗疾病的目的。这一方法用来治疗抑郁，不但奏效迅速，而且副作用很少。那么，如何进行耳压治疗呢？

　　抑郁者首先要找出相应穴位，先消毒，再将菜籽、绿豆或药粒消毒，压迫穴位，以胶布固定。按压时，要由轻到重，使局部产生酸、麻、胀、痛感为宜，每次按压 1 ~ 5 分钟。

　　下面是治疗抑郁的 3 种比较常用的方法：

1. 王不留行籽耳压法

取穴：取心点、肝点、肾点、神门点（靠小指侧腕内横纹上高骨下凹陷）、枕点等穴。头痛者加用太阳点、额点；注意力不集中、健忘者用神经衰弱点、神经官能点

操作方法：将王不留行籽置于胶布上，分贴上述穴位，每次贴一侧，隔1～2日换一侧，贴后用手按压，以有痛感为宜。每日按压4～5次，每次5分钟，7次为1疗程，间隔5～7日后可继续治疗。受抑郁困扰的朋友，不妨试一试这种简单的方法，它对心脾两虚、心肾不交型抑郁疗效极佳

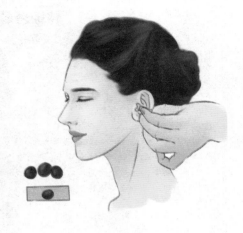

2. 绿豆耳压法

取穴：选神门点、心点、肾点、神经衰弱点为主穴，配穴用枕点、皮质下点、脑干点、脑点。每次治疗时选用2～3穴，主配穴联合使用

操作方法：用剪刀将绿豆剪成两半，将其断面贴于胶布中心备用，再用大头针圆头从所选耳穴周围向中心点均匀按压，找出敏感点。将准备好的绿豆胶布对准耳穴贴好压紧，用手指揉按贴压的耳穴，以出现酸、麻、胀、痛感为宜，每日自行按压2～3次，每次2分钟。一周更换1次。夏日每周更换2次，6次为1个疗程

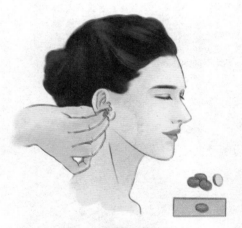

3. 冰片耳压法

取穴：选主穴神门点、皮质下点、脑点、交感点、神经衰弱点、失眠点，配穴心点、脾点、胰点、胆点、肝点、肾点、胃点、肺点等

操作方法：用4毫米左右的冰片贴在7毫米的方形胶布中心，贴压在所选穴位上，揉按约1分钟，每次选主穴2～3个，配穴3～4个，白天做3次，饭后各揉按1次，睡前半小时再揉按1次，每次为3～5分钟。3日更换1次，4次为一个疗程。顽固性失眠症患者，可在神门、脑等穴的耳背对应点用王不留行籽加压

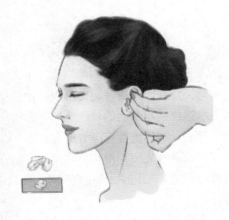

值得注意的是，胶布的周围要严密封闭，以避免冰片挥发，从而影响治疗效果。

6种妙法，让恐惧症患者心安气顺

恐惧心理是日常生活中人们的一种常见心理，一般来说无须治疗，但如果时常产生恐惧，或者在一般人眼里没有什么可恐惧的情况下产生恐惧，就应该引起注意了，因为可能你已经患上了恐惧症。那么，这时候应该怎样处理呢？方法有很多，应根据具体情况和个人特点而定。以下的方法简单易行，适合每个人采用。

克服恐惧的方法

1. 注意力集中法

不必过多在意自己留给别人的印象。安慰自己，就像自己不会去过分关注别人一样，别人也不会过分关注自己，把注意力放在应该做的事情上。比如，你正在工作，不用过分担心老板会怎么看待你，同事会怎么看待你，而是把注意力集中在手头的工作上

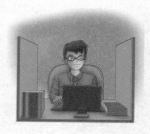

2. 设想最坏的结果

当自己心里过分恐惧时，不妨问一问自己，再坏能坏到哪里去呢？最糟糕的结果会怎样呢？难道我会死吗？不会。那我就用勇气迎接最坏的结果吧

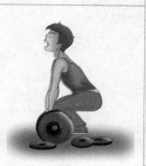

3. 良性暗示

在心中鼓励自己"我能行""我真棒"。经常这样做，这样的暗示语就会进入人的潜意识，弥补我们从小因为受否定而形成的心灵黑洞

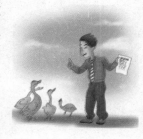

4. 自我欣赏法

努力发现自己的特长和优点，并加以开发，使自己有超出他人的地方，从而获得自信。这样不知不觉间，恐惧就会为你让路，直到最后消失了

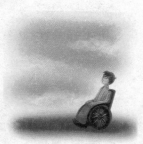

5. 系统脱敏法

比如，你恐惧当众讲话，可以通过循序渐进的方法克服自己的恐惧。最开始时，你可以先在人少的地方讲，也可以先在自己熟悉的人面前讲，然后，逐渐地向人稍微多一点儿的地方过渡，直到最后敢于在很多人面前讲话

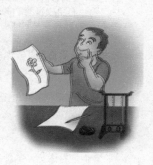

6. 钟摆法

为了克服恐惧，我们心里不妨这样想:钟摆摆向一边，必须先要往另一边使劲。"我心跳有什么了不起，我还想跳得比摇滚乐鼓点还快呢！"结果你会发现，实际情况远远没有你想象的那么严重，于是注意力就被转移到正题上去了

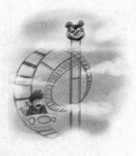

冥想，缓解压力的最佳方式

冥想已经被使用数千年了，尤其在精神发展方面。如果运用得当，冥想可以是我们抵抗压力、忧郁、烦恼以及否定的心理和情感状态的最有帮助的心理学技能之一。在睡觉之前进行冥想，不仅可以缓解压力，与此同时也是一个促进睡眠的好方法，我们可以在冥想中进入梦乡。

1. 让右脑自由发挥。不要做逻辑推理和得失计算之类的思维活动，只让右脑不断幻化出愉快的情景和美好的图像内容。这样不仅能缓解疲惫情绪，还能有很多意想不到的灵感涌现，从而给左脑的思考打下一个坚实的基础。听一段自己喜欢的音乐，享受阳光的沐浴，欣赏湖光山色都可以让右脑自由发挥，从而进入冥想状态

2. 删除脑海的垃圾信息用了一天的脑子之后，你要做的就是把一些垃圾信息，如乏味的电影片段，别人对自己不利的话语从脑中删除。清除垃圾信息与思维尘埃的方法很简单，只要全身放松，想象思维的尘埃像流星般渐渐降落并消失，就会感觉大脑越来越空明、舒畅

3. 清除封堵穴道的"大脑垃圾"抽象思维时间太长，必然引起脑后多处穴位的封堵。科学家认为这是体内乳酸分泌的结果。在冥想之前，利用缓慢柔和的运动或按摩，先打通那些被封堵的穴位，等这些穴位的酸痛情况减轻后再去冥想，会取得更好的效果

4. 排除思维的干扰。思维的干扰有外界干扰和自我干扰，前者主要指图像和声音的干扰，后者主要指图像干扰。在一天思考几件事情时，你可以在思考完第一件事情后，想办法把它忘掉，然后去思考第二件事情

掌握了这些基本知识，你就可以冥想了。

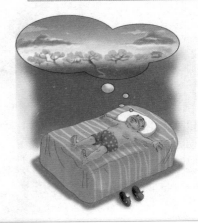

1 仰卧在床上，手脚舒适地伸展放平，闭上眼睛，做 1 分钟缓慢的深呼吸，幻想自己身处一个远离世俗的世外桃源

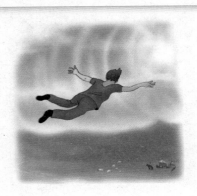

2 幻想前面是绿色的山头与辽阔的草原，清风徐徐吹来，令人有说不出来的舒畅感觉。进而放慢呼吸节奏，会感到像飘浮于半空之中，身轻如燕

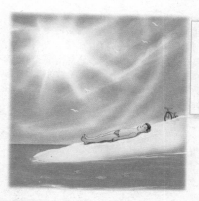

3 幻想仰卧在一个水清沙白的海滩上，沙细而柔软，浑身暖洋洋的，耳边响起一阵阵美妙的涛声，烦恼全然忘记，只让蓝天碧海洗涤身心，闭上眼睛安然躺在大自然的怀抱中

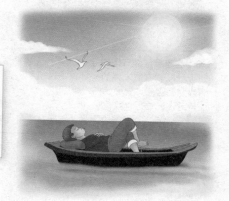

4 如果觉得有一股怨气积聚在胸中，就从心里幻想那正是一切烦恼储存的仓库。然后深深地吸一口气，再长长地呼出，紧接着是几下呼气。不断重复这个动作，使假设的愁闷也随着呼出的空气而消散殆尽

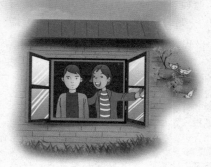

5 幻想眼前正是日落西山的景象，在心中响起一阵悦耳的笛子吹奏声，心思被带至遥远的地方，呼吸变得又长又慢，好像慢慢地往谷底下沉，从而进入梦乡

"我很健康"——轻松打败疑病症

造成疑病症的因素有很多，很多患者是因为情绪因素。下面推荐一些康复措施，让你轻松打败疑病症。

1. 过正常人的生活。许多疑病症患者总认为自己有病，因而不能自拔。家属要指导患者正确对待疾病，疾病并不会因为我们的警惕性高而有所减轻，也不会因为我们的警惕性低而加重，但过度警惕和紧张往往会造成心理上的不适和精神上的沉重负担，降低生活质量。家属要注意转移患者的注意力，尽量让其多参加一些集体活动以及一些娱乐治疗，或参加体育锻炼，使其逐步摆脱疑病观念，增强自信心

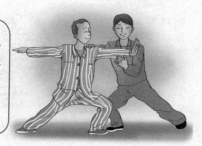

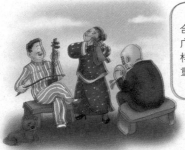

2. 选择合理的生活方式。要缓解病症，就要改变原来不合理的生活方式，按正确的方式生活。如积极参加集体活动，广泛结交朋友，加强对未来生活的参与，使自己忙起来。这样就没有精力过分地关注自己，没有时间忧心忡忡、思虑重重，并将病情置于脑后。这样有利于消除患者身体不适，并使其在紧张忙碌的生活中，具有充实感和成就感

3. 患者要注意改善自己的性格。人的身体经常会有一些不舒服，这是人体的一种保护性机制。人类如果没有疼痛感和疲劳感，就会受伤，所以，不舒服不一定就是病了，而是身体在进行自我保护。因此，不要一不舒服就大惊小怪，去医院检查，而要冷静下来，正确看待自己的身体状况

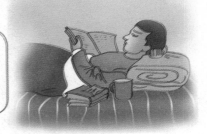

治疗精神分裂症的四种方式

患有精神分裂症的人，常常表现得缄默、孤独、木僵。然而，他们并不是对所有事都没有反应，研究发现，患有精神分裂症的人，往往会对音乐和舞蹈做出反应，因此，用这种方法可以促使这类患者慢慢与现实世界建立联系。

1. 个别心理治疗

这种治疗方法是对患者进行心理治疗干预，以减少复发，减少社会应激，增进社会及职业功能。理想的个人心理治疗最好以富于同情、善解人意的持续性的人际关系为基础，并结合各种不同的治疗技术

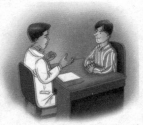

2. 家庭治疗

患者家属应尽最大可能参与并投入到心理治疗中。对家属的教育、指导及支持，可使患者获益。常见的家庭治疗方法有：关于疾病及其病程的心理教育、训练应对能力及解决家庭问题的技巧、改善交流及减少刺激

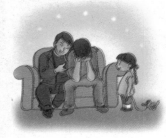

3. 集体治疗

集体治疗包括集体心理教育、集体咨询以及集体心理治疗，这些方法可单独或混合应用。需要注意的是，选择集体治疗，应先确定患者病情已相当稳定，有较好的现实检验能力，能理解参与意义

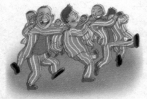

4. 艺术及职业训练

缄默、孤独、木僵的患者，往往会对音乐和舞蹈做出反应，用这种方法可以使这类患者慢慢与现实世界建立联系

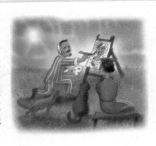

第 5 节

管好你的"进出口"——增强肠胃肝胆功能

胃肠和肝胆作为消化系统的重要组成部分，每天都要进行工作，不管哪个环节出了问题，都会影响我们的消化吸收，影响身体健康。所以，增强肠胃、肝胆的功能，管理好自己的"进出口公司"，是很重要的一件事。

别一拉肚子就想到吃药，按摩、艾灸更有效

腹泻，就是俗称的拉肚子。这是一种常见的临床症状，是指排便次数增多，大便稀薄，甚至泻出如水样。腹泻超过 2 个月的称为慢性腹泻。

1. 常用止泻穴位

关元就有温阳的作用。对受凉而引起的腹泻，它最有效果

气海能够补气，对于老年人的习惯性腹泻，气海的作用比较好

天枢是大肠经的总枢纽，无论是胃肠道出现了腹泻还是便秘，都要选用天枢穴

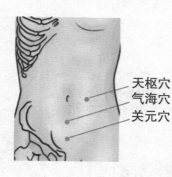

天枢穴
气海穴
关元穴

2. 足底反射区

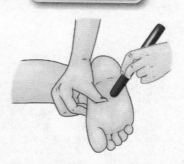

足底的反射区中也有可用来治疗腹泻的地方。一般当趴在床上的时候，两个脚的脚后跟会直接露出来，在脚跟中间靠近里面的位置，就有治疗腹泻的地方，用一个比较细又比较硬的东西，一下一下地点按足跟的区域，直到出现了一个非常疼的地方，一般按压到几十次的时候就会感觉肚子没有以前那种感觉了，腹泻也开始减缓了

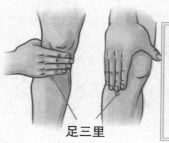

足三里

足三里是治疗腹泻一个比较重要的穴位。因为它的功能作用比较多，所以现在也把足三里当作一个养生保健的穴位。在遇见腹泻的时候，按压足三里是能够让腹泻很快止住的

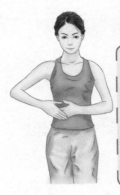

3. 摩腹

这个需要从左下腹开始，逆时针进行缓慢的按摩，直到腹部能感到暖暖的温热感，再继续摩擦。按摩的时候能保持手掌有一定的柔软性，让手掌跟随手腕不断地移动，同时力量会慢慢地渗透进腹部的肌肤

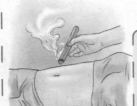

4. 艾灸

针对腹泻效果最为明显的当属艾灸的方法，用一根艾灸条在穴位上，稍微地左右移动，让穴位周围都感到温热，腹泻立即就能止住

其实轻微的腹泻只是身体的一种保护作用，是因为吃到了不卫生的东西，或者是因为有一点点的寒凉而产生的，所以要区分是暂时的还是长时间的。如果是暂时的，通过哪一种方法都可以治疗好；但是如果是习惯性的，就要注意了。

需要注意的是，在腹泻期间忌食含淀粉（山芋之类）和脂肪过多的食物，忌一切生冷刺激的与不易消化的食品。患者应注意保暖，不要过度疲劳，饮食生活要有规律性。患者每日早晚可以一手掌按逆时针方向摩揉腹部各 100 圈，多按摩更好。

肚子疼何必麻烦医生，自己就是妙手神医

肚子疼谁都有可能会遇到，受凉了会肚子疼，吃的不合适了会肚子疼，生气了会肚子疼，妇科病也会肚子疼……肚子疼原因有很多，严重的话也会让人大汗淋漓，痛不欲生。如果出现了肚子疼，该怎么办呢？打 120 ？去急诊室？还不如自己动手，解除痛苦。

1. 着凉引起的

要是着凉或者是夏天贪凉引起的肚子疼，最好的解决办法就是保暖，可以喝点儿热水，里面加点儿姜丝、红糖，一般疼痛就可以缓解

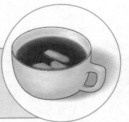

根据不同病因，治疗肚子疼

2. 生气引起的

一般两侧疼得比较厉害，且多是胀痛，治疗原则应该是疏肝理气止痛。取肝俞、胆俞、胃俞、三焦俞、期门、行间、内庭进行按摩，背俞穴自己按摩不方便，可请家人帮忙

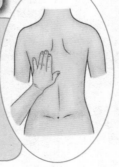

3. 消化不良引起的

可以用手掌顺时针方向揉肚子，速度不要太快，也不要太慢，保持在 60 次 / 分钟左右，同时要适当用力，使力量能传到腹腔以内，这样可以促进胃肠蠕动，帮助消化

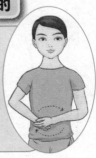

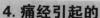

4.痛经引起的

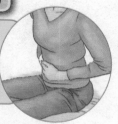

痛经也是肚子疼的一个常见原因，可选小肚子局部的穴位以及肝经和任脉的穴位施治

6.脾肾阳气不足引起的

身体里的阳气不够，尤其是脾肾的阳气不足，不能温煦脏腑，也会出现肚子疼。此时还可能会怕冷，手脚凉，大便稀，精神差，总觉得累。这时要温补脾肾，选足三里、阳陵泉、上脘、中脘、下脘、关元这些穴位来治疗。也可以用艾条来灸肚脐

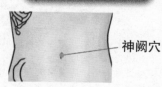

上脘穴
中脘穴
下脘穴
天枢穴

5.湿热引起的

如果肚子疼得很严重，按揉的话会疼得更厉害，而且出汗量多，大便干，或者大便不爽，小便黄，那么多半儿是由于体内的湿热太盛了，阻滞了腹部的气血经络，不通则痛，治疗时就应该清利湿热，也是取上中下

足三里
丰隆穴

三脘，还有天枢穴、丰隆穴，按揉这些穴位。也可以配合揉肚子，也是顺时针方向揉3～5分钟。因为湿热邪气往往不是一天两天形成的，治疗起来也不会那么容易，要坚持按摩一段时间，调整脏腑功能，使它们重新回到平衡状态

多点肚脐揉脚底，轻轻松松除便秘

便秘之类的病症通常是不被人们所重视的，除非已经持续半个多月了还没能正常排便，才会想起来看医生。平时，很多人会买一些通用药物，例如牛黄解毒片之类的药物来医治自己。其实，产生便秘的原因各有不同，只有对症下药，才能产生疗效。如果随便乱吃药，很可能会增加体内的毒素，一病不好，再来一病。

腹部穴位治便秘

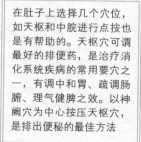

神阙穴

人体肚脐这个位置是神阙穴的位置，神阙穴对于人体相当的重要，被认为隐含着先天的信息，而且，在治疗方面，神阙穴是不准许用针刺的。所以在平常，应多揉一揉肚子，点一点神阙穴

在肚子上选择几个穴位，如天枢和中脘进行点按也是有帮助的。天枢穴可谓最好的排便药，是治疗消化系统疾病的常用要穴之一，有调中和胃、疏调肠腑、理气健脾之效。以神阙穴为中心按压天枢穴，是排出便秘的最佳方法

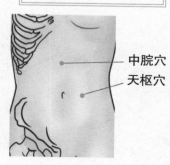

中脘穴
天枢穴

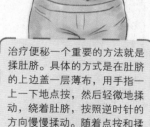

治疗便秘一个重要的方法就是揉肚脐。具体的方式是在肚脐的上边盖一层薄布，用手指一上一下地点按，然后轻微地揉动，绕着肚脐，按照逆时针的方向慢慢揉动。随着点按和揉推，便秘就会有所改善

足部反射区治便秘

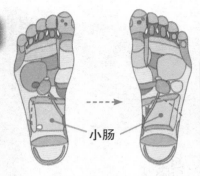

每天晚上用温热的水泡脚之后，先从右脚开始，升结肠到横结肠，然后是左脚的横结肠，再到降结肠，乙状结肠，直至肛门。最后将脚趾蜷缩，在小肠的反射区域从上到下刮按

小肠

刮按的时候要遵守两点规则，一是力量要足够，二是顺序要固定。保证了这两方面才会使身体真正地出现改变，便秘就被轻轻松松地解决了

　　需要注意的是，便秘患者平时应该多吃富含纤维素的食品，特别是要养成良好的大便习惯，定时排便。如果便秘是其他疾病的一个并发症，那么一定要去医院积极治疗原发病。

得了痔疮不再愁，肛门反射区、长强来解决

　　痔疮是大多数人都有的疾病。现代人得痔疮有很大的比例是便秘造成的，所以痔疮的根源就在习惯性便秘。当然，坐久了也会使肛门局部的血液循环受到阻滞，把痔疮给坐了出来。对此，足部反射区和长强穴就是两个治疗妙穴了。

足部反射区治痔疮

足部的反射区是公认的调节痔疮效果显著的地方。在足底肛门的反射区重点寻找痛点，因为痔疮就是肛门这里出了问题。一般都会找到一个明显的疙瘩，或者是明显疼痛的地方。这时对这个地方进行强化的刺激，稍稍用力去按揉，顺时针按揉后再逆时针按揉。直到疼痛减轻了，或者疙瘩消失了，痔疮也就会减轻了

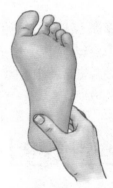

长强穴治痔疮

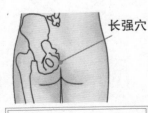

长强穴

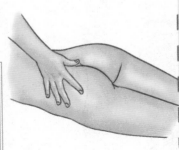

长强可刺激阳气，从而加快循环，促进痔疮的根治。长强是离肛门最近的一个穴位，刺激长强会迅速地刺激到肛门周围的组织，使痔疮的疼痛明显减轻

每天晚上睡觉前，可以趴在床上，因为这个穴位自我的按摩很难做到，所以需要家人适当帮忙一下。先把双手搓热，然后沿着腰椎向长强穴的方向进行推按，一边推一边搓。反复推按100次以上，这样就会对长强以及肛门周围产生足够的刺激。最好再用艾灸的方法在穴位处进行一段时间的刺激，例如每天一刻钟，让长强穴感到温热，使气血升降顺畅起来，从而让痔疮慢慢好起来

无论是用哪种治疗痔疮的方法，都需要对不良的饮食习惯和生活习惯进行纠正。例如不要吃过辛辣的食物，养成一个按时排便的习惯等。这样对痔疮形成一个综合的调理，多管齐下，痔疮就再也不会成为难言之隐了。

食欲不振不用怕，捏脊推背让你吃嘛嘛香

每个人都想吃嘛嘛香，但是现代人越来越觉得吃到嘴中的食物没有味道，也经常会感到到了应该吃饭的时候却怎么也没有胃口。简单地说，这都是食欲不振，但是究竟是什么引起身体出现了食欲不振呢？这种食欲不振说麻烦不算麻烦，因为它不痛不痒，只是不想吃饭，也没有感到饥饿；说不麻烦也非常麻烦，初期只是在看着别人的胃口大开，轮到自己却只能吃进去很少的东西，久后就会感到身体缺乏了营养，疲劳消瘦都可能出现。

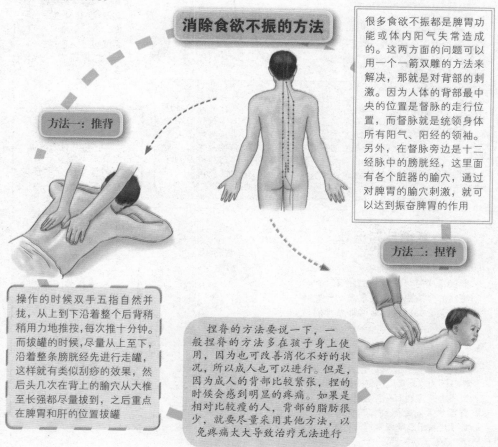

消除食欲不振的方法

方法一：推背

很多食欲不振都是脾胃功能或体内阳气失常造成的。这两方面的问题可以用一个一箭双雕的方法来解决，那就是对背部的刺激。因为人体的背部最中央的位置是督脉的走行位置，而督脉就是统领身体所有阳气、阳经的领袖。另外，在督脉旁边是十二经脉中的膀胱经，这里面有各个脏器的腧穴，通过对脾胃的腧穴刺激，就可以达到振奋脾胃的作用

操作的时候双手五指自然并拢，从上到下沿着整个后背稍稍用力地按推，每次推十分钟。而拔罐的时候，尽量从上至下，沿着整条膀胱经先进行走罐，这样就有类似刮痧的效果，然后头几次在背上的腧穴从大椎至长强都尽量拔到，之后重点在脾胃和肝的位置拔罐

方法二：捏脊

捏脊的方法要说一下，一般捏脊的方法多在孩子身上使用，因为也可改善消化不好的状况，所以成人也可以进行。但是，因为成人的背部比较紧张，捏的时候会感到明显的疼痛。如果是相对比较瘦的人，背部的脂肪很少，就要尽量采用其他方法，以免疼痛太大导致治疗无法进行

对于食欲不振的情况，无论是哪种原因引起的，都应该适当增加每天的活动量。这样一方面能促进一些多余热量的消耗，使饥饿感更强，另一方面可以使身体内的气血津液的运行加快，改善代谢瘀滞的现象。

温灸中脘治胃病，耳朵胃区遥呼应

胃部有毛病会有恶心、干呕、闹肚子等不舒服的表现，尤其是在受寒之后，例如每年的十月份的时间里，胃部通常是最难受的。传统的一些养胃的方法，例如多喝稀粥，吃一些醪糟饭，对胃部不适有改善作用。但是如果每天都喝稀粥或者吃醪糟，会让人感到无法长时间坚持下去。可不可以通过其他的方法来改善一下胃的功能呢？

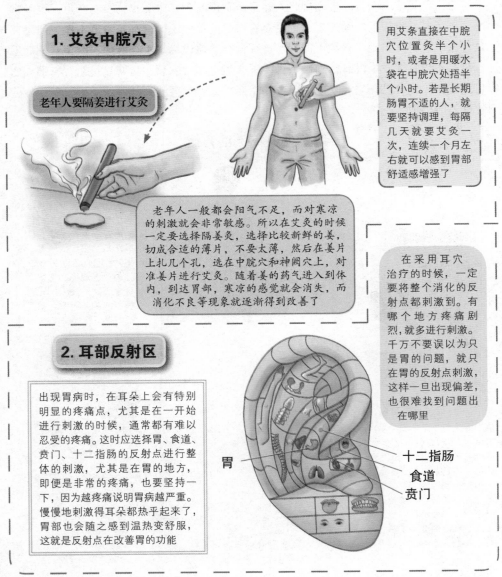

1. 艾灸中脘穴

老年人要隔姜进行艾灸

用艾条直接在中脘穴位置灸半个小时，或者是用暖水袋在中脘穴处捂半个小时。若是长期肠胃不适的人，就要坚持调理，每隔几天就要艾灸一次，连续一个月左右就可以感到胃部舒适感增强了

老年人一般都会阳气不足，而对寒凉的刺激就会非常敏感。所以在艾灸的时候一定要选择隔姜灸，选择比较新鲜的姜，切成合适的薄片，不要太薄，然后在姜片上扎几个孔，选在中脘穴和神阙穴上，对准姜片进行艾灸。随着姜的药气进入到体内，到达胃部，寒凉的感觉就会消失，而消化不良等现象就逐渐得到改善了

2. 耳部反射区

出现胃病时，在耳朵上会有特别明显的疼痛点，尤其是在一开始进行刺激的时候，通常都有难以忍受的疼痛。这时应选择胃、食道、贲门、十二指肠的反射点进行整体的刺激，尤其是在胃的地方，即便是非常的疼痛，也要坚持一下，因为越疼痛说明胃病越严重。慢慢地刺激得耳朵都热乎起来了，胃部也会随之感到温热变舒服，这就是反射点在改善胃的功能

在采用耳穴治疗的时候，一定要将整个消化的反射点都刺激到。有哪个地方疼痛剧烈，就多进行刺激。千万不要误以为只是胃的问题，就只在胃的反射点刺激，这样一旦出现偏差，也很难找到问题出在哪里

胃
十二指肠
食道
贲门

如果短时间的强刺激非常难以忍受，或者是自己难以下手，就直接选择用王不留行籽在反射点处贴豆。这样就用长时间的刺激，代替了短暂的点压。一般三到五天更换一次即可。

胃灼热、泛酸、消化不良怎么办

吃得不合适了，消化系统出了问题，很容易就会出现胃灼热、泛酸、消化不良。这些都是非常普通的消化不适的症状，所以当最开始出现这些症状的时候，绝大多数的人都不会很重视，因为就是没吃好，慢慢消化下去了就好了吧，没有必要当回事儿。殊不知，消化的疾病就是在这些不注意中养成的。像胃溃疡、胃炎、十二指肠溃疡，都是从这些地方造成的，所以应当及时地防治。

治疗胃灼热

反射区治疗

胃灼热的原因

一般的胃灼热，很容易引发食道的问题，比如慢性的食道溃疡。因为胃灼热的位置比较靠上，一般都是食道出了问题，而相应的胃的问题会小一些，所以很多人没有注意，经常吃过凉的、过热的和很坚硬的东西，慢慢地使食道出现了损伤，就会感到胃灼热比较明显

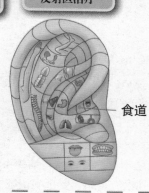

食道

既然胃灼热是食道的问题，那么吃一些药物就没办法起到作用。这时就要用反射区了，最好的办法就是在耳朵这个地方选取食道反射点进行刺激。可以用磁珠的方法，单纯地刺激食道。如果没有磁珠，可以改用王不留行籽

引起泛酸的原因

泛酸的问题就是胃的毛病了，一般经常出现泛酸的人患胃溃疡的概率比较大。如果胃的功能非常不好，就会容易恶心、泛酸。这时候需要选取跟胃相关的一些地方进行治疗

治疗泛酸

按摩穴位治疗

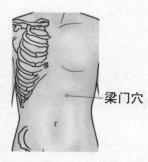

梁门穴

梁门穴相当于身体的中央通路，最大的作用就是治疗胃部的不适，当然泛酸也包括在其中。在人体的乳头和脐中的位置做连线，平行于中脘的地方就是梁门穴

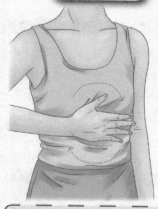

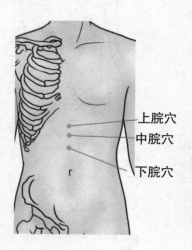

上脘穴

中脘穴

下脘穴

首先就是在身体的前面，正中线的位置，分别有三个穴位，是上脘、中脘、下脘，他们的位置在肚子的上边，胸骨的下方。双手自然并拢，用五指同时在这个区域触摸，如果感到有疙瘩或者很凉的地方，那就是胃很差，经常泛酸的表现。这时只要在这个区域中，选择最疼的地方，用双手小鱼际的地方反复按揉，顺时针按揉后再逆时针按揉，做几十次后就会感到胃部是很舒服的

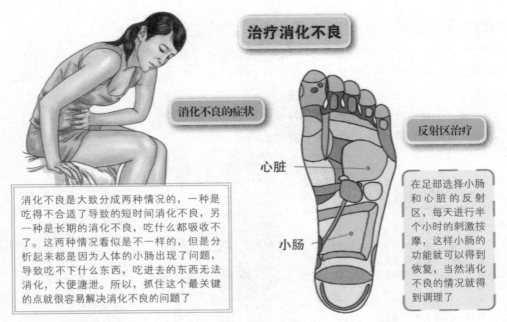

治疗消化不良

消化不良的症状

反射区治疗

心脏

小肠

消化不良是大致分成两种情况的，一种是吃得不合适了导致的短时间消化不良，另一种是长期的消化不良，吃什么都吸收不了。这两种情况看似是不一样的，但是分析起来都是因为人体的小肠出现了问题，导致吃不下什么东西，吃进去的东西无法消化，大便溏泄。所以，抓住这个最关键的点就很容易解决消化不良的问题了

在足部选择小肠和心脏的反射区，每天进行半个小时的刺激按摩，这样小肠的功能就可以得到恢复，当然消化不良的情况就得到调理了

胃灼热、泛酸、消化不良都可以算是消化系统出现不适的初期表现，还没有出现明显的疼痛，只是暂时地没有胃口。要把病治好，就要在轻微的时候开始入手，不然，等到真的引起了大病症，即便是吃药也很少吸收到体内，当然效果也会大打折扣。对于肠胃的调养还有一种很重要的手段，那就是砭石的刺激。使用比较好的砭石，即便是佩戴，也可以使相应的部位受到影响，逐渐地减轻损伤的程度。

别让火从胆经生，日月穴轻松解决慢性胆囊炎

在人体上有一个穴位的名字叫日月，日月就是天上的太阳和月亮的意思。那么，这个穴位究竟为什么能这么重要，成为身体的太阳和月亮呢？说到这些就必须知道一个疾病——胆囊炎。胆囊炎是一个让医生和患者都非常头痛的问题，因为在胆囊炎的初期就是炎症的反应，西医并没有什么好办法，然后更加严重后又是主要用手术处理，而在整个过程中病人都在忍受着胆囊炎的疼痛，而且胆囊炎会对饮食直接造成影响。

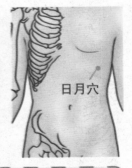

日月穴

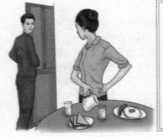

胆囊炎现在多发的一个原因就是很多人因为工作繁忙而不吃早餐。当经过一夜的睡眠后，身体中的胆脏积攒了一部分的胆汁。胆汁分泌来，就必须找到一个消耗掉的地方。如果长时间不吃早饭，这些胆汁就长时间无法代谢出去，长期淤积体内，就造成了炎症

日月穴是治疗胆囊炎的特效穴。日月穴就在双侧乳头的正下方，人的乳头位于第4肋间隙，而日月是在第7肋间隙。每天都找到日月穴按摩5分钟左右，就可以让胆囊时刻的保持健康

甲状腺、公孙穴、大敦穴——身上的三处减肥宝地

减肥是现在人常挂在嘴边上的话题。谈到减肥，首先就要关注一个问题，那就是管住嘴。不能一见到美味佳肴就忘了"减肥大业"了。除此之外，我们还可以借助脚上的甲状腺反射区，以及大敦穴、公孙穴来健康地减肥。

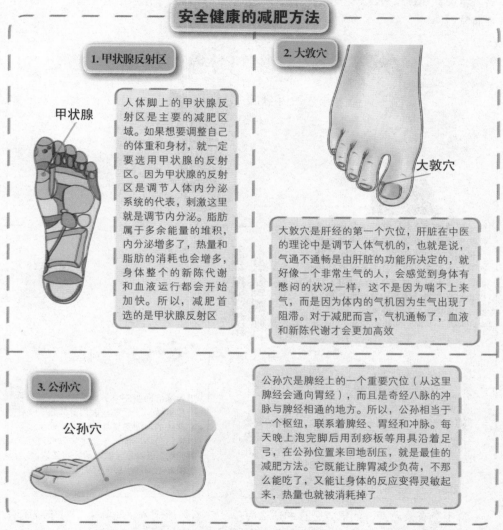

安全健康的减肥方法

1. 甲状腺反射区

甲状腺

人体脚上的甲状腺反射区是主要的减肥区域。如果想要调整自己的体重和身材，就一定要选用甲状腺的反射区。因为甲状腺的反射区是调节人体内分泌系统的代表，刺激这里就是调节内分泌。脂肪属于多余能量的堆积，内分泌增多了，热量和脂肪的消耗也会增多，身体整个的新陈代谢和血液运行都会开始加快。所以，减肥首选的是甲状腺反射区

2. 大敦穴

大敦穴

大敦穴是肝经的第一个穴位，肝脏在中医的理论中是调节人体气机的，也就是说，气通不通畅是由肝脏的功能所决定的，就好像一个非常生气的人，会感觉着身体有憋闷的状况一样，这不是因为喘不上来气，而是因为体内的气机因为生气出现了阻滞。对于减肥而言，气机通畅了，血液和新陈代谢才会更加高效

3. 公孙穴

公孙穴

公孙穴是脾经上的一个重要穴位（从这里脾经会通向胃经），而且是奇经八脉的冲脉与脾经相通的地方。所以，公孙相当于一个枢纽，联系着脾经、胃经和冲脉。每天晚上泡完脚后用刮痧板等用具沿着足弓，在公孙位置来回地刮压，就是最佳的减肥方法。它既能让脾胃减少负荷，不那么能吃了，又能让身体的反应变得灵敏起来，热量也就被消耗掉了

除了这三个重要的穴位，在减肥的时候还要加上耳朵的三焦、脾、胃、肝的反射区的按压，也可以在反射点上直接贴王不留行籽。

通过拔罐的方法也能减肥。大多数的人都会觉得减肥按理不会跟拔罐有关系。其实，因为在人体的背上有膀胱经通过，而在脊柱开始一一对应，通过拔罐在身体的大横、天枢、中脘以及关元这些穴位，就可以减肥。在拔罐的时候要注意，留罐的时间不要过长，这样有时会引起皮肤的损坏。一般三五分钟就可以。

怎么甩掉将军肚、蝴蝶袖和游泳圈

啤酒肚也叫将军肚，是身体的脂肪在腹部集结，产生的效果。这种脂肪聚集的现象有时甚至会延伸到四肢和臀部。脂肪聚集延伸到四肢，就成了所谓的蝴蝶袖。其实，蝴蝶袖原指一种法式浪漫柔美的服装设计风格，两袖宽松自然垂降，举手投足间双袖随风飘逸，如蝴蝶般优雅振翅的模样，不过现在，蝴蝶袖多用来形容上臂后方松垮下垂的赘肉。

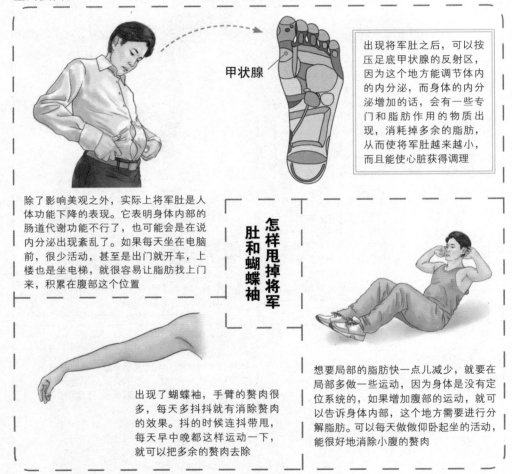

甲状腺

出现将军肚之后，可以按压足底甲状腺的反射区，因为这个地方能调节体内的内分泌，而身体的内分泌增加的话，会有一些专门和脂肪作用的物质出现，消耗掉多余的脂肪，从而使将军肚越来越小，而且能使心脏获得调理

除了影响美观之外，实际上将军肚是人体功能下降的表现。它表明身体内部的肠道代谢功能不行了，也可能会是在说内分泌出现紊乱了。如果每天坐在电脑前，很少活动，甚至是出门就开车，上楼也是坐电梯，就很容易让脂肪找上门来，积累在腹部这个位置

怎样甩掉将军肚和蝴蝶袖

出现了蝴蝶袖，手臂的赘肉很多，每天多抖抖就有消除赘肉的效果。抖的时候连抖带甩，每天早中晚都这样运动一下，就可以把多余的赘肉去除

想要局部的脂肪快一点儿减少，就要在局部多做一些运动，因为身体是没有定位系统的，如果增加腹部的运动，就可以告诉身体内部，这个地方需要进行分解脂肪。可以每天做做仰卧起坐的活动，能很好地消除小腹的赘肉

肯定会有人质疑，如果减肥真的这么简单，就不必烦恼了。实际上，对于减肥有一个非常重要的原则就是要坚持。只要能坚持下来，就能收到不错的效果，很多人都是没有坚持。就像一个很胖的人，经过一段很艰难的减肥，确实体重有所下降，但是只要有一天的放松，又暴饮暴食起来，体重就会飞快地恢复到超重的状态。

要想减掉腹部的赘肉，是不能急于求成的。尤其是中年的男性，可以在腹部分成几个区域，每个区域间隔差不多。这样按照区域的划分，一点儿一点儿地慢慢捏。能长时间坚持做下去，平坦的小腹一定会出现在身上。

第6节

心为君主肺为相，心肺安康身体健

中医讲，心为君主之官，肺为相傅之官，心主血，肺主气，它们两个一起推动着全身的气血运行，从而保证身体的正常运行。祖国传统医学把心和肺称作君主和宰相，从这我们也可以看出心肺的功能是多么重要了。因此，我们平时一定要增强心肺功能，保证身体的健康。

膻中穴和大鱼际，"心心相印"保心肺

经常有人会感到身体疲惫，总觉得心里和胸中堵着东西，闷得慌，然后就会总是下意识地用手去按胸口或者肚子，精神也会不集中。这就是心肺功能太差引起的，这样的人经常也会睡眠不好，总觉得心口有一块大石头压着，要试着深喘一口气，但是又觉得没有什么改善，在进行一定的活动的时候，很快就气喘吁吁，体力也没办法坚持。这些都是心脏功能弱的结果。

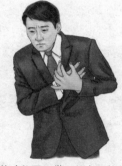

心脏的功能弱，供血能力比较差，循环非常不好，再加上肺脏功能也下降，呼吸的深度和质量都不够，供氧就会很差。所以，这些人的面色也都很不好，基本上都有些晦暗

改善心脏功能弱的方法

1. 按揉膻中穴

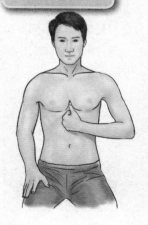

以坐着的姿势，全身放松，腰背挺直，闭合双眼，用手按揉膻中穴，先顺时针按揉100下，再逆时针按揉100下。然后深呼吸几次，就会感到胸口的憋闷消失了

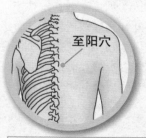

至阳穴

自己进行按摩的话，可以在后背用硬物顶住，在对应膻中的位置，人体的后背处是至阳穴，它也有调理气血的作用。另外，按揉膻中其实也可以对应地刺激至阳穴

2. 按摩双手

人的双手是最灵巧的工具，所以在双手上就有连接大脑和心脏的血脉。想要提高心脏的功能，就要将双手抬起，与心脏的高度一致，然后互相去按压拇指下端大鱼际的位置。在按压的时候要结合推揉的动作，使作用深透进内部。一般按揉到100次左右的时候，就会感到非常的舒服

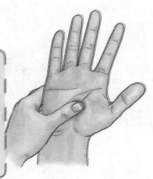

无论是按压膻中穴还是按压手掌的大鱼际，都要尽量保证力量柔和，又能深透进肌肤里面。因为这样的动作是最适宜调养心脏的，同时膻中穴的气机将顺了，呼吸也会通畅很多

人体的双手因为非常灵活，所以神经和血管的分布比较复杂，并且关节都比较小。所以，每天适当的活动双手可以起到调节气血的功能，这是因为手掌既是末梢循环，又是离心脏比较近的地方。每天稍微活动一下指关节和腕关节后，手掌微屈，均匀地拍打身体，或者双手拍掌。这就是对手掌最好的活动，每天都能持续一段时间，就能让心脏的供血有所提高；如果能坚持比较长的一段时间，你就会发现肺脏的呼吸比原来更有深度了。

也就是说，一些简单而有效的活动，就是对心脏的锻炼，既不会加大心脏负荷，又能提高心脏功能。所以说，心心相印，想要保护心脏，就要用心去体会，用心去印证。

气管炎、哮喘不再犯，预防治疗都重要

有一些人的肺脏功能比较弱，一方面会使呼吸变得困难，面色发紫；另一方面会让身体变得敏感异常，无论是感冒还是过敏都极容易受影响。所以，一些有哮喘的人群会很难受，鼻塞、咳痰、咳嗽、喘不上气都是经常发生的事情。下面就为您介绍几种常见的呼吸系统疾病，告诉您发生这样的问题时，自己应该怎么办。

1. 气管炎

从中医学理论上来看，慢性支气管炎主要和肺、脾、肾、肝等内脏功能失调有关，而风寒等外邪是导致慢性支气管炎急性发作或加重的因素之一。因此，慢性支气管炎的治疗应以增强体质，提高机体免疫力，调节各脏腑功能为主。长期运用手部按摩防治慢性支气管炎可显著改善症状，减少或减轻该病的发作。当然，对于急性发作者，或合并哮喘，或合并明显的心肺病变，应以药物治疗为主，手部按摩为辅。

	按摩选穴	太渊、鱼际、阴郄、中泉等
手部按摩	反射区	肾、输尿管、膀胱、肺、胸腺淋巴结、扁桃体、上身淋巴结、下身淋巴结、甲状旁腺、心、肝、脾、胃、鼻等
	按摩方法	按揉上述反射区100～200次，拿捏上述穴位各50次，掐按心肺穴、颈肩穴各100次。每天按摩2次，早晚各1次，1个月为1疗程

症状平复后患者应坚持每天至少按摩1次，并做适当身体锻炼，如内养功、简化太极拳，就是比较适宜的方法。还要做到起居有常，饮食有节，寒温适宜，居处要安静整洁，空气清新，勿处潮湿阴暗之地。戒烟酒、清心寡欲。

2. 哮喘

哮喘的治疗一般都会比较麻烦，很少有能彻底祛除的。有些人没办法，只能通过喷药，甚至是激素来缓解症状，最后药物无法控制，就使用呼吸机来维持呼吸。所以，哮喘是非常需要耐心和毅力来解决的问题。

足部反射区调理方法

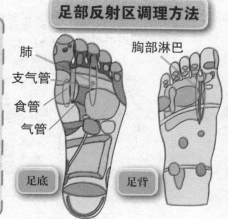

首先对足部的肺、气管、支气管的反射区要经常梳理，每天都要在肺的反射区刮压100次以上，然后再刮中趾下的支气管反射区。这时需要倒过来向上，把支气管和肺的反射区都进行刮压，然后再进行大脚趾、第二脚趾之间的胸部淋巴、食道、气管反射区的刺激。这样身体的呼吸系统就没有被遗漏的地方了

除了刺激呼吸系统的反射区之外，还应加强肾反射区的推按。中医认为肺主呼吸而肾主纳气，要维持呼吸的深度，让肺更加强壮，就应兼顾肾的功能。消化不好，有便秘、便溏等状况的人，还应兼顾脾胃的反射区。这样，身体内的毒素减少了，肺的问题也会减轻

手部按摩是防治哮喘常用的辅助方法。对于慢性病人来说，要坚持比较长期的治疗。如能在季节变化之前给予预防性治疗，常能使发作减轻、减少或不出现急性发作。

手部按摩	按摩选穴	太渊、中泉等
	反射区	肾、垂体、输尿管、膀胱、肺、鼻、胸腔呼吸器官区，淋巴结各区，大肠各区，颈椎、胸椎、胃、胆、肝、脾等
	按摩方法	按揉太渊、中泉各50次，点按或推按上述反射区各200次，掐按心肺穴、肾穴各300次。手部按摩每天要进行1次，应坚持长期治疗。季节变化前更应加强，可早晚各1次

反射区的作用是可以逐步使肺脏的功能得到调节和增强的。在平时也应该有一些必要的注意。

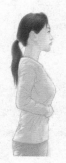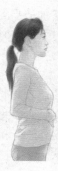

腹式呼吸
多进行腹式呼吸，可以使呼吸的深度增加。深呼吸的次数变多，肺活量自然会增加。腹式呼吸还能带动下腹部的胃肠蠕动，将身体内的有害物质及时地排出体外

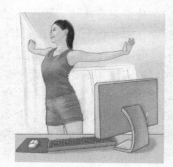

扩胸运动
这个动作看似简单，却可以使整个肺部和心脏都得到锻炼。心肺的功能正常了，当然哮喘也就不容易发生了

按摩足底和中指，轻松自然降血压

高血压病是一种常见的慢性疾病，又称"原发性高血压病"，以动脉血压持续性增高为主要临床表现。一般认为，在安静休息时血压如经常超过140/90毫米汞柱（18.7/12千帕）就是高血压，判定高血压以舒张压升高为主要依据。

高血压对药物要尽量控制，不要形成对降压药的依赖。通过反射区的原理也能很好地降压，效果并不比药物差，而且一般的药物都会有肝肾的损伤，反射区则不会。

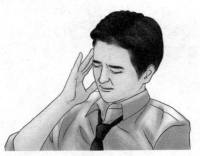

高血压病的主要临床症状除血压持续升高外，还有头痛、头晕、头胀、耳鸣、眼花、心慌、失眠等。本病晚期会影响心、脑、肾等器官，引起冠状动脉病变、高血压性心脏病、脑动脉硬化、中风等疾病

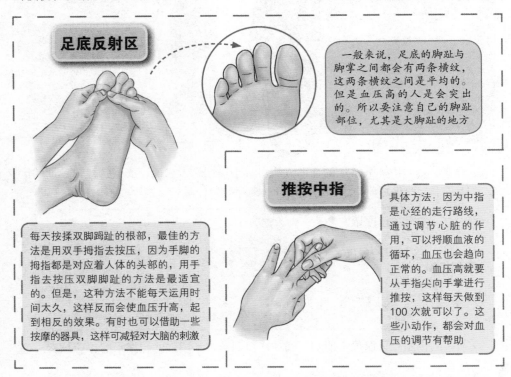

足底反射区

一般来说，足底的脚趾与脚掌之间都会有两条横纹，这两条横纹之间是平均的。但是血压高的人是会突出的。所以要注意自己的脚趾部位，尤其是大脚趾的地方

推按中指

具体方法：因为中指是心经的走行路线，通过调节心脏的作用，可以将顺血液的循环，血压也会趋向正常的。血压高就要从手指尖向手掌进行推按，这样每天做到100次就可以了。这些小动作，都会对血压的调节有帮助

每天按揉双脚踇趾的根部，最佳的方法是用双手拇指去按压，因为手脚的拇指都是对应着人体的头部的，用手指去按压双脚脚趾的方法是最适宜的。但是，这种方法不能每天运用时间太久，这样反而会使血压升高，起到相反的效果。有时也可以借助一些按摩的器具，这样可减轻对大脑的刺激

高血压病患者的生活要有规律，要保证足够的睡眠。经常参加适当的体育锻炼，注意劳逸结合。练降压操和打太极拳有降压作用，练降压操或打太极拳时间越长，其降压效果就越好。也可选择合适的气功功法，建议练习内养功，意守脐下丹田或涌泉，切勿意守身体下半部的穴位，不要参与竞争性强的活动。

对付高血压，很重要的一点就是控制饮食。饮食宜清淡，少吃动物脂肪、内脏和油腻食物，戒烟酒。高血压病中期患者宜少吃盐。肥胖者要节制饮食。患者要善于控制情绪。如症状明显，血压较高，应在医生的指导下，配合应用降压药和镇静药。

需要注意的是，继发性高血压患者不宜采用推按中指的方法。

急慢性咽炎太麻烦，泡足摩足有奇效

由于现代生活的快速高节奏，加之不良生活习惯的影响，烟酒的刺激，患咽炎的人越来越多。咽炎分急性咽炎和慢性咽炎两种。一般急性咽炎造成的不适很好解决，如治疗不彻底，多次出现咽炎，迁延不愈，就会成为慢性咽炎，而慢性咽炎，是极其难以治愈的。还有一些人，因为上了年纪，逐渐地出现声音沙哑，咽炎也就出现了。其实，大多数的人是因为过多的刺激而发生咽炎的，还有一部分是因为工作造成的，例如教师等。所以一旦有患咽炎的趋势，就一定要加以注意了。

咽炎	急性咽炎：会有咽部干燥、灼热的现象，吞咽的时候还会感觉加重，还可能会出现一些全身的表现，例如发热、不适、关节酸痛等
	慢性咽炎：会出现咽喉红肿，干咳没有痰，声音嘶哑，倒是疼痛的感觉不明显。很多的女性还会感觉咽部有异物，但是吞咽不受影响，即使是去医院检查也不会发现真的有什么异物。几乎所有的慢性咽炎都会感觉到咽部干燥、发痒、灼热，但是全身的症状基本没有

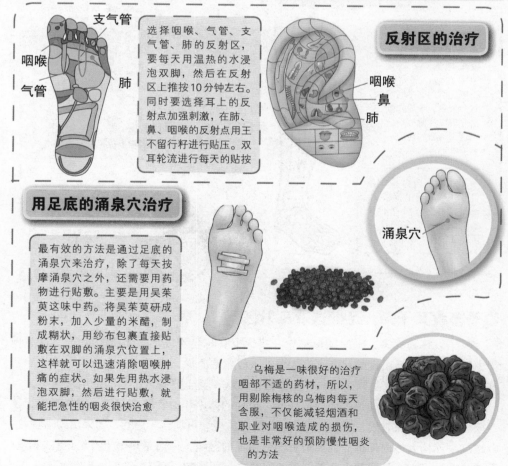

支气管

咽喉

气管

肺

选择咽喉、气管、支气管、肺的反射区，要每天用温热的水浸泡双脚，然后在反射区上推按10分钟左右。同时要选择耳上的反射点加强刺激，在肺、鼻、咽喉的反射点用王不留行籽进行贴压。双耳轮流进行每天的贴按

反射区的治疗

咽喉
鼻
肺

涌泉穴

用足底的涌泉穴治疗

最有效的方法是通过足底的涌泉穴来治疗，除了每天按摩涌泉穴之外，还需要用药物进行贴敷。主要是用吴茱萸这味中药。将吴茱萸研成粉末，加入少量的米醋，制成糊状，用纱布包裹直接贴敷在双脚的涌泉穴位置上，这样就可以迅速消除咽喉肿痛的症状。如果先用热水浸泡双脚，然后进行贴敷，就能把急性的咽炎很快治愈

乌梅是一味很好的治疗咽部不适的药材，所以，用剔除梅核的乌梅肉每天含服，不仅能减轻烟酒和职业对咽喉造成的损伤，也是非常好的预防慢性咽炎的方法

预防咽炎的方法有很多，只要能自我进行反射区治疗，注意日常的起居和饮食，

那么避免出现急慢性的咽炎都是可以做到的。切莫因为已经患了慢性咽炎，而四处轻信没有根据的方法，从而加重咽炎的病情。

患者忌食辛辣，应戒绝烟酒，保持大便通畅。起居要有规律性，选择太极拳等锻炼身体，增强体质，防止感冒。出门可戴口罩以避灰尘。

别以为富贵病治不好，丰隆穴帮你降血脂

高血脂也就是我们经常说的胆固醇、三酰甘油、脂蛋白这三项指数都比较高。现在高血脂已经和高血压一样，成为人们重点预防的中老年人常见病。衡量一个人的身体是否健康也会同时关注血压和血脂的。

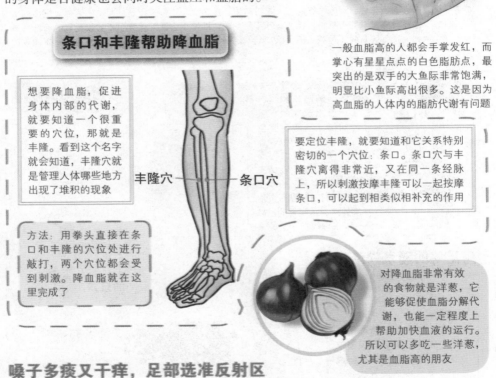

条口和丰隆帮助降血脂

想要降血脂，促进身体内部的代谢，就要知道一个很重要的穴位，那就是丰隆。看到这个名字就会知道，丰隆穴就是管理人体哪些地方出现了堆积的现象

方法：用拳头直接在条口和丰隆的穴位处进行敲打，两个穴位都会受到刺激。降血脂就在这里完成了

丰隆穴 —— 条口穴

一般血脂高的人都会手掌发红，而掌心有星星点点的白色脂肪点，最突出的是双手的大鱼际非常饱满，明显比小鱼际高出很多。这是因为高血脂的人体内的脂肪代谢有问题

要定位丰隆，就要知道和它关系特别密切的一个穴位：条口。条口穴与丰隆穴离得非常近，又在同一条经脉上，所以刺激按摩丰隆可以一起按摩条口，可以起到相类似相补充的作用

对降血脂非常有效的食物就是洋葱，它能够促使血脂分解代谢，也能一定程度上帮助加快血液的运行。所以可以多吃一些洋葱，尤其是血脂高的朋友

嗓子多痰又干痒，足部选准反射区

嗓子发痒，痰多，随时随地都想吐痰，也有时会变成干咳无痰的样子，这是现代中年的男性容易出现的状态。有太多的人经常在干咳，感觉喉咙中有痰，却又非常难咯出来，或者走了另外一个极端：不停地咳痰，甚至要备上很多的纸用来咳痰。

出现这种情况是虚热的体质造成的。男性的体内相对女性来讲更加阳气旺盛，这些阳气无法消耗的时候，就会转化成热，所以男性会更加偏于虚热。如果出现了虚热，咽喉这个连接人体内外部分的要道就会受很大的影响，一边是热气上升汇聚在咽喉这个部位，另一方面是咽喉也会被外界的寒热之气所影响。

所以，要祛除这些嗓子干痒、痰多等现象，就应该从消除这些虚热入手。

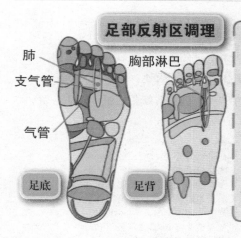

足部反射区调理

肺
支气管
气管
胸部淋巴
足底
足背

在双脚足部的反射区，选择肺、气管、支气管和胸部淋巴的反射区，用比较重的力量进行刺激。嗓子痒、痰多时，在支气管的位置会感到有沙粒一般，只要把沙粒揉到消失不见，嗓子和肺脏就都会逐渐好转

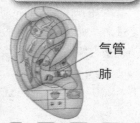

耳部反射区调理

气管
肺

选用肺、气管反射区。用王不留行籽贴敷。但一定要找最痛的地方，不要仅仅局限在固定的一个位置

中医也有"强心剂"，膻中穴来调理冠心病

冠心病是中老年人的一种常见病，对人的伤害也比较大。治疗冠心病并不是西医的专利，中医的一些方法也是非常好的。有一些中药对冠心病的调理是非常出色的，例如非常有名的速效救心丸里就有中药的成分。还有就是有一些传统的物理方法，能在冠心病发作的时候直接作用，让症状尽可能地缓解，比如按摩针灸的方法。

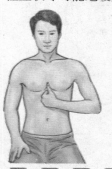

穴位调理

具体按摩膻中穴的方法有很多，最好就是能坐下来，用拇指轻轻地按揉，这样膻中穴就会收到信号，来解决出现的问题

膻中穴在两乳头连线的中点，对心脏，或者说对冠心病有非常好的作用效果。心脏的最主要功能就是运行血液，但推动血液运行的却是气。膻中穴是脏腑之气汇集的地方，所以又被称为气会。心脏出现了毛病，按压膻中穴，就能让身体所有的气都来保护心脏

反射区调理

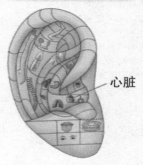

心脏

足部的反射区和耳朵上的反射点，都是能保护心脏的卫士。如果有了冠心病，经常按摩一下反射区的相应部位，就能天天做保健。但是可以注意一下，心脏是身体的核心，所以在选反射区的时候，可以以心脏为中心，把身体其他的地方都按摩到。最重要的一点就是，心脏出现了问题，一般都和过度的劳心有关系，所以按摩切记不能有大力，只需要轻轻地按揉就能收到效果，即便是肌肤的感觉不强也可以

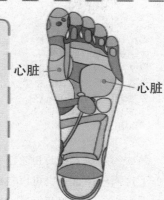

心脏
心脏

冠心病的患者除了注意对一些方法的掌握之外，平时还应该多注意饮食，保持清淡适中的饮食结构是最好的。

慢郎中也能治心绞痛，左脚脚心有大药

心绞痛发作令人非常难受，一方面要忍受心脏罢工的痛苦，另一方面还要担心能否恢复过来。所以心绞痛病人真的是有一个无法去除的心病。当然心病还得心药医，这个心药就是人体的反射区。在足底的反射区中，左脚脚心的位置就是心脏的对应位置。

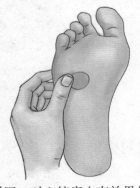

在进行按摩的时候，选择脚心的位置开始逐渐向外扩散，而作用的力量要缓和，使作用逐渐渗透进去。这样心脏就能收到信号，缓解供血不足的现象。如果遇上了心绞痛急性发作，可以用拇指面积比较大的地方，在心脏反射区横着向脚趾推压，这样效果非常明显

除了反射区，对心绞痛也有效果的就是穴位。掌握一些常用的穴位，对心绞痛发作会有很好的帮助。

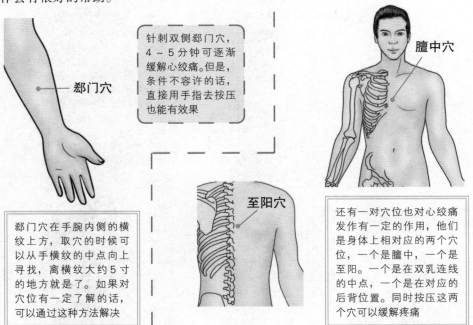

郄门穴

针刺双侧郄门穴，4～5分钟可逐渐缓解心绞痛。但是，条件不容许的话，直接用手指去按压也能有效果

膻中穴

至阳穴

郄门穴在手腕内侧的横纹上方，取穴的时候可以从手横纹的中点向上寻找，离横纹大约5寸的地方就是了。如果对穴位有一定了解的话，可以通过这种方法解决

还有一对穴位也对心绞痛发作有一定的作用，他们是身体上相对应的两个穴位，一个是膻中，一个是至阳。一个是在双乳连线的中点，一个是在对应的后背位置。同时按压这两个穴可以缓解疼痛

心绞痛病人平时也要注意一下保护，如果还不确定自己是不是有心绞痛，可以看一下疼痛的位置，也可以自己摸一摸足底的心脏反射区，很多心绞痛的人这个位置都是不平坦的，有的有疙瘩，也有的有条索。

当然，因为心脏的功能非同一般，所以心脏要是出现了疼痛，应该区别对待。别的疼痛可以忍一忍就过去了，心脏的疼痛是无论如何也不能忍的。

别拿心慌不当病，脚心、内关治心悸

心悸这个名词可能有一部分人是不清楚的。说白了，心悸就等同心慌。为什么可以说心悸等于心慌呢？因为心悸实际上是在形容心脏的跳动出现的问题，心慌的时候心脏的跳动也会加快。所以，一旦出现心慌等表现，就要积极调理一下，千万不要忽视这个小问题。

心慌偶尔出现可以不采用任何的方法来治疗，但是要注意心慌是否连续出现。也就是说，心悸是心脏刚出问题时的表现，所以出现心悸时要区分是不是第一次出现，也要了解心悸会引起哪些不好的地方。心悸时间长了，可能冠心病、心绞痛就会出现，心脏错乱都是从发慌开始的。

对于心悸的综合调理需要按以下的几个步骤来进行：

1. 身体左侧反射区

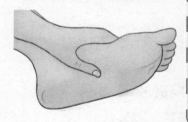

要重点抓住左侧的反射区，无论是足底的还是耳朵上的。因为人体的心脏是偏向左侧的，所以反射在外部的反射区的时候都是以左侧为主。例如左脚的脚心，这是一个可以每天晚上睡觉前按摩的穴位，每次按摩上百下，既能调节心悸，又能帮助睡眠安稳

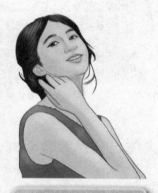

2. 刺激内关和神门

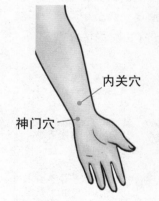

内关穴

神门穴

要知道心悸由哪些穴位管理：内关和神门。神门就在腕横纹的下边，它是调节体内神经的重要穴位，绝大多数心悸都是因为神经在局部出现了错乱而产生的。那么刺激神门就是在调节神经的状态，心悸的情况也就会很少出现了

3. 保持心情舒畅

心悸的人一定要保持心情的舒畅，情绪不好就肯定会影响到心脏的功能，功能紊乱了，就会不时地出现心慌心跳。所以，保持心情平稳舒畅很重要。既不要过分地悲伤，也不要过分地欢喜

实际上这三个步骤不一定要求大家都固定着使用，关键还是根据个人的情况，以及心悸出现的频率来相应的调整一下。所以心慌并不可怕，即使是频繁地出现了心悸。可怕的是或者是大惊小怪，把心悸看得过分严重；或者是完全忽略了心悸的表现，出现心悸也认为很正常。

有很多人的心悸并没有对心脏产生过多的伤害，反而是不停地紧张焦虑对心脏形成了负担。这样就非常容易形成恶性循环，加重心悸的症状。所以调整心情比进行心悸的治疗更加重要，或者可以说心情舒畅就是治疗心悸最好的灵丹妙药。

预防心脏病，膻中穴、腧穴调理心律失常

心律失常是一个比较大的概念，这个需要首先明确一下。因为心脏跳动的节律必须在一个合适的范围中，每个人的心率无时无刻不在改变，如果超出了这个合适的范围，就是心律失常了。一般来讲，心律失常包括心动过缓和心动过速两种，但是治疗的方式还是大体相同的。

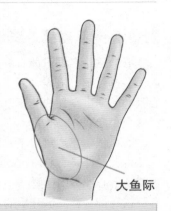

大鱼际

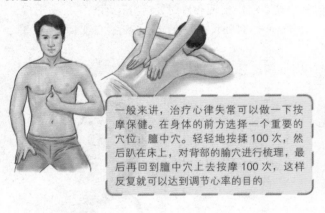

一般来讲，治疗心律失常可以做一下按摩保健。在身体的前方选择一个重要的穴位：膻中穴。轻轻地按揉 100 次，然后趴在床上，对背部的腧穴进行梳理，最后再回到膻中穴上去按摩 100 次，这样反复就可以达到调节心率的目的

大鱼际在拇指下边。手掌由于平时接触物品比较多，一些反射区并不敏感，但是大鱼际这里，着力却并不多，所以就成了特例。同时，这个地方又是手掌对应心脏的反射区，所以治疗有关心脏的疾病都比较有效，治疗初期心律失常就更容易了

人体自有速效救心丸，膻中、太渊配合治期前收缩

期前收缩是一种心律失常的表现，很多人的期前收缩就是感到一阵心慌，并不会有更深的感觉。但是也有一些人感到心前区非常压抑，随着速效救心丸的广泛被接受，越来越多的人都会直接服用一些药丸来缓解一下症状。经常服用药物会稍感到效果降低，但是更关键的是速效救心丸的效果并不是百分百地传送到了心脏的位置。

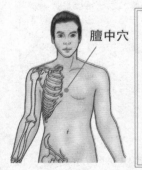

膻中穴

膻中，是一个治疗心脏疾病必选的穴位。它就在人体的双乳中间，在中医认为，膻中是人体的气会，就是说身体所有的气都会到达这里，所以根源是气血逆乱的期前收缩就需要在这里捋顺一下。气通顺了，其他的就好调整了

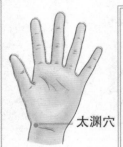

太渊穴

太渊也是一个非常重要的穴位。这个穴位就在手腕诊脉的位置。每个人都知道脉搏是心脏跳动的结果，而作用在脉搏上的穴位，当然就是调整心脏的跳动规律的

在通过膻中和太渊两个穴位进行调节治疗的时候，加上左耳内的按压，刺激在左耳中的心脏反射点。这样就可以把两个穴位的作用有效地联系在一起，一同来治疗期前收缩的现象。

实际上期前收缩经常可分为良性的期前收缩和有预后意义的期前收缩，也就是说期前收缩很多情况下是不被人发现的。所以，既不要对它过分担忧，又可以通过人体的调节来纠正。如果真的出现了非常不舒服的感觉，也不需要去专业医院进行诊治。

第7节

养好先天之本，别让肾受伤——肾病自愈疗法

肾为先天之本，是人体元阳所在之所，因此一旦伤到肾，病症就已经非常危险了，所以肾病历来是非常难治愈的。不过，一些按摩的方法还是能缓解肾病的，再加上日常生活中慢慢调节，日久也是可以恢复的。

肾为身之阳，养阳先养肾

中医所说的阳气是由先天之精气、水谷之精气和吸入的自然界清气组成的。先天之精气其实代表的是肾这个先天之本。肾为一身之阳，就像人体内的一团火，温煦、照耀着全身，涵养着人体的阳气。《黄帝内经》说："肾者，作强之官，技巧出焉。"这就是在肯定肾的创造力。"强"就是特别有力，也就是肾气足的表现，其实我们的力量都是从肾来，肾气足是人体力量的来源。养肾，可以从以下四个方面着手：

1. 节制性生活

中医常把保护肾精作为一项抗衰老、保健康的基本措施。只要节欲保精，就会阴精盈满，肾气不伤，精力充沛，自然有利健康

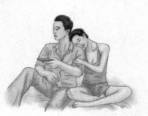

2. 调畅情志

"恐则伤肾"。只要精神愉快，心情舒畅，则肾气不伤。肾气健旺，五脏六腑得以温煦，功能活动正常，身体才能健康

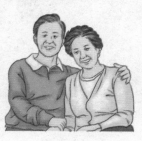

3. 爱护脾胃

养肾一定要重视对脾胃的调养，平时要合理调配、烹饪食物，饮食有节，食宜清淡，荤素搭配，忌食秽物。只要脾胃不衰，化源有继，肾精得充，自然健康长寿

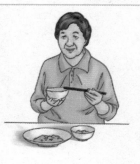

4. 起居有常

古人曾提出"春夏养阳，秋冬养阴"的护肾法则。阳者肾气也，阴者肾精也。若能做到起居有常，自然精气盛，肾气旺，能够达到抗衰老、保健康的目的

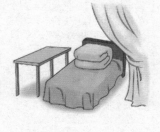

肾虚不要紧，学几招护肾"秘籍"

中医认为，适宜的运动能改善体质，强壮筋骨，活跃思维，有利于营养物质的消化和吸收，从而可使肾气得到巩固。因此，要保护肾气，就要适当地运动。以下专为肾虚患者介绍几种运动：

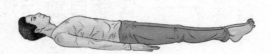

1. 缩肛功

平卧或直立，全身放松，自然呼吸。呼气时，做排便时的缩肛动作，吸气时放松，反复做30次左右。早晚均可做。本功能提高盆腔周围的血液循环水平，促进性器官的康复，对防治肾气不足引起的阳痿早泄、女性性欲低下有较好的功效

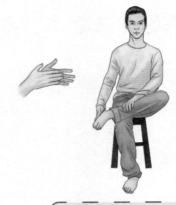

2. 刺激脚心

中医认为，脚心的涌泉穴是浊气下降的地方。经常按摩涌泉穴，可益精补肾。按摩脚心对大脑皮层能够产生良性刺激，调节中枢神经的兴奋与抑制过程，对治疗神经衰弱有良好的作用。方法是：两手掌对搓热后，以左手擦右脚心，以右手擦左脚心。每日早晚各1次，每次搓300下

3. 自我按摩腰部

两手掌对搓至手心热后，分别放至腰部，手掌分别上下按摩腰部，至有热感为止。早晚各一次，每次约200下。这些运动可以健运命门，补肾纳气

4. 强肾操

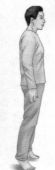

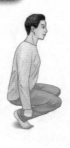

两足平行，足距同肩宽，目视前端。两臂自然下垂，两掌贴于裤缝，手指自然张开。脚跟提起，连续呼吸9次不落地。再吸气，慢慢曲膝下蹲，两手背逐渐转前，虎口对脚踝。手接近地面时，稍用力抓成拳（有抓物之意），吸足气

憋气，身体逐渐起立，两手下垂，逐渐握紧。呼气，身体立正，两臂外拧，拳心向前，两肘从两侧挤压软肋，同时身体和脚跟部用力上提，并提肛，呼吸。以上活动可连续做多次

防治肾阳虚，找合谷、鱼际、足三里

感冒不断、畏寒怕冷、爱喝水、四肢不温、又口干舌燥、口腔常溃疡，夜尿多、腰痛、关节等骨头经常痛、怕热、腰酸、口舌生疮、小便黄热、烦躁且疲劳、坐立不安。这些都是肾阳虚引起的症状。

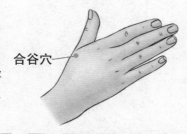
合谷穴

肾阳虚是每个年龄段的人都容易出现的情况，虽然不是什么大病，但如果不加注意的话，很容易导致胃、肺和肾脏上的重大疾病，如肾炎、肾下垂、膀胱炎、糖尿病、阳痿等。所以，我们千万不能掉以轻心，一旦出现上述症状，要及时治疗，这时，合谷、鱼际和足三里就可以帮你的忙了。

> 合谷穴是人体保健的要穴，每天早饭前和晚饭前按揉两侧穴位各3分钟，就可以很好地提高卫阳的功能。冬天和深秋以及夏秋之交的时候适宜艾灸合谷，春季和夏季的时候适合按揉。按揉时应该朝着小指方向按，以有酸胀的感觉为度，艾灸时应该拿着艾条在距离穴位约两指的地方进行灸

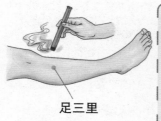
足三里

> 足三里是胃经上的要穴，也是人体的长寿穴，主治肚腹上的疾病，每天按揉或艾灸两侧足三里各3分钟，可养胃、补肾、补肺，要配合合谷使用

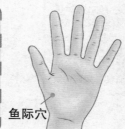
鱼际穴

> 鱼际是手太阳肺经的穴位，每天坚持掐揉或艾灸双手鱼际各3分钟，可保肺的平安无恙。一定要配合合谷、足三里使用

除穴位疗法外，还可服用一些中成药来增强卫气的护卫防御功能，如玉屏风散、防风通圣散等都是不错的选择。

在饮食上，要多吃黑色的食物，如黑豆、黑芝麻等，少吃甜食，忌油炸食品；适当吃一些辛辣的食物，也可以加强卫气的防御作用。

解救肾阴虚，要靠涌泉、太溪和关元

中医认为，肾阴是肾精作用的体现，全身各个脏腑都要有肾阴的滋养。肾阴是人体阴液的根本，所以又称"元阴"。人体各个脏腑失去肾阴的滋养就会发生病变，如肝失滋养则肝阴虚、肝阳亢，甚至出现肝风；心失滋养则心阴虚、心火旺，心烦失眠，心神不安。反过来，各个脏腑的阴液严重不足时，也会导致肾阴不足，如热邪侵犯灼伤胃导致胃阴不足，进而就会损伤肾阴，称为"肾阴涸"。由于"阴虚则阳亢""阴虚生内热"，肾阴虚往往会导致潮热、升火颧红、舌红、口干咽燥、脉数无力等热象，但也有虚而无热者，称为肾精亏损。

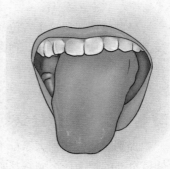
肾阴虚往往会导致潮热、升火颧红、舌红、口干咽燥、脉数无力等热象，但也有虚而无热者，称为肾精亏损

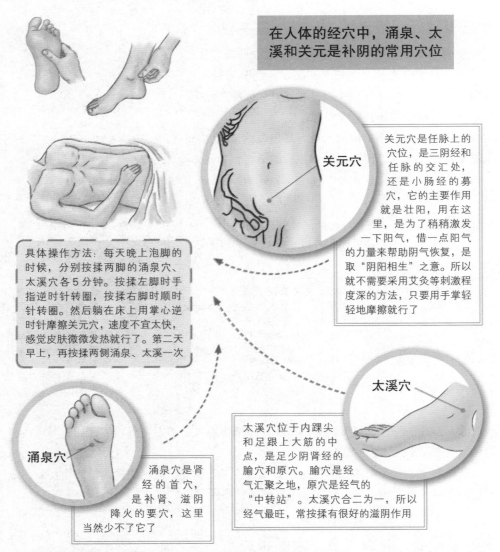

在人体的经穴中，涌泉、太溪和关元是补阴的常用穴位

关元穴

关元穴是任脉上的穴位，是三阴经和任脉的交汇处，还是小肠经的募穴，它的主要作用就是壮阳，用在这里，是为了稍稍激发一下阳气，借一点阳气的力量来帮助阴气恢复，是取"阴阳相生"之意。所以就不需要采用艾灸等刺激程度深的方法，只要用手掌轻轻地摩擦就行了

具体操作方法：每天晚上泡脚的时候，分别按揉两脚的涌泉穴、太溪穴各5分钟。按揉左脚时手指逆时针转圈，按揉右脚时顺时针转圈。然后躺在床上用掌心逆时针摩擦关元穴，速度不宜太快，感觉皮肤微微发热就行了。第二天早上，再按揉两侧涌泉、太溪一次

太溪穴

太溪穴位于内踝尖和足跟上大筋的中点，是足少阴肾经的腧穴和原穴。腧穴是经气汇聚之地，原穴是经气的"中转站"。太溪穴合二为一，所以经气最旺，常按揉有很好的滋阴作用

涌泉穴

涌泉穴是肾经的首穴，是补肾、滋阴降火的要穴，这里当然少不了它了

　　只要坚持按照这个穴位疗法按摩，肾阴虚很快就会治愈了。在治疗期间，忌食辛辣、热的食物，如羊肉、狗肉等；可以多吃点儿酸味或稍甜的东西，这样对滋阴有很好的辅助作用。

莫名腰痛，按摩经络就能解决

　　提到腰痛，相信大家都不陌生，只是有些人知道自己的腰为什么痛，而有些人不知道自己的腰为什么痛。其实，无论你的腰痛属于哪种情况，经络都可以解决。

肾虚、寒湿腰痛，只需对症下手

　　关于腰痛，一方面，中医认为"腰为肾之府"，肾气的盛衰直接决定腰的状态，

人年轻时，肾气旺，腰几乎都没问题，但上了年纪，就会出现不同程度的肾虚，腰的毛病也就花样百出了；另一方面，当人体受到寒湿之邪，体内气血便出现凝结，造成经脉阻塞，于是腰部就会酸痛不舒服。

肾虚、湿寒引起的腰痛的治疗方法

肾虚型腰痛	通常起病缓慢，隐隐作痛，腰膝酸软乏力，劳累则会加重病情。其经络按摩取足太阳和督脉经穴为主，选用穴位包括肾俞、委中、夹脊、阿是穴、命门、志室及太溪。每天请家人帮忙按摩几分钟，尤其是疼痛发作时，非常有效
寒湿型腰痛	多因坐卧冷湿之地、涉水冒雨、身劳汗出或衣着冷湿而起，这类患者多逢气候骤变，阴雨风冷则疼痛增剧。其经络按摩取足太阳和督脉经穴为主，选用穴位包括肾俞、委中、夹脊、阿是穴、风府及腰阳关穴

莫名腰痛，一穴即可

有些人反映，腰痛多年，无论是服药还是针灸，各种方法都试了，但还仍未见明显效果。其实，这种莫名腰痛同样可以找经络帮忙来进行治疗，而且只要找一个穴位即可。

从中医角度来看，人体经络之气的运行构成了一张密密麻麻的网，相互制约，相互联系，稍不注意，这张网便会在某处形成一个死结，这个死结不打开，任你如何在疼痛部位治疗，都很难起效。然而，只要我们知道这死结所在的关键穴位，对其进行按摩或针灸等刺激，疾病自然会迅速缓解，乃至消失。

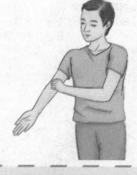

按摩、针灸或敲打右臂少海穴，可以治疗莫名的腰痛症状。右少海穴在手少阴心经上，在右手臂的肘弯处，只此一穴，其他辅助穴位都不需要，很奏效，也很神奇。具体的按摩或敲打时间，可以依病情而定，10分钟或以上均可

利尿消肿——肾炎患者的出路

肾炎主要分为急性肾炎和慢性肾炎两大类，都有其独特的特点。

肾炎	急性肾小球肾炎简称急性肾炎，是儿童及青少年人群的常见病，感染甲族B组溶血性链球菌是主要病因，是机体对链球菌感染后的变态反应性疾病。轻度患者有咽炎、扁桃体炎、中耳炎、丹毒、脓疱疮、水肿等症状；重者短期内可有心力衰竭或高血压脑病而危及生命。此外，急性肾炎还可有恶心、呕吐、厌食、鼻出血、头痛、疲乏、抽搐等症状。急性肾炎的病程长短不一，短者仅数日就可痊愈，长者可达1年以上
	慢性肾小球肾炎简称慢性肾炎，青壮年是主要感染人群，是机体对溶血性链球菌感染后发生的变态反应性疾病，病变常常是双侧肾脏弥漫性病变。病情发展较慢，病程在1年以上，初起病人可毫无症状，但随病情的发展逐渐出现蛋白尿及血尿，病人疲乏无力、水肿、贫血、抵抗力降低以及高血压等症。晚期病人可出现肾衰竭而致死亡。中医认为本病属"水肿""头风""虚劳"等范畴

对于肾炎，要视患者有无高血压及水肿情况，分别给予少盐、无盐饮食。选用生理价值高的蛋白质，如蛋类、乳类、肉类等，以补偿排泄损失，避免和治疗水肿及贫血。宜选用富含维生素 A、维生素 B₂ 及维生素 C 的食物。可饮用橘汁、西瓜汁、橙汁、果子水和菜汁等，以利尿消肿

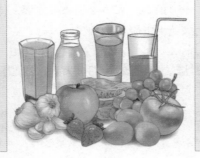

急性肾炎病人多采用高碳水化合物食物来补充机体热量，尽量采用多品种的主食，选用富含维生素、低钾、低钠的蔬菜水果，蔬菜有油菜、葱头、西红柿等，水果有苹果、草莓、葡萄、橙子等。蛋白质一般以牛奶、鸡蛋、带鱼、牛肉等优质动物蛋白为主

另外，再为肾炎患者推荐两款养生食谱：

1. 冬瓜羊肺汤

【材料】羊肺250克、冬瓜250克、葱、姜适量、盐少许。

【做法】羊肺洗净切成条状，放在油锅中炒熟，再将冬瓜切片，加水适量，文火炖煮，可放葱、姜调味，不加盐，以上为1日量，随素食用，1周为1个疗程，间隔3日，继续下1个疗程。

【功效】能消肿补虚，主治水肿。

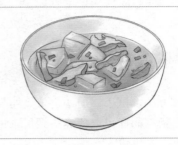

2. 番茄烧牛肉

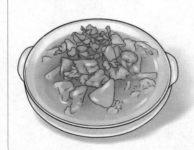

【材料】牛肉150克，番茄150克，酱油50毫升，白糖10克，精盐5克，蚝油、料酒各2.5克，姜丝、葱丝、植物油各少许。

【做法】把牛肉洗净，切成方块；番茄洗净，去皮去子，切成块；锅置火上，放油，烧热，放姜、葱丝煸炒，下入牛肉煸炒几下，烹入料酒、蚝油，加入水（浸没牛肉），放精盐、白糖，烧至熟，再加入番茄烧至入味，出锅即成。

【功效】西红柿性凉，味酸、甘，有清热解毒、凉血平肝、生津止渴、健胃消食等功效；牛肉营养丰富，其性温，味甘、咸，有补脾和胃、益气增血、强筋健骨等功效。将二者合烹食，可平肝清热，滋养强壮，对慢性肾炎有疗效。

肾俞、肺俞、中极——治疗遗尿的关键穴位

遗尿对于幼儿来说是正常的现象，但对于成年人来说，如果还经常出现遗尿的情况，就必定是身体出现问题了，应该引起注意。

治疗遗尿选肾俞、肺俞、中极

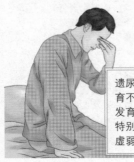

遗尿与脏腑功能发育不完善，如膀胱发育延迟，功能弱，特别是脾、肾、肺虚弱有关

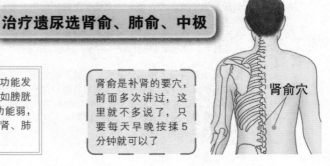

肾俞是补肾的要穴，前面多次讲过，这里就不多说了，只要每天早晚按揉5分钟就可以了

肾俞穴

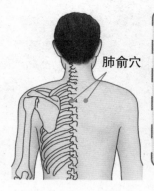

肺俞穴

肺俞是补充肺功能的首要穴位，它在背部膀胱经上面，当第三胸椎棘突下，左右旁开2指宽处。每天早上起床后和晚上临睡前各按揉5分钟，就可以加强肺主气的功能和肃降的作用，从而增强对水的控制，治愈遗尿症

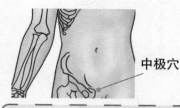

中极穴

中极在肚脐正下方4寸处，是膀胱经的募穴，是膀胱之气在胸腹部集中的穴位，直接对应膀胱，可以说是治疗遗尿的特效穴位。每天用手指按揉此穴，每次1分钟，晚上临睡前用艾条灸此穴5分钟，然后再按揉5分钟，对膀胱功能的恢复有很好的治疗作用

防治糖尿病，足疗、刮痧各显神通

糖尿病是一种有遗传倾向，因代谢、内分泌失常而发生的慢性疾病。很多人都知道糖尿病的症状在早期表现为无力、乏力、消瘦、腰酸腿痛、皮肤瘙痒、男性阳痿、女性月经不调、便秘、视力障碍等，糖尿病的典型症状就是三多一少，即口渴、多饮、多尿、多食、体重减轻，病情严重时，可出现酮症酸中毒等急性代谢紊乱。

很多老年人的生活及饮食习惯都很好，并没有不良的嗜好，但是也会慢慢出现糖尿病的症状，去医院检查就会发现血糖确实高出正常很多。为什么老年人会出现这种情况呢？这都是老年人机体功能减退的缘故，主要是胰腺的功能降低。

足疗和刮痧能帮助老年人避免这种功能减退性的糖尿病：

足部的反射区疗法	足部的反射区疗法具体的操作要按以下步骤进行：肾、输尿管各推按1分钟，膀胱点按1分钟，心脏轻按1分钟，胰腺、胃、十二指肠各推按3分钟，脑垂体点按3分钟，肾上腺按揉3分钟，内侧坐骨神经推按3分钟，胰腺推按3分钟，大脑、小脑、脑干各点按1分钟，眼、耳、上、下颚、口腔各点按1分钟，颈椎、胸椎、腰椎、骶椎、尾骨各推按1分钟，肝、胆、脾、肾、小肠、大肠各推按1分钟，甲状腺刮按1分钟，腹腔神经丛旋按1分钟，女性在子宫、卵巢，男性则在睾丸、前列腺的反射区各推按1分钟。已经出现并发症者，要相应地延长刺激时间
刮痧疗法	背部穴位取大椎、命门、肺俞、肝俞、脾俞、肾俞、三焦俞、膏肓，腹部取中脘、关元、水分、气海，上肢取曲池、合谷、阳池、太渊、鱼际，下肢取足三里、内庭、三阴交、太溪、太冲。刮拭大椎、大椎两侧至腰部、腹部脐上4寸至脐下1.5寸处，上肢肘横纹外侧、腕横纹内侧靠拇指根处，手背中间靠腕横纹凹陷处，下肢的小腿外上侧、小腿内下侧、内踝外下侧凹陷处，足背趾根中心处，足内侧足弓前处

拔罐跟刮痧非常类似，可以在肺俞、脾俞、三焦俞、肾俞、足三里、三阴交、太溪等穴位留罐。而在足太阳膀胱经肺俞至肾俞，上下往返走罐起到的效果跟刮痧是一样的，可以选择一种方法进行。

用西瓜皮来进行糖尿病的治疗，或者用中药泡脚也都是很好的方法，药物基本一致：用西瓜皮、冬瓜皮各50克，天花粉15克，加清水2升左右，煎煮药液，取出药液倒入脚盆中，先熏蒸，等到水温合适的时候泡脚，每晚临睡前进行，半个小时以上。西瓜皮和冬瓜皮都能清热、祛湿、利水，治糖尿病的口渴、尿浊是最合适的。

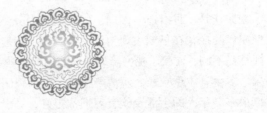